어떻게 살
빼야 할지
막막한 너에게

어떻게 살 빼야 할지 막막한 너에게

1판 1쇄 인쇄 2023년 5월 30일
1판 1쇄 발행 2023년 6월 7일

지은이. 김예진
펴낸이. 최태선

펴낸곳. 라이온북스
등록. 제313-2005-000221호
주소. 14057 경기도 안양시 동안구 벌말로 126 3012-2
전화. 02-3142-4364
팩스. 02-6442-4364
이메일. lionbooks@naver.com
블로그. blog.naver.com/lionbooks

제작. 타라티피에스
용지. 표지 : 아르떼 190g + 본문 : 백상지 90g

ISBN 979-11-983333-0-8 03510

값은 책표지에 표시되어 있습니다. 잘못 만들어진 책은 구입한 서점에서 바꾸어 드립니다.

요요 없이 30kg **뺀 약사**가 알려주는
뇌코딩 다이어트 공략집

어떻게 살 빼야 할지 막막한 너에게

김예진 약사 지음

라이온북스

PROLOGUE

이제 당신은 뚱뚱했던 예전으로 돌아갈 수 없다

태어나서 한 번도 날씬했던 적이 없었다. 유치원 때부터 중학교 사춘기 때까지 줄곧 통통하게 살다가 고등학교 때 85kg을 넘기고 뚱뚱해졌다. 스무 살이 되어 다양한 다이어트 방법으로 60kg대 초중반까지 감량했지만 여전히 과체중이었고, 20대의 거의 전부를 통통하게 보냈다. 운동을 안 한 것 아니냐고? 남들 다 하는 헬스는 물론, 킥복싱부터 발레까지 웬만한 운동이란 운동들은 다 건드려 봤다. 많이 먹지 않았냐고? 보기보다 적게 먹는다는 이야기를 항상 듣곤 했다.

지겨웠다. '언제까지 다이어트를 반복해야 하는 거지?' 그리고 생각했다. '기왕 하는 거 제대로 한번 정리해볼까?' 보건의료인인 약사의 지식, 기초의학 의대 교수님께 배운 영양학 지식, 약물학 연구실에서 뇌과학을 연구하며 보낸 시간, 사범대에서 배운 교육학, 심리상담과 인지행동 심리상담 자격 과정을 공부하며 익힌 이론들을 바탕으로 시중의 다이어트, 심리학, 습관 관련 도서 수백여 권을 정독, 발췌독하고, 논문과 관련 다큐멘터리도 조사하여 나에게 적용시켜 보았다.

그 결과 30년 가까이 만년 통통이, 뚱뚱이로 살아온 내가 새로운 몸무게를 갱신하여 총 30kg 넘게 감량된 몸으로 날씬하게 살고 있다. 30kg 넘게 체중을 감량하여 원하는 만큼 건강하고 날씬하게 살 수 있는 방법을 체계적으로 정리하고 싶었다. 그렇게 탄생한 게 바로 이 책이다.

최고 통통이 시절의 나와 현재의 나

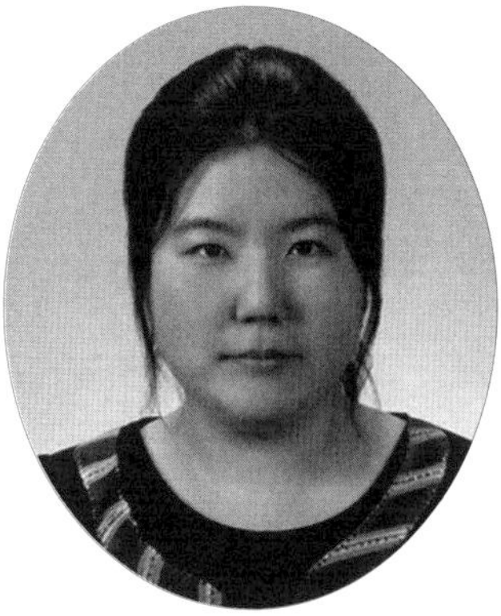

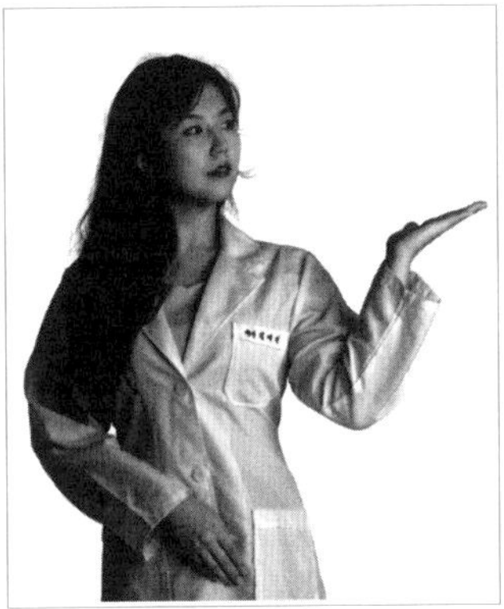

"다이어트, 해 봤는데 안 되던데요?"

나 역시 뚱뚱이 내지 통통이로 산 세월이 길어 그 심정을 누구보다 잘 안다. 도대체 왜 우리는 날씬해지지 못할까? 늘 다이어트 이야기를 달고 사는데 왜 몸무게는 그대로냐는 말이다. 이건 꼭 우리들만의 문제는 아니다. 실제로도 다이어트에 성공하고 그 몸무게를 유지하는 비율은 고작 1~2%뿐이다. 다이어트 성공 기준으로 많이 인용되는 미국 임상영양저널(American Journal of Clinical Nutrition)에 따르면 말이다.

답은, 체중 감량 솔루션이 종합적이지 않아서이다. 간단히 말해, 살을 빼려면 다양한 각도에서 입체적으로 문제를 해결해야 한다. 그렇다. 우리는 다이어트 방법, 그러니까 몸의 원리에 대해 제대로 알지 못해서 살 빼는 데 실패하기도 한다. 그런데 방법을 알아도 살을 못 뺄 때도 많다. 마음이 따라 주지 않아서, 그리고 살 빠지는 습관을 내 것으로 만들지 못해서 말이다. 즉, 체중을 감량하고 잘 유지하기 위해서는 살 빠지는 원리, 마음, 습관 세 가지 모두를 알아야 한다. 이 책에서 설명할 다이어트 공략법인 '뇌코딩 다이어트'는 이 세 가지 영역에 종합적으로 접근하여 효율적이게 체중을 감량하는 방법론이다.

논리는 간단하다. 우리가 무언가를 성취하려 할 때는 보통 세 가지의 장애물이 있다.

- 제대로 된 방법을 모른다.
- 마음이 내 마음대로 안 된다.
- 지속적으로 행동하지 못한다.

그렇다면 무언가를 이루기 위해서는 다음과 같은 세 가지 모두를 만족해야 한다. 살을 빼는 일도 그러하다.

- 제대로 된 방법을 배운다.
- 마음을 내 마음대로 되게 만든다.
- 지속적으로 좋은 행동을 하도록 습관을 만든다.

각각은 우리의 뇌와 연계된다. 이성의 뇌 대뇌피질, 감정의 뇌 변연계, 그리고 마지막으로 시스템을 만드는 습관의 뇌. 내가 하는 일은 모두 뇌가 하는 일이기 때문에 무언가를 이루려면 뇌를 다스려야 하는데, 세 가지 뇌 영역을 모두 조절해야 유리하다. 우리의 다이어트가 망한 이유는, 결국 하나만 알고 셋은 몰랐기 때문이다!

뇌코딩 다이어트는 각각의 뇌 영역과 짝을 이루는 살 빠지는 원리, 마음, 습관을 내 것으로 만들어 살을 잘 빼고 유지하게 한다. 하지만 시중의 책 중에서 이 세 가지 모두를 체계적으로 한 권에 다룬 책은 없었다. 이 책에는 30년 가까이 비만하게 살던 내가 총 30kg 넘게 감량하고 날씬해진 모든 방법론, 즉 살 빠지는 원리, 마음, 습관이 정리되어 있다. 여기에 부록으로 보건의료인인 약사가 알려주는 다이어트 의약품과 건강기능식품의 원리와 사용에 대한 파트를 더했다. 진작 이런 책이 있었으면 20대를 날씬하게 살 수 있었을 텐데! 할 수 없다. 이 책을 읽는 누군가가 더 가볍고 건강한 몸과 마음으로 자신의 삶을 살아가기를 바라며 이 책을 쓴다. 당신은 더 빠르고 효율적으로 가볍고 건강해지길 바란다.

만유인력의 법칙을 발견한 아이작 뉴턴에게, 그렇게 할 수 있었던 비결을 물었을 때 뉴턴은 "그것에 대해 계속 생각했을 뿐이다."라고 답했다고 한다. 한평생을 뚱뚱, 통통하게 살며 효율적이고 건강하게 살 빼는 방법에 대해 계속 생각하고 고민하여, 결국 문제를 풀어낸 나의 방법이 궁금하다면 이제 책장을 넘겨보자. 뇌코딩 다이어트를 제대로 배워 한 자리씩 차지하고 있는 살들을 공략하다 보면 누구나 원하는 만큼 날씬해질 수 있다.

우리는 체중 감량이라는 목표를 이루기 위해 우리 몸과 마음, 그리고 습관을 이해하는 여정을 떠날 것이다. 단순히 다이어트를 하려고 책을 펼쳤겠지만, 책을 다 읽고 나면 더 날씬해지는 것은 물론이고 우리 몸과 마음에 대해 더 잘 이해하게 되고, 더 건강해질 것이다.

지금 이 책을 막 펼친 당신과 읽은 후의 당신은 다를 것이다. 결국 당신은 원하는 그 체중까지 도달해 건강하고 날씬해질 것이다.

자, 이제 건강하고 효율적으로 살 빼는 다이어트 공략을 시작해보자!

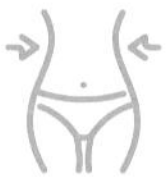

읽는 순서

프롤로그 → 스테이지1. 살 빠지는 원리 → 스테이지2. 살 빠지는 마음 → 스테이지3. 살 빠지는 습관 → 보너스 → 에필로그

각 장의 앞에는 **튜토리얼(안내)**과 **퀘스트(질문)**가 있고, 내 편으로 만들어야 하는 캐릭터가 소개되어 있다. 스테이지의 뒤에는 스테이지를 완수한 보상으로 퀘스트에 대한 답과 내 편이 된 캐릭터가 주어진다. **스테이지 1** 살 빠지는 원리에서는 납득이를, **스테이지 2** 살 빠지는 마음에서는 마음이를, **스테이지 3** 살 빠지는 습관에서는 습관이를 공략하게 된다. **보너스 스테이지**에서는 김 약사 캐릭터가 다이어트 의약품과 건강기능식품에 대한 원리와 사용법, 그리고 살 뺀 이야기를 담았다. 넷을 모두 내 편으로 만들면 다이어트 공략 게임의 엔딩을 볼 수 있다.

스테이지를 순서대로 진행하며 이성, 감성, 본능의 뇌 영역들을 나의 편으로 만들면, 원하는 만큼 건강하게 살을 뺄 수 있다. 이렇게 단계를 밟으며 살 빼는 법을 배우면, 정보화 사회에서 꿰어지지 않은 지식의 파편들을 이리저리 따르다가 삽질하는 시간을 대폭 줄여줄 것이다. 단번에 이해가 가지 않는 내용은 적절히 넘기면서 책 내용을 순서대로 읽을 것을 권한다. 또, 최대한 쉽고 재미있게 설명하려 하였지만 꽤 심도 있고 많은 내용을 담고 있기 때문에 여러 번 읽으면서 자신의 것으로 만들기를 추천한다.

실천 순서

살 빠지는 습관

↘

살 빠지는 마음, 원리, 보너스 스테이지 발췌독 및 보상 파트 정독

이 책을 순서대로 한 번 이상 제대로 읽었다면, 살 빠지는 습관에서 가장 할 만한 것부터 실천해 나가고 다른 부분은 발췌독하며 읽으면 된다. 하지만 다이어트에 정체기가 왔다거나, 의욕이 떨어진다면 다시 순서대로 읽어볼 것을 권한다. 다이어트 방법에 납득이 충분히 되지 않았거나 혹은 심리적인 이유 때문에 살 빠지는 습관이 제대로 들지 않았기 때문일 수 있기 때문이다. 혼자 하기 어렵다면 다른 사람들과 함께 살빼막 챌린지를 진행해보는 것도 좋다.

CONTENTS

스테이지 2
살 빠지는 마음

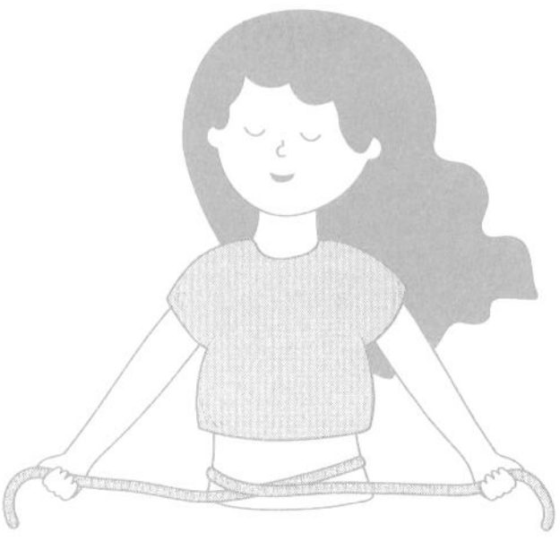

스테이지 3
살 빠지는 습관

스테이지

1

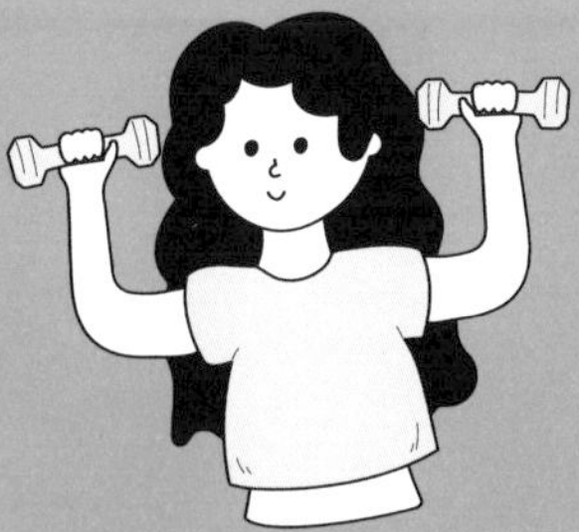

살 빠지는 원리

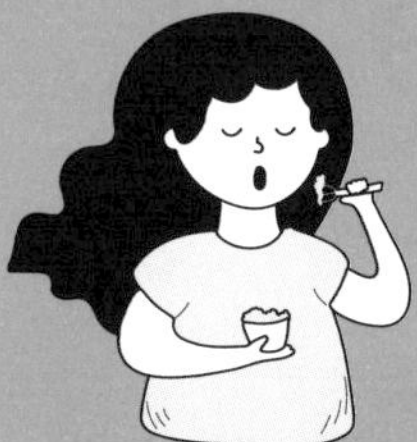

튜토리얼

살 빼기 전 알아야 하는 우리 몸의 5가지 기본 원리

재미로 하는 게임에도 튜토리얼이 있는데 평생 아껴 써야 할 몸에 대한 튜토리얼은 없다. 몸에 관한 문제를 파악하고 잘 해결하려면 우선 몸에 대해 알아야 한다. 제대로 알고 바른 방법으로 몸을 아껴주면 살은 그냥 빠진다. 그럼 무엇을 알아야 할까?

1. 우리 몸은 시스템이다

크고 작은 시스템들이 모여 커다란 하나의 시스템을 만든다. 각각의 시스템이 잘 작동해야 몸 전체가 잘 돌아간다.

2. 몸은 시스템을 유지하려는 특성인 항상성을 가지고 있다

우리 조상들에게 급격한 변화는 곧 죽음이었다. 세상은 많이 바뀌었지만 몸은 원시 시절과 거의 같다. 몸은 체온, 혈당, 심지어 체중까지도, 무엇이든 그대로 유지하려 한다.

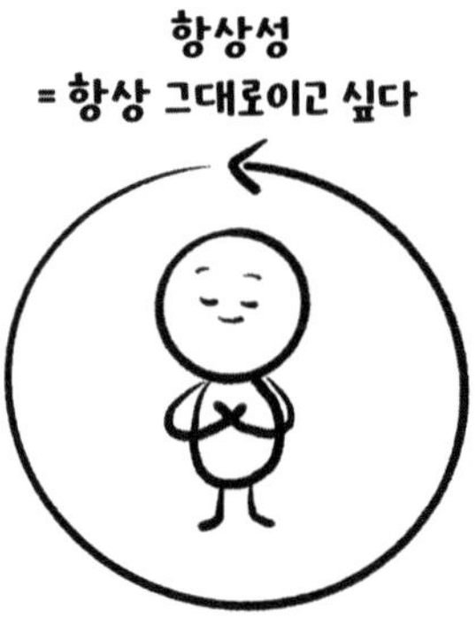

3. 항상성을 유지하기 위해 시스템은 서로 소통한다

소통 방식에는 여러 가지가 있다. 특히 '호르몬'이라고 부르는 화학적 소통 방식이 살 빼는 데 중요하다. 체중과 관련된 호르몬들은 몸을 '저장하기 모드'나 '꺼내 쓰기 모드'로 만든다.

4. 우리가 하려는 체중 감량의 정의는 체지방은 줄이고 근육은 유지하는 것이다

칼로리는 머릿속에서 지워도 된다. 칼로리라는 수치 하나가 살을 찌우고 뺄지를 결정하지는 않는다. 대신, 먹은 영양소가 어떻게 저장되고 사용되는지 원리를 제대로 알아야 한다.

5. 우리 몸에서는 다양한 장기들이 열심히 일하고 있다

몸 속 장기들은 각자의 자리에서 역할을 다하고 있다. 우리에게는 퇴근이 있지만 이 친구들에게는 퇴근이 없다. 죽으면 영원한 퇴근을 맞이한다. 장기들이 자기 업무를 잘 해내야 몸이라는 회사 전체가 원활하게 돌아가고 살이 빠진다.

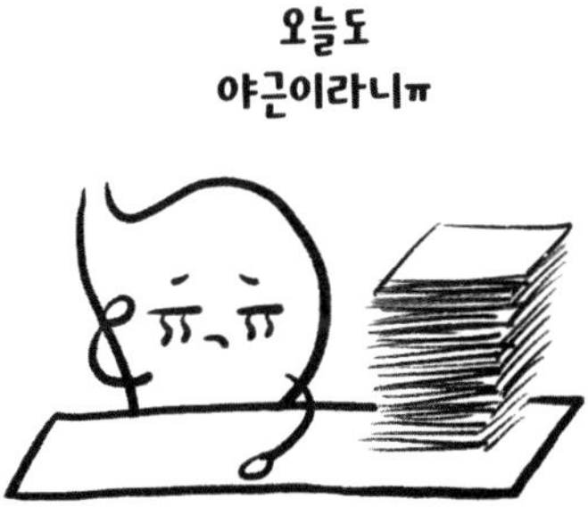

퀘스트

다음 5가지 질문에 대한 답을 찾는다.

1. 체중 감량에 가장 중요한 호르몬과 그 속성은 어떠한가?
2. 체중 감량의 핵심 호르몬이 제대로 작동하지 않는 이유는 무엇인가?
3. '저장하기 모드'와 '꺼내 쓰기 모드'에 관여하는 호르몬은 무엇인가?
4. '꺼내 쓰기 모드'를 켜려면 어떻게 해야 하는가?
5. 몸을 어떻게 아껴야 살이 잘 빠지고 건강해지는가?

보상

납득이, 퀘스트의 답, 다음 스테이지 이동

몸을 알아야 살이 빠진다

여기 올라가는 에스컬레이터가 있다. 그런데 어떤 사람이 내려오고 싶어서 정말 열심히 계단을 밟으며 내려가고 있다. 하지만 쉽지 않아 보인다. 그도 그럴 것이 에스컬레이터가 위로 올라가고 있기 때문이다. 여러분들이 이 사람을 본다면 무슨

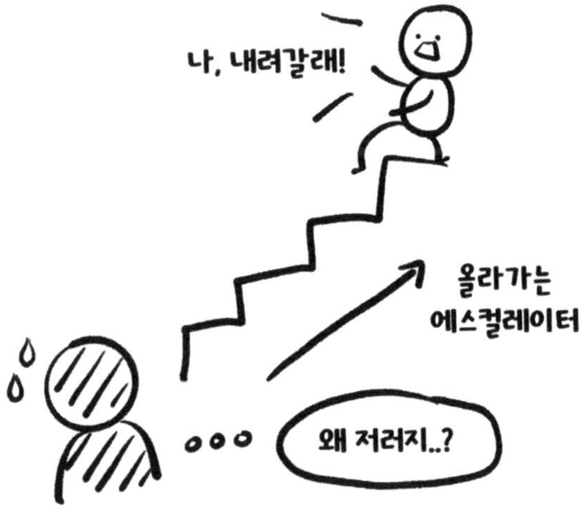

말을 해주고 싶은가? 먼저 에스컬레이터부터 멈추라고 말할 것이다. 올라가는 에스컬레이터에서는 이 사람이 아무리 내려오려 애를 써도 자꾸만 다시 올라가게 될 뿐이다.

요즘은 드라마도 결말부터 보여주고 이야기를 시작한다고 하니 결론부터 말하면, 인슐린 분비를 신경 쓰지 않고 다이어트를 하는 건 마치 올라가는 에스컬레이터에서 내려오려고 발버둥치는 상황과 같다. '체중' 에스컬레이터를 올라가게 하는 건 바로 인슐린이다. '저장하기 모드'에서 살을 빼려고 하니 당연히 잘 안 빠진다. 여러분은 방금 두 문장만으로 체중 감량과 증량의 핵심을 모두 알게 되었다. 이번 장을 다 읽고 나면 여러분은 체중 에스컬레이터가 올라가는 걸 멈추는 이론적인 방법을 알게 될 것이다. 또한 마치 사연 있는 악역에 마음이 동하듯, 나를 비만으로 만드는 앞잡이가 될 수밖에 없었던 인슐린의 슬픈 사연에 깊이 공감하고 안쓰러워할지도 모르겠다.

칼로리 계산 열심히 해도 소용없다

다이어트하는 사람이라면 지겹게 본 공식이다. F=ma, 적자생존처럼 진리인 양 받아들여져 왔다. 그런데 이 공식이 정말 맞을까? 올바른 지식인지 확인하려면 효과가 있었는지 확인해 보면 된다.

소비한 칼로리 - 섭취한 칼로리
= 빠지는 칼로리

국내 다이어트 시장 규모는 매년 꾸준히 성장해 2020년 이미 10조 원을 돌파한 것으로 추정된다. 또, 한국 건강기능식품협회 자료에 따르면 2016년 3조 5,563억 원 규모의 건강기능식품 시장 규모는 매년 커져 2020년 4조 9,273억 원 규모까지 확대되었고, 2021년 추산치는 5조를 넘겼다. 한편 국민생활체육 조사에 의하면 월평균 체육활동 경비는 2017년부터 2019년까지 56,755원, 60,992원, 78,214원으로 증가했다. 코로나가 확산된 2020년에는 58,515원으로 감소했으나 그 이듬해 63,104원으로 다시 증가했다. 몸에 좋다는 건 더 사 먹었고, 다이어트와 운동에 돈도 더 많이 썼다. 그런데 우리는 과연 더 건강하고 날씬해졌을까?

국민건강보험공단은 매년 건강검진 결과를 통계 내어 『건강검진 통계연보』라는 책을 낸다. 건강검진 정상소견에는 정상 A와 정상 B가 있다. 정상 A는 건강상 문제가 발견되지 않은 사람으로, 통계 기준상 건강한 사람이다. 정상 B는 정상과 질병의 경계에 있어 생활 습관의 개선이 필요한 사람을 뜻한다. 한마디로 반만 건강한 사람이다. 질환 의심은 진료를 통해 재평가 혹은 치료가 필요한 사람에게, 유질환자는 이미 건강에 문제가 생겨 치료를 받고 있는 사람에게 내리는 종합소견이다. 정상 A를 제외하고 엄밀하게 건강한 사람은 없다.

2015년부터 2020년까지의 『건강검진 통계연보』 결과는 다음과 같았다. 1차 일반 건강검진 종합 판정 결과, 매년 정상 A 비율은 최저 7.4% 최고 12.6% 범위였다. 오직 약 10% 내외의 사람만이 건강했다. 나머지는 반쯤 건강하거나 질환이 의심되거나 질병을 앓았다. 같은 기간 비만 현황 결과에 따르면 우리나라 비만율은 각각 34.1%, 34.9%, 36.9%, 38.2%, 36.2%, 39.3%로 2019년에서 2020년에 비만율이 잠시 낮아진 것을 제외하고는 꾸준히 상승했다. 가장 최근에 발행된 연보가 2020년도 것이라 아직 코로나로 인한 비만율 상승은 통계에 제대로 반영되지 않았다. 코로나로 확 '찐' 자들까지 반영되면 통계는 더 처참할 것으로 예상된다.

정리하면 이렇다. 우리는 다이어트와 건강기능식품, 운동에 점점 더 많은 돈을 썼다. 돈을 더 쓴 만큼 비례해 시간도 더 썼을 것으로 짐작된다. 하지만 정말 건강한 사람의 비율은 상위 10% 내외에서 제자리걸음이고, 살은 더 찌고 있다. 이쯤되면 공식이 틀릴지도 모른다는 합리적 의심이 든다. 무엇이 문제였을까?

칼로리는 분명 에너지의 단위가 맞다. 단지 몸 안에서 그 에너지를 어디에 어떻게 사용할지에 대한 정보가 하나도 없는 게 문제다. 먹은 음식의 에너지는 묻고 따지지도 않고 몸에 덜컥 붙는 게 아니다. 몸의 신호에 따라 저장되거나 대사를 위한 에너지로 사용된다. 마찬가지로 에너지를 소비하는 것도 무작정 쓰는 게 아니라 몸의 신호에 따라 더 많이 사용되거나 절약된다. 중요한 건 에너지의 분포다. 무엇을 어떻게 먹는지가 음식의 에너지로 지방을 쌓을지, 아니면 몸을 온전히 작동하게 만들지를 결정한다.

칼로리는 잊고 체중 감량의 정의를 다시 내려 보자. 어차피 칼로리라는 수치 하나가 살을 찌우고 뺄지를 결정하지 않는다. 간단하게 생각하자. 우리가 원하는 건 출렁이는 살은 적고 근육은 탄탄한, 건강하고 가벼운 몸이다. 그러니 체지방은 줄이고 근육은 유지하는 게 우리 목표의 전부다. 따라서 해결책은 이러하다. 지방은 꺼내서 쓰고, 근육은 지키면 된다. 우리는 앞으로 먹은 영양소가 어떻게 저장되고 또 사용되는지 원리를 배워 이 목표를 달성할 것이다. 그런데 문득 이런 생각이 든다.

'살, 정확히는 체지방 그까짓 것 쉽게 좀 빠지면 어디 덧나나? 지방은 꼭 그렇게 자리를 지키고 있어야만 속이 시원한 걸까? 체중을 감량하는 건 왜 이렇게 어려울까?'

살이 잘 안 빠지는 이유

몸에게 지상 최대의 목표는 무엇일까? 머리를 잘 쓰는 것? 돈을 많이 버는 것? 우리의 행복? 모두 아니고 살아남는 게 제1 과제다. 가만히 있으면, 지금 상태를 유지하면 중간이라도 간다는 게 몸의 기본 설정이다. 우리도 안 하던 짓을 하는 사람에게 내일 죽을 사람처럼 왜 그러냐고 하지 않는가? 몸도 똑같다. 몸은 갑자기 변하면 죽으려는 줄 알고 변화로부터 자신을 방어하려 애쓴다. 인류 조상들에게 급격한 변화는 곧 죽음이었다. 세상은 많이 바뀌었지만, 몸은 원시 시절과 거의 같다. 그래서 몸은 무엇이든 일단 유지하고 본다. 체온, 혈당, 몸안의 미네랄 수치 하나하나까지도 일정 범위 내로 유지하려 한다.

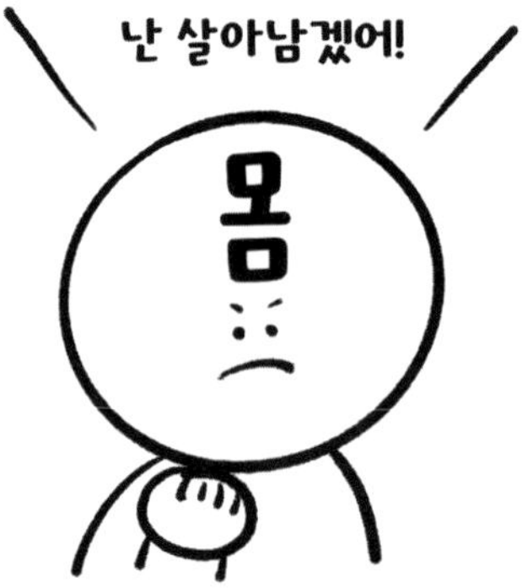

체중도 예외는 아니다. 정확히는 몸의 체지방량과 근육량까지 현재 상태를 지키려 한다. 먹은 음식의 에너지는 무작정 저장되지 않는다. 또 에너지를 쓰려 해도 무작정 사용되지도 않는다. 왜냐하면 몸은 항상성을 유지하려 하기 때문이다. 떼어 버리고 싶은 체지방도 몸 입장에서는 만약의 사태에 대비한 소중한 에너지 자원이다. 지방도 쉽게 못 잃는다고 하는 몸의 목소리가 들리는 것 같다. 하는 수 없다. 우리가 몸의 원리에 맞추는 수밖에. 그나마 희망적인 건 근육도 마찬가지라는 점이다. 헬스인들이 걱정하는 것처럼 쉽게 없어지지 않는다. 이 부분에 대해서는 바로 다음 글에서 설명하겠다.

우리는 몸이 생존을 위해 항상성을 유지한다는 것을 알았다. 그러면 어떻게 항상성을 유지할까? 바로 커뮤니케이션, 의사소통이다. 몸은 소통으로 항상성을 달성한다. 소통 방법에는 여러 가지가 있다. 혈관이라는 도로를 타고 장거리로 소통하는 내분비(endocrine), 바로 옆 근처 세포와 소통하는 주변분비(paracrine), 자기 자신에게 혼잣말하는 자가분비(autocrine), 세포 내에서 속마음처럼 소통되는 세포내분비(intracrine), 그리고 바깥 환경에 직접 물질을 분비해 반응하는 외분비(exocrine) 소통이 있다.

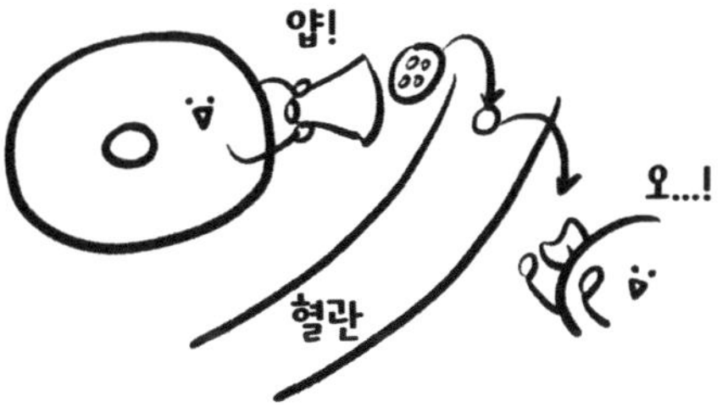

내분비

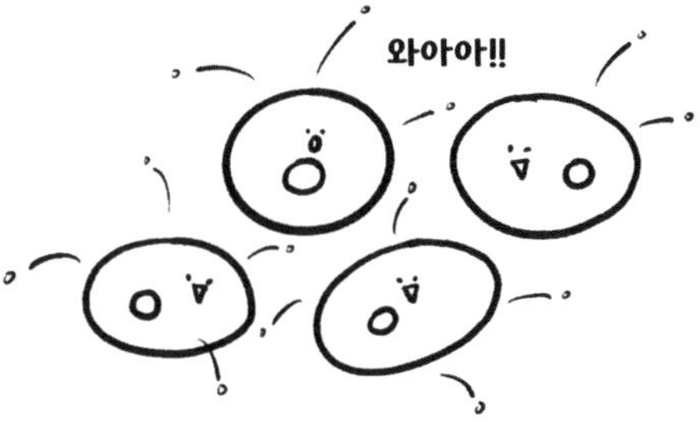

주변분비

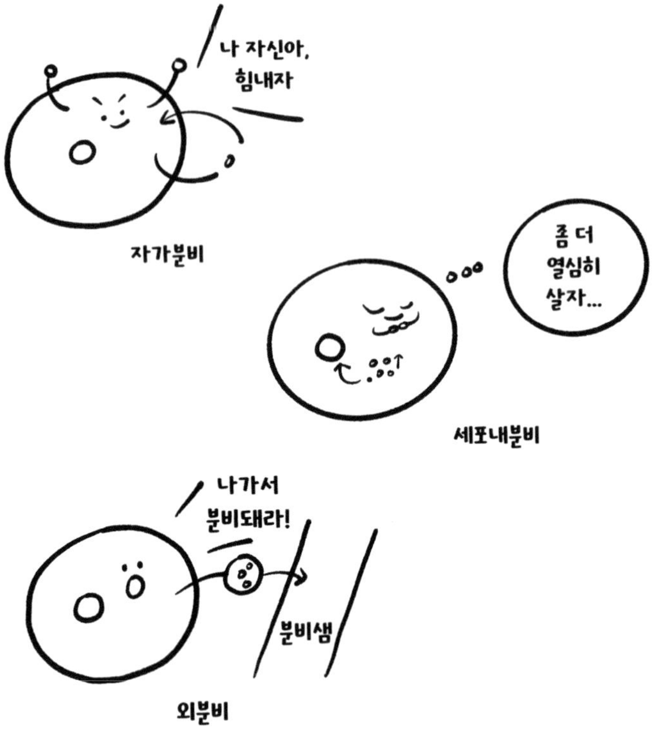

소통 방법 중에서 살 뺄 때 가장 중요한 건 내분비(endocrine) 소통이다. 내분비 소통은 호르몬(hormone)으로 한다. 혈관을 통해 소통한다는 건 몸 구석구석에 영향을 주겠다는 말과 같다. 인슐린 이야기는 그래서 언제 하느냐고? 잠시만 기다려라. 워밍업이 거의 끝나간다. 몸의 소통 방법 중 하나인 호르몬에 대해 더 알면 인슐린 이야기를 꺼낼 수 있다. 호르몬에 대한 이해도가 올라가면 인슐린에 대해서 더 쉽고 정확하게 알 수 있게 될 것이다.

몸을 제대로 작동시키기 위한 화학 시그널, 호르몬

내분비 세포는 화학 시그널인 호르몬에 하고 싶은 말을 담아 혈관으로 분비한다. 호르몬은 혈류를 타고 그 시그널을 받는 세포(수용기 세포)에 도달한다. 받는 세포에는 받을 호르몬에 특화된 귀가 있다. 수용기 세포는 호르몬 신호를 들을 수 있는 수용체 귀로 호르몬 시그널을 듣는다. 그리고 시그널을 잘 받았다고 적절한 반응으로 답한다. 중요한 포인트는 호르몬 커뮤니케이션이 쌍방향 소통이라는 점이다. 신호를 주는 세포와 받는 세포가 있고, 받는 세포는 신호를 잘 받았으면 잘 받았다고 답장을 해줘야 한다.

또 중요한 점은 몸이 호르몬 신호를 얼마나 줄지와 신호를 받는 수용체가 얼마나 잘 받을지까지도 조절한다는 점이다. 호르몬 신호는 피드백이라고도 부르는 되먹임 작용을 통해 조절된다. 피드백은 음성 혹은 양성이며 보통 음성으로 작동한다. 몸은 항상성을 유지하고 싶기 때문에 변화를 없애는 쪽으로 작용하는 게 더 일반적이기 때문이다. 수용체 반응은 주로 수용체의 개수를 조절해 컨트롤한다. 지속적으로 호르몬 농도가 높으면 몸은 수용체 수를 줄여 하향조절(downregulation)한다. 반대로 호르몬 농도가 낮으면 다시 수용체 수를 늘려 상향조절(upregulation)한다. 이것 역시 항상성을 위한 몸의 조치다.

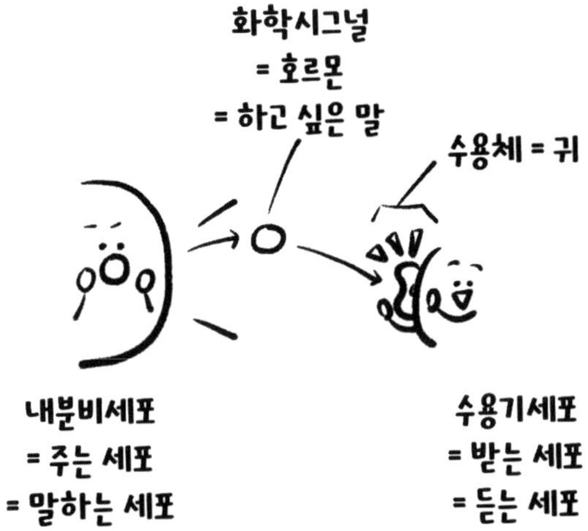

나는 그냥 살 빼고 싶을 뿐인데 이 무슨 과학 시간이냐 묻는다면 이렇게 답하고 싶다. "이 호르몬 커뮤니케이션에 문제가 생기면 몸이 오작동한다는 것을 알아야 살을 효율적으로 뺄 수 있다." 적게 먹고 열심히 운동했는데도 살이 잘 빠지지 않거나 오히려 찌는 건 이 호르몬 소통에 오류가 생겼기 때문이다. 몸이 잘 소통하는 건 중요하다. 그래야 몸이 잘 작동해서 살이 잘 빠지니까. 그러면 어떻게 해야 몸이 잘 소통하고 잘 작동할 수 있을까? 먼저 어떤 것들 때문에 소통에 문제가 생기는지부터 알아보자.

소통의 오류는 다음과 같은 3가지 상황에서 일어난다. 먼저 신호를 주는 세포가 적절한 호르몬 시그널을 주지 못한 경우, 두 번째로 신호를 받는 세포의 수용체가 고장났거나 받는 세포에 문제가 생긴 경우, 마지막으로 간 기능 이상 등으로 몸의 다른 시스템이 제 기능을 못하는 경우이다.

호르몬 저항성, 그게 뭔데?

"사인을 보내. 시그널 보내. 근데 전혀 안 통해."
"난 너를 원해. 난 너를 원해. 왜 반응이 없니?"
"답답해서 미치겠다 정말. 왜 그런지 모르겠다 정말."
"다시 한번 힘을 내서 사인을 보내. 시그널 보내."

트와이스의 노래 '시그널'의 가사다. 여자는 좋아하는 남자에게 좋아하는 티를 냈다. 남자는 그 신호를 못 알아들어서 여자가 원하는 반응을 하지 않는다. 답답해진 여자는 힘을 내서 호감 신호를 더 보내본다. 말을 했는데 대답이 없으면 목소리를 키운다. 몸도 똑같다. 호르몬 저항성은 소통 오류의 두 번째 케이스로, 호르몬 신호를 받는 세포에 이상이 생겼을 때 나타난다. 받는 세포(수용기세포, 표적세포)가 충분히, 그리고 적절하게 반응하지 않으면 내분비세포는 답답해하면서도 다시 힘을 내서 호르몬이라는 시그널을 더 열심히 보내본다.

문제는 소리가 너무 크면 귀가 먹먹해지듯이 호르몬 신호가 너무 많으면 시그널을 받는 표적 세포의 수용체 기능이 줄어든다는 것이다. 귀 자체가 멀어버리거나 귀마개를 낀다. 왜냐하면 몸은 항상성을 유지하고 싶기 때문이다. 매번 큰 반응을 할 수는 없으니 적응한다. 원하는 반응을 충분히 받지 못한 내분비 세포는 갸우뚱하다가 다시 원하는 반응을 얻기 위해 시그널을 더 크게 준다. 악순환이다. 큰 소리가 계속 나면 신호를 받는 세포의 귀는 기능이 떨어져 더 안 들리거나 하향조절되어 귀의 수 자체가 줄어든다!

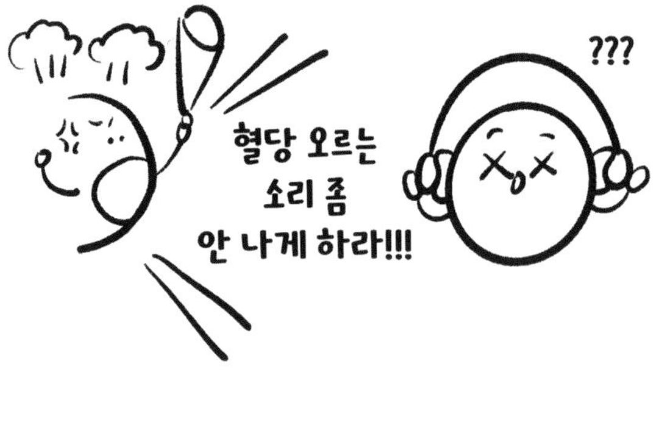

또 다른 상황도 있다. 예를 들어, 시계 초침 소리, 냉장고 소리 같은 백색소음은 의미 있게 받아들이지 않고 무시하거나 귀마개를 끼는 것처럼 몸도 똑같다. 피 속에 호르몬이 항상 일정한 정도로 존재하면 반응하는 세포는 그 상태에 적응하여 예민하게 반응하지 않는다. 왜냐하면 몸은 항상성을 유지하고 싶고, 그래서 비슷하게 유지되는 상황에 매번 일일이 반응할 수 없기 때문이다. 이렇게 항상 그대로이고 싶은 몸인데 체중, 정확히는 체지방의 양을 조절하는 호르몬이 없을까? 당연히 있다. 체지방의 양을 조절하는 호르몬은 여러 가지가 있으며 주로 저장하기 혹은 꺼내 쓰기 모드 둘 중 하나에 관여한다.

저장하기 모드와 꺼내 쓰기 모드

표준국어대사전에 따르면 특정한 작업을 할 수 있는 어떠한 상태를 '모드'라고 한다. 호르몬들은 함께 작용하여 몸 전체를 어떤 '모드'로 만든다. '저장하기 모드'는 먹은 영양분을 저장하는 상태를, '꺼내 쓰기 모드'는 저장된 영양분을 꺼내 사용할 수 있는 상태를 말한다. 몸에는 저장하기 모드가 있고 꺼내 쓰기 모드가 있다. 살을 빼려면 저장하기 모드를 꺼내 쓰기 모드로 바꿔야 한다. 꺼내 쓰기 모드를 켜는 건 잠시 미루고, 저장하기 모드부터 꺼보도록 하자.

저장하기 모드 V : 인슐린, 코티솔, 에스트로겐
꺼내쓰기 모드

저장하기 모드에 관여하는 호르몬은 인슐린, 코티솔, 그리고 여성호르몬인 에스트로겐 3가지이다. 그런데 이 3가지 호르몬들이 살 빼는 데 모두 같은 비중으로 중요한 건 아니다. 특히 더 중요한 호르몬이 존재한다. 최종 보스를 깨면 게임은 끝난다. 다이어트라는 게임도 마찬가지다. 하나만 신경 쓰면 거의 끝난다. 그렇다면 저장하기 모드의 최종 보스는 누구일까? 체중 감량을 방해하는 끝판왕 말이다.

저장하기 모드의 최종 보스, 인슐린

답은 인슐린이다. 인슐린은 탄수화물, 단백질, 지방, 심지어 물까지 저장하고 넣어두는 특성이 있다. 앞서 말했던, 체중 에스컬레이터를 위로 올라가게 만드는 주범이기도 하다.

"그런데 인슐린은 혈당을 낮추는 호르몬 아닌가요?"

맞다. 인슐린이 혈당을 어떤 방식으로 떨어지게 하는지, 그리고 그 이후에 무슨 일을 하는지를 알게 되면 내 설명을 이해할 수 있을 것이다.

인슐린은 왜 저장하기 모드 최종 보스인가

인슐린은 혈액 속 포도당이 많을 때 췌장(이자)의 베타세포에서 분비되는 호르몬이다. 달러가 몸 밖에서 거래의 기준이 되는 돈의 단위라면, 포도당은 몸속 에너지 대사의 기본 물질이 된다. 대표적으로 혈당은 혈액 속 포도당 수치를 뜻한다. 인슐린은 세포 표면에 있는 포도당 문의 입구를 열어 세포가 당을 흡수하게 하고, 그 당을 분해해 에너지를 만들게 한다. 여기서 중요한 포인트는 지방이나 단백질이 아니고, 심지어 저장 탄수화물인 글리코겐도 아니고, 인슐린이 분비된 딱 그때 혈액에 돌아다니는 포도당에 먼저 작용한다는 점이다. 이렇게 인슐린은 높아진 혈당을 낮춘다.

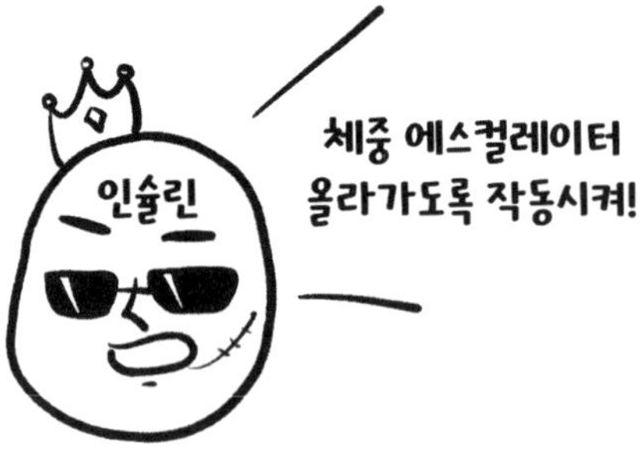

여기까지 읽어도 도대체 뭐가 문제인지 모를 수 있다. 괜찮다. 우리 몸은 원래 탄수화물과 지방 모두를 주된 에너지원으로 사용할 수 있다. 단백질은 단백질만 할 수 있는 다른 역할이 많고, 더 복잡한 과정을 거쳐야 에너지원이 되므로 에너지원으로 쓸 수는 있지만 잘 사용되지는 않는다. 에너지원으로 탄수화물을 사용할지, 지방을 사용할지를 결정하는 게 바로 인슐린이다. 인슐린은 혈액에 돌고 있는 포도당을 주된 에너지원으로 쓰게 만든다. 지방이나 단백질에서 당을 만드는 당신생과 저장 탄수화물인 글리코겐을 분해해 에너지로 만드는 반응은 억제한다. 다시 말해, 인슐린은 저장해둔 걸 꺼내 쓰지 않게 만든다!

나아가 인슐린은 꺼내 쓰지 않게만 만드는 게 아니라 몸에 넣어두고 저장하게 만든다. 인슐린은 간, 근육, 그리고 지방조직에 에너지로 쓰고 남은 당, 아미노산, 지방을 흡수하게 하고 몸에 더하는 반응, 즉 동화반응을 촉진한다. 생물 내에서 이것을 저것으로 바꾸는 반응을 물질대사라고 한다. 작은 물질이 큰 물질이 되도록 더하고 합치는 반응을 '더하기 반응(동화반응)', 큰 물질이 작은 물질이 되도록 물질을 빼고 쪼개는 반응을 '빼기 반응(이화반응)'이라 한다. 그런데 몸은 일 처리 효율을 높이기 위해 어느 한쪽 반응 위주로 처리한다. 그래서 더하기 반응이 일어날 때 빼기 반응은 억제되고, 빼기 반응이 일어날 때 더하기 반응은 억제된다.

요약하면, 인슐린이 활발히 분비되면 에너지를 저장하는 반응은 활발해지고 꺼내 쓰는 반응은 억제된다. 뒤에서 꺼내 쓰기 모드에 관여하는 여러 호르몬에 대해 알게 되겠지만, 인슐린이 활발히 작동하고 있으면 꺼내 쓰기 모드의 호르몬은 모두 방해받아 제 기능을 온전하게 하지 못한다. 그래서 살을 빼려면 저장하기 모드, 특히 활발한 인슐린의 작용부터 끄는 게 우선이다. 심지어 인슐린은 수분까지 몸에 저장한다. 인슐린의 작용으로 저장 탄수화물인 글리코겐이 만들어질 때 물과 함께 저장되고, 콩팥에서 미네랄 흡수가 활발해질 때 수분까지 몸 안으로 들어오기 때문이다.

이쯤 읽으면 인슐린이 몹쓸 놈처럼 보일지도 모르겠다. 그러나 사실 인슐린은 인류의 생존 필살기였다. 혈당을 늘 일정 범위로 유지하고 만약을 대비해 물과 에너지를 저장하는 중요하고 착한 호르몬이었다. 호모 사피엔스가 지구에 살아온 약 20만 년 동안 인류의 가장 큰 사망 원인은 굶주림과 수분 부족이었다. 당연히 굶주림과 물 부족에 잘 대처한 개체가 살아남았을 테고, 그 증거가 바로 우리다.

우리 몸에는 렙틴, 그렐린, PYY, VIP 등 포만감과 배고픔을 조절하는 식욕조절 시그널도 있다. 정말이지 몸은 항상성을 유지하는 데 미쳐 있다고 해도 과언이 아니다. 그런데 여러 연구 결과들에 따르면, 이런 식욕조절 시그널보다 인슐린이 주도하는 저장하기 모드가 더 세게 작동한다. 인슐린이 지휘하는 저장하기 모드는 왜 이렇게 강력할까? 저장하기 모드는 생존과 밀접하고, 자율신경계와도 일부 연관되어 몸 전체를 저장하도록 몰아가기 때문이다.

또 인슐린은 혈당을 낮추는 단 하나의 호르몬이다. 글루카곤, 코티솔, 성장호르몬, 아드레날린과 노르에피네프린, 그리고 갑상선호르몬은 모두 혈당을 높인다. 반면 혈당을 낮추는 호르몬은 인슐린이 유일하다. 혈당을 떨어뜨리는 호르몬은 하나인데 혈당을 높이는 호르몬은 많다. 왜 그럴까? 저혈당에 확실히 대비하겠다는 의지다. 혈당은 뇌를 비롯하여 몸속 구석구석에 에너지 기준 물질인 포도당을 공급하는 중요한 수치다. 따라서 너무 내려가지 않도록 여러 대책을 두고 관리해 왔다. 역시 몸은 다 계획이 있었다.

사실, 먹지 않는 시간을 충분히 가지면 특별히 무언가를 하지 않아도 혈당은 내려가기 때문에 혈당을 낮추는 전략이 따로 필요 없었다. 인류는 굶주렸던 날이 훨씬 많았기 때문이다. 몸은 그래서 당을 떨어뜨리는 일을 인슐린에게만 맡겼다. 다만, 혼자서 일 처리를 하기에 다양한 기능을 몰아줬다. 인슐린은 기특하게도(?) 혼자서 혈당을 낮추고, 물과 에너지원 후보까지도 다 몸에 넣어 두고 저장해왔다. 문제는 세상이 변했다는 것이다. 맛있는 건 세상에 너무 많아졌고, 우리는 많이 또 자주 먹는다.

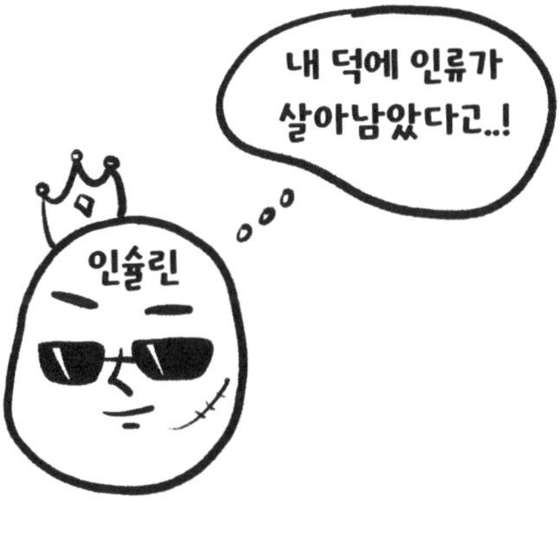

인슐린 저항성은 왜 생길까?

인류 1만 세대, 즉 약 20만 년 동안 여러 호르몬이 합심해 혈당을 올릴 동안 인슐린은 혼자 혈당을 내려왔다. 그도 그럴 것이 우리는 배고픔이 일상화되어 혈당이 높을 일이 적었기에 낮은 혈당을 어떤 방식으로든 끌어올리는 게 중요했기 때문이다. 그런데 딱 10세대, 200년 만에 세상은 완전히 달라졌다. 혈당을 내려야 하는 상황들이 더 자주, 강하게 발생했다. 하지만 높아진 당을 처리할 수 있는 건 여전히 인슐린뿐이다. 그래서 계속 과다하게 분비되고, 오작동하게 되었다.

인슐린이 앞서 배운 호르몬 저항성 개념과 가장 많이 엮이는 것도 이 때문이다. 인슐린도, 인슐린을 분비하는 췌장의 베타세포도 힘들다. 외롭게 인슐린을 분비해 당을 흡수하고 혈당을 떨어뜨리라는 시그널을 보내는 췌장의 베타세포를 떠올려 보라. 갑자기 혈당이 치솟으면 췌장의 베타세포는 인슐린 호르몬을 많이 분비해 악을 지른다. 그런데 앞서 설명한 것처럼 소리가 너무 크면 귀가 멀어버리듯이 호르몬 농도가 너무 높으면 수용체가 잘 작용하지 못한다. 결국 인슐린 농도는 높은데 세포들은 포도당을 잘 받지 못한다. 그러면 세포들은 배고프다고, 포도당을 달라고 아우성을 친다. 그래서 당이 다시 당긴다.

이게 바로 단것을 계속 찾게 하고 식욕을 폭발시키는 인슐린 호르몬의 메커니즘이다. 반응성 저혈당(reactive hypoglycemia), 슈거 크래시(sugar crash), 혈당 혹은 인슐린

스파이크(spike) 현상이라고 한다. 식곤증이 나타나는 이유 중 하나이기도 하다. 이때 먹을 게 당긴다고 또 먹으면 인슐린 분비가 다시 많아져 꺼내 쓰기 모드는 억제되고, 저장하기 모드가 켜지는 게 반복된다. 이런 상황이 계속되면 인슐린 호르몬에 저항성이 생긴다.

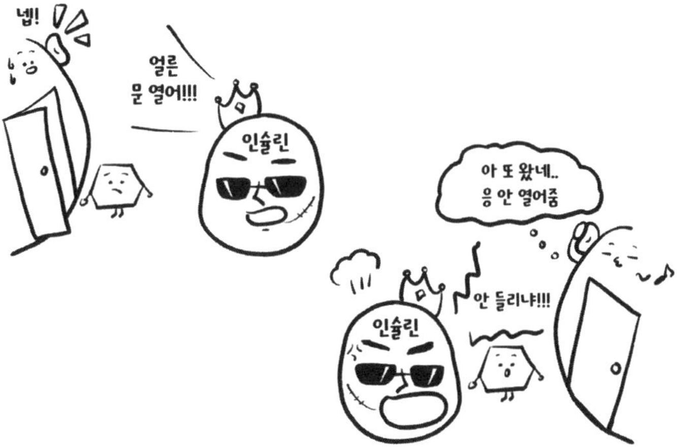

놓치기 쉬운 건 높은 수준의 인슐린 농도뿐만 아니라 정상 수준의 인슐린 수치가 지속적으로 분비되어도 저항성이 나타난다는 점이다. 이는 정상 수치의 인슐린을 건강한 사람에게 정맥 투여한 실험에서 확인되었다. 앞서 호르몬 저항성 개념에서 설명했듯, 높은 시그널 수치는 물론이고 슈거 크래시를 유발하지 않는 정상 범주의 수치더라도 그게 지속되면 몸이 적응해 저항성이 나타난다. 저항성 개념에서 중요한 것은 수치 자체라기보다 지속성이다. 그렇다. 지속성이 저항성을 만든다. 몸은 익숙함에 속아 그 역할을 잃어버린다.

인슐린 저항성은 왜 문제가 될까?

인슐린 저항성이 생기면 포도당을 쪼개어 세포에 필요한 에너지를 만드는 효율이 떨어진다. 충분한 에너지를 얻지 못한 세포들이 배고프다고 졸라대면 췌장의 베타세포는 하는 수 없이 인슐린을 더 분비한다. 인슐린 수치는 높아지고, 에너지를 저장하는 작용은 더 많이 작동한다. 따라서 인슐린 저항성이 생기면 인슐린의 역할 중 저장 기능이 비정상적으로 올라간다. 바로 이 점이 비만과 시간이 관련 있다는 것을 설명한다. 오랫동안 뚱뚱했던 사람은 날씬했다가 갑자기 살이 찐 사람보다 살 빼기가 더 어렵다. 반대로 급하게 찐 살은 급하게 뺄 수 있다. 살이 쪄 있는 시간이 길면 보통 인슐린 저항성도 있기 때문이다.

인슐린은 3대 에너지원과 수분을 모두 저장하게 만드는 호르몬이기 때문에 비만 호르몬이라는 불명예스러운 이름으로 불려왔다. 하지만 우리가 지금까지 살아남을 수 있게 만든 호르몬이기도 하다. 또 맛있는 음식과 가공식품이 많은 지금, 혈당을 낮추려고 애쓰는 유일한 호르몬이며 체중 증량을 위해 무엇보다 중요한 호르몬도 인슐린이다. 그래서 성장기에는 인슐린이 지나치게 낮으면 안 된다. 영양분을 몸에 잘 저장해 커야 하니까.

정리하면, 인슐린이 높은 것도 문제이고 인슐린 저항성이 생기는 것도 문제다. 둘 다 우리를 뚱뚱하게 만든다. 그렇다고 인슐린을 너무 미워하지는 말자. 시대를 잘못 타고난 것뿐이지 예전엔 생존을 돕는 중요한 호르몬이었다. 우리의 유전자는 급변한 현대 사회에 아직 적응하지 못했다. 어쩔 수 없이 이번 생은 이 몸에 적응하며 살아야 한다. 췌장의 베타세포와 인슐린을 조금이라도 안쓰럽게 생각하고 신경 써주면 췌장과 인슐린도 우리에게 건강과 적절한 체중이라는 선물로 보답할 것이다.

드디어 우리는 인슐린이 저장하기 모드의 최종 보스라는 것과 나름 안타까운 사연이 있다는 것까지 알았다. 이제 이 인슐린이 과도하게 분비되거나 인슐린 저항성이 생기는 상황을 막으면 체중 에스컬레이터가 올라가는 걸 멈출 수 있다.

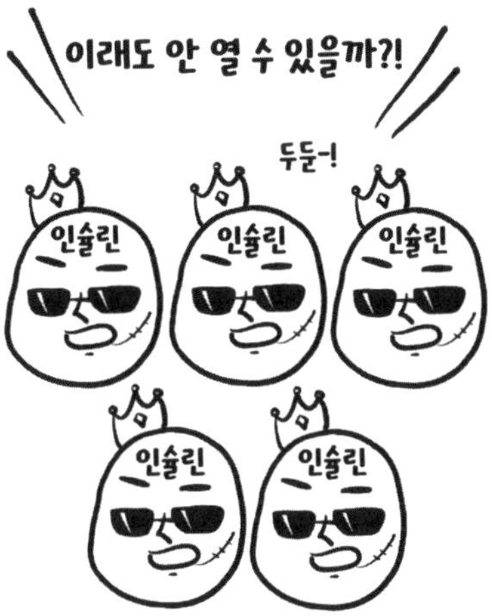

인슐린은 언제 분비되고 저항성이 생기나

인슐린 분비가 자극되는 상황은 다양하지만, 이 책에서는 포도당, 아미노산, 지방산과 케톤체, 인크레틴, 그리고 미주신경에 대해 다루도록 하겠다. 인슐린은 기본적으로 혈당을 낮추는 호르몬이기 때문에 당연히 혈액 속 포도당이 높을 때 활발하게 분비된다. 하지만 인슐린은 혈당과 관련 없는 요인에 의해서도 분비될 수 있다.

포도당

인슐린을 적극적으로 분비하게 하는 포도당의 특성은 다이어트를 할 때 탄수화물, 엄밀하게는 당질을 우선적으로 줄이는 근거가 된다. 탄수화물은 크게 당질과 섬유질로 나눈다. 탄수화물=당질+섬유질이다. 섬유질은 인간의 소화효소로 분해할 수 없는 탄수화물 성분이고, 당질은 효소로 분해되어 에너지로 사용할 수 있는 탄수화물 성분이다. 우리 몸은 큰 물질을 그대로 흡수할 수 없다. 그래서 소화 과정이 필요하다. 우리가 먹은 음식은 소화기관을 지나며 작은 물질로 쪼개진다. 앞서 말한 빼기 반응(이화반응)의 일종이다. 3대 에너지원인 탄수화물, 단백질, 지방은 각각 단당류, 아미노산, 지방산과 글리세롤로 최종 분해되어 흡수된다.

탄수화물 = 당질 + 섬유질

당질 = 당류 + 복합당

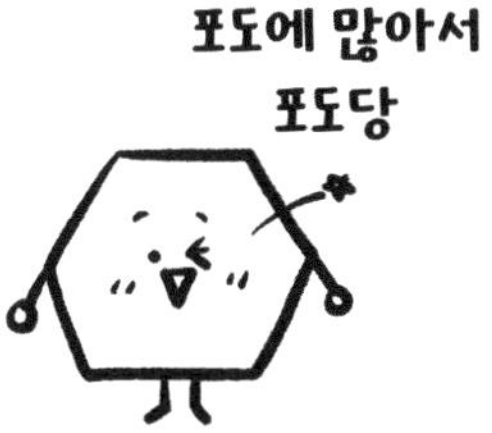

당질은 다시 혈당을 급격하게 올리는 당류와 상대적으로 그렇지 않은 복합당으로 나뉜다. 즉 당질=당류+복합당이다. 당류는 당 분자가 하나인 단당류와 당 분자 2개가 연결된 이당류를 일컫는다. 복합당은 3개 이상의 당 분자가 연결된 탄수화물이다. 가장 피해야 하는 건 당질 중에서도 혈당을 급격하게 올려 앞서 배운 반응성 저혈당을 유발하는 당류다. 하지만 놓치기 쉬운 부분은 복합당도 생각보다 몸에서 잘 분해되어 다량의 당을 만든다는 점이다. 그래서 당류를 줄이는 것도 중요하지만, 당질의 양을 조절하는 것 또한 중요하다. 또 인슐린 분비를 촉진하는 건 그 어떤 다른 단당류가 아니라 포도당이다. 단당류에는 포도당 외에 과당, 갈락토오스가 있다. 이 중에서 특히 중요한 건 과당이다. 포도당을 기축통화인 달러 현금으로 비유한다면 과당은 상품권 같은 존재다. 과당에 대해서는 바로 다음 인슐린 저항성 설명에서 자세하게 다루겠다.

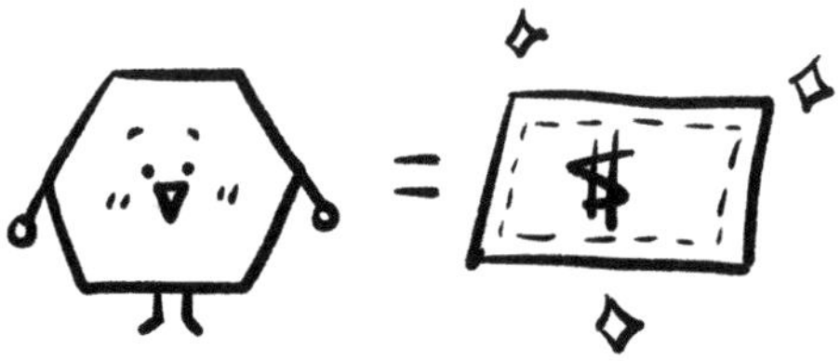

아미노산

과도하게 단백질을 먹으면 직간접적인 이유로 인슐린의 분비가 촉진된다. 먼저 조건부 필수 아미노산인 아르기닌(arginine) 자체에 의해 인슐린이 직접 촉진될 수 있다. 간접적으로 대부분의 아미노산이 대사 과정을 거치면 포도당이 될 수 있다. 그래서 단백질을 과량 먹으면 포도당이 생성되고 그로 인해 인슐린 분비가 촉진된다. 바로 뒤에서 다루겠지만 아미노산은 인크레틴 작용을 통해 인슐린 분비를 촉진할 수도 있다.

원래 단백질은 에너지원으로 잘 사용되지 않는다고 했는데, 필요 이상의 단백질이 들어오거나 특정 아미노산이 충분하지 않을 경우에는 에너지원으로 사용되기도 한다. 단백질이 몸에 흡수되어서 새로 합성되려면 아미노산들이 종류별로 골고루 있어서 몸의 구조물로 완성될 수 있어야 한다. 만약 어떤 필수 아미노산이 부족하면 그 부족한 아미노산의 양에 맞추어 몸의 구조물이 만들어지고 남은 아미노산은 에너지원으로 전환되어 쓰인다. 아미노산은 종류에 따라 케톤체 혹은 포도당 혹은 둘 다로 전환되어 에너지원으로 사용될 수 있다.

단백질을 과하게 섭취하는, 변형된 앳킨스 다이어트의 실패 이유가 바로 여기에 있다. 초기 앳킨스 다이어트는 지방의 비율이 높은 식단이었지만, 변형 앳킨스 다이어트는 저탄수화물, 저지방, 고단백질 섭취를 강조한 식단이었다. 단백질을 '많이' 먹으면 다양한 이유로 인슐린이 분비되어 몸을 저장하기 모드로 만든다. 당연히 살은 잘 안 빠진다.

지방산(fatty acid)과 케톤체(ketone body)

지방산과 케톤체에 인해서도 인슐린의 분비가 촉진될 수 있다. 이는 지나친 키토제닉 다이어트에서 정체기가 오는 이유 중 하나다. 다른 하나는 뒷부분에서 설명하겠다. 우선은 지방산과 케토체도 인슐린 분비를 촉진할 수 있다는 것만 알아두자.

이제까지의 내용을 종합하면, 포도당이 아니더라도 피 속에 에너지원이 과도하게 떠돌아다니면 인슐린 분비가 촉진될 수 있고, 따라서 몸은 저장된 에너지원을 잘 못 쓰게 된다.

인슐린이 어떤 요인에 의해 분비되는지 아는 것도 중요하지만 얼마만큼의 세기로, 또 얼마나 급격하게 혹은 완만하게 분비되는지를 아는 것도 중요하다. 에너지원들끼리 비교하면 인슐린을 촉진하는 정도는 당질 >> 단백질 > 지방 순이다. 대략적으로 당질이 인슐린을 촉진하는 세기를 100으로 설정했을 때 이론상으로는 '단백질은 약 30, 지방은 약 5~10' 정도로 인슐린을 자극한다. 인슐린을 자극하는 빠르기도 같은 순서대로다.

당질끼리 인슐린이 분비되는 속도를 비교하면 대략 다음과 같다.

당류 > 정제된 복합당 > 정제되지 않은 복합당

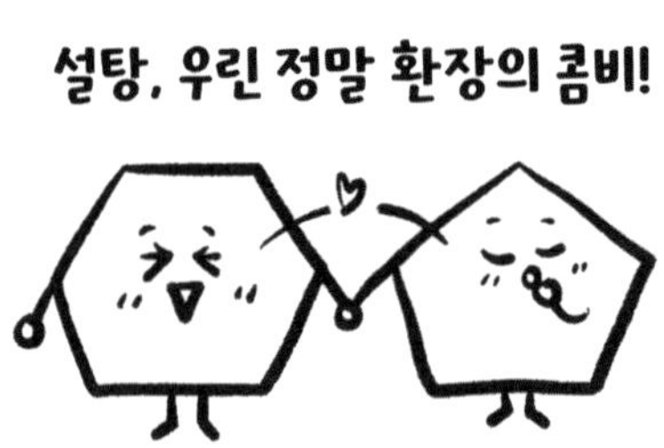

당의 종류에 따라 과당은 인슐린 저항성에, 포도당은 인슐린 수치 자체에 영향을 준다. 설탕은 과당과 포도당이 결합된 이당류다. 따라서 설탕은 인슐린 수치와 인슐린 저항성에 모두 영향을 미친다. 그야말로 환장의 콜라보다.

미주신경 자극

미주신경은 10번째 뇌신경을 말하는데, 부교감신경을 조절하는 혼합신경이다. 부교감신경이 작동할 때는 대체로 물질을 합성하는 더하기 반응(동화반응)이 촉진된다. 따라서 저장하기 모드의 최종 보스인 인슐린이 분비된다.

인크레틴

인크레틴은 음식 섭취에 대한 반응으로 소장 점막에서 분비되는 호르몬이다. GIP(포도당 의존성 인슐린 분비 자극 폴리펩티드, 위억제폴리펩티드)와 GLP-1(글루카곤 유사 펩타이드)가 있다. 음식물이 소화관을 통과하는 속도를 늦추고 다양한 작용으로 식욕을 떨어뜨린다. 인크레틴은 입을 통하지 않고 영양분을 공급받았을 때보다 입으로 먹었을 때 인슐린이 50% 이상 더 분비되는 것을 설명한다. 무엇을 먹든 입으로 먹으면 인크레틴 분비를 자극할 수 있고 따라서 인슐린 분비 또한 촉진될 수 있다.

인슐린 분비를 억제하는 요인

한편 인슐린의 분비를 억제하는 다양한 요인 중 이 책에서 다룰 요인은 교감신경 알파 수용체 작용과 세로토닌 2가지다. 인슐린 분비를 촉진하는 미주신경 작용은 부교감신경 작용과 거의 동일하다. 따라서 그 반대인 교감신경 작용은 인슐린의 분비를 억제하는 걸 충분히 추측할 수 있다. 더하기 반응과 빼기 반응 기준으로 보아도 비슷하게 추론할 수 있다. 교감신경은 빼기 반응인 이화반응 위주로 일어난다. 따라서 더하기 반응인 동화반응을 주도하는 인슐린 작용은 억제한다고 볼 수 있다. 세로토닌은 교감신경의 알파 수용체에 작용하여 인슐린 분비를 억제한다.

그렇다면, 인슐린 분비를 억제하려면 어떻게 해야 할까? 간단하다. 당질은 줄이고 단백질과 지방은 적당히 먹어서 인슐린 분비를 줄이고, 되도록이면 완만하게 분비되게 만든다. 또 세로토닌이 잘 분비되고 교감신경이 작동하도록 하는 게 그 반대보다 더 유리하다. 당질, 섬유질, 단백질, 그리고 지방 섭취를 얼마나, 또 어떻게 먹어야 하는지에 대한 방법론은 살 빠지는 습관 스테이지에서 자세하게 다루도록 하겠다.

살 빼기 어렵게 만드는 인슐린 저항성은 언제 생길까?

1. 고농도가 지속될 때: 당류(슈거 크래시)

몸은 급격한 변화를 싫어한다. 혈당에 대해서도 마찬가지다. 당류는 순식간에 소화되고 흡수되어 빠르게 혈당을 높인다. 다시 말하지만, 혼자서 혈당을 내리는 인슐린은 힘들다. 갑자기 혈당이 치솟으면 췌장의 베타세포는 인슐린 호르몬을 많이 분비해 혈당을 낮추라는 신호를 크게 보낸다. 소리가 너무 크면 귀가 멀듯 호르몬 농도가 너무 높으면 수용체가 오작동한다. 수용체 오작동으로 포도당 공급을 제대로 받지 못한 세포들이 배고프다고 아우성을 친다. 어쩔 수 없이 인슐린은 또다시 많이 분비되고 악순환을 거쳐 저항성이 생긴다.

2. 정상농도가 지속될 때: 잦은 식사

다른 건 다 쉽게 납득이 가능한데 잦은 식사가 인슐린 저항성을 유발할 수 있다는 건 받아들이기 쉽지 않을 수도 있다. 나도 처음 알았을 때 꽤 놀랐다. 우리가 어떤 민족인가? 삼시세끼 잘 챙겨 먹으라는 말을 인사로 전하는 민족이 아니던가. 괜찮다. 받아들이기 쉽게 앞에서부터 여러 번 설명했다. 몸은 익숙함에 속아 원래 기능을 무시한다. 꾸준히 지속적으로 분비되면, 그게 정상농도라 할지라도 중요한 정보가 아니라고 판단해 적응해버린다.

3. 간에게 일을 많이 시킬 때: 과당

포도당을 기축통화인 달러 현금으로 비유한다면 과당은 상품권이라고 설명했다. 몸의 기축통화는 달러 현금에 비유되는 포도당이기 때문에 대부분의 세포는 과당 상품권을 에너지원으로 받아주지 않는다. 그래서 과당은 흡수되면 우선 간으로 이동해 포도당으로 바뀌는 대사를 거친다.

그런데 이게 문제다. 간은 과당을 포도당으로 전환하는 일 말고도 하는 일이 아주 많다. 안 그래도 하는 일이 많은데 상품권을 현금으로 바꾸는 일까지 하면 얼마나 성가시겠는가? 앞서 배웠듯이 호르몬의 저항성은 서로 소통하는 두 세포의 소통에 문제가 생길 때 말고도 몸의 다른 시스템 기능이 떨어졌을 때도 발생할 수 있다. 과당은 간이 하는 일을 늘리고 그 결과로 중성 지방을 쌓이게 해서 인슐린 저항성을 비롯한 대사 오류들이 생기게 만든다.

인슐린을 촉진하는 요인들을 보면 무엇을 먹든 어느 정도는 인슐린을 자극한다. 이 문제를 어떻게 해결할까? 아주 신박한 방법이 있다. 안 먹으면 된다. 인슐린 저항성을 유발하는 '지속성'을 깨는 가장 효율적이고 쉬운 방법도 바로 먹지 않는 시간을 확보하는 것이다. 즉 간헐적 단식이다.

원래 에너지는 쓰려고 저장해뒀다

우리는 지난 글에서 저장하기 모드의 최종 보스인 인슐린을 줄여 체중 에스컬레이터가 올라가는 걸 멈췄다. 똑똑한 독자는 자연스럽게 이런 생각도 할 것이다.

"체중 에스컬레이터를 올라가게 하는 방법이 있다면, 내려가게 하는 방법도 있지 않을까?"

빙고! 당연히 내려가게도 만들 수 있다. 애초에 저장을 왜 했는가? 여차하면 꺼내 쓰기 위해 쌓아둔 거다. 우리 몸은 저장한 에너지원을 꺼내 쓰는 데에도 전문가다. 저장하는 걸 잘하는 것처럼 꺼내서 쓰는 것도 잘한다. 생존을 위한 진화의 결과다. 생각해보면 당연하다. 쌓아만 두고 잘 쓰지 못하면 그것도 살아남는 데 방해가 된다. 우리는 살아남은 인류의 후손이다. 따라서 대부분의 사람은 저장하기 모드와 꺼내 쓰기 모드가 잘 작동하도록 태어났다. 다만, 우리가 제대로 알지 못하고 엉망으로 사용해서 타고난 몸의 시스템을 오작동하게 만들어왔다는 게 문제다.

'꺼내 쓰기 모드'에 관여하는 호르몬에는 성장호르몬, IGF-1, 테스토스테론, 글루카곤, 아드레날린, 갑상선호르몬 이렇게 6가지다. 지방 위주로 꺼내 쓰는지, 웬만한 걸 다 꺼내 쓰는지에 따라 꺼내 쓰기에 필요한 호르몬을 두 그룹으로 나눌 수 있다. 우리는 체지방을 줄이고 근육은 지키는 체중 감량을 목표로 하고 있기 때문에 당연히 지방 위주로 꺼내는 첫 번째 그룹 호르몬이 더 중요하다. 결론부터 말하면, 지방을 꺼내 쓰는 성장호르몬과 그의 성실한 수행 비서 IGF-1, 남성호르몬 테스토스테론이 첫 번째 그룹에 속한다. 두 번째 호르몬 그룹과 테스토스테론은 뒤에서 다루고 먼저 성장호르몬과 IGF-1에 대해 알아보자.

저장하기 모드
꺼내쓰기 모드 V : 성장 H, IGF-1, 테스토스테론, 글루카곤, 아드레날린, 갑상선 H

근육량을 '늘리며' 체지방을 '빼기'는 생각보다 쉽지 않다. 앞서 살펴본 것처럼 더하기 반응이 일어날 때는 더하기 반응 위주로, 빼기 반응이 일어날 때는 빼기 반응 위주로 일어나기 때문이다. 더하면서 동시에 빼는 작용이 일어나는 건 일반적이지는 않다. 보통은 체지방과 근육이 동시에 늘거나 줄어들기 때문이다. 무엇이든 넣어두는 인슐린의 영향권에 주로 놓이면 이렇게 된다. 중요한 건 쉽지 않을 뿐 가능은 하다는 점이다. 이것을 가능하게 하는 호르몬이 바로 성장호르몬과 IGF-1이다.

체중 감량의 치트키 : 성장호르몬과 IGF-1

성장호르몬은 뇌하수체에서 분비되어 성장을 촉진하고 물질대사를 조절한다. 즉, 성장호르몬의 역할은 크게 여러 조직을 성장시키고 대사를 조절하는 두 가지 역할로 나눌 수 있다. 먼저 물질대사를 조절하는 역할부터 살펴보자.

인슐린의 역할을 혹시 기억하는가? 인슐린의 역할은 다음 4가지로 요약할 수 있다. ①혈당을 낮춘다. ②'포도당'을 세포에 넣어 에너지로 쓰게 만든다. ③쓰고 남은 에너지를 저장한다. ④이미 저장된 글리코겐, 지방, 단백질은 꺼내 쓰지 못하게 막는다. 대사에 관한 성장호르몬의 작용은 거의 반대라고 보면 된다. 성장호르몬의 역할은 다음과 같다. ①혈당을 올린다. ③지방을 분해하여 에너지로 쓸 수 있도록 꺼낸다. ④근육이 포도당을 쓰지 않게 막는다.

정말 놀라울 정도로 대칭이지 않은가? '거의' 반대라고 한 이유는 성장호르몬이 주로 '근육'세포에 한정하여 작용하는 특이성이 있기 때문이다. 왜 성장호르몬은 4번에서처럼 근육

세포가 포도당을 쓰지 않도록 막을까? 포도당은 근육 말고도 더 우선적으로 사용되어야 할 곳이 많기 때문이다. 근육 따위(?)가 쓰는 것보다 혈당을 유지하여 포도당을 꼭 써야 하는 다른 장기에 공급하는 게 훨씬 중요하다. 그렇다고 근육에 에너지를 안 줄 수는 없다. 그래서 성장호르몬은 근육세포가 포도당 말고 몸에 저장해 둔 지방을 사용할 수 있도록 꺼낸다. 정말이지 몸은 다 계획이 있다. 또한 성장호르몬은 지방세포에서 아드레날린 수용체, 골격근에서 남성호르몬(안드로겐) 수용체 수를 증가시키는 등의 추가적인 작용을 한다.

잠시 '꺼내 쓰기' 모드를 왜 이렇게 이름 지었는지에 대한 이유를 설명하겠다. 왜 저장하기 모드는 저장하는 것 하나뿐인데 꺼내 쓰기 모드는 '꺼내고 쓴다'라고 표현했을까? 왜 '꺼내기' 모드나 '사용하기' 모드가 아니라 '꺼내 쓰기' 모드라고 이름 지었을까? 저장된 에너지원을 꺼내는 호르몬과 사용하게 하는 호르몬이 같을 수도 있지만 서로 다를 수도 있기 때문이다. 즉, 꺼내는 애가 따로 있고 쓰는 애가 따로 있기도 하다는 것이다. 눈썰미 있는 독자는 성장호르몬의 2번 역할이 비어있다는 걸 눈치챘을 것이다. 오타가 아니다. ②'지방산'을 '근육'세포에 넣어 에너지로 쓰게 만든다. 이 역할은 성장호르몬이 주로 담당하지 않아서 뺀 것이다.

근육이 포도당 말고 대신 쓰라고 꺼내놓은 지방산은 어떻게 근육세포에 공급될까? 이때 등장하는 게 바로 성장호르몬의 성실한 수행 비서인 인슐린유사성장인자(Insulin-like

Growth Factor-1, Somatomedin C) IGF-1이다. IGF-1은 성장호르몬이 분비되면 간에서 생산되어 분비된다. 앞서 대사적으로 중요한 역할들은 성장호르몬이 직접 수행한다고 했다. 오히려 성장호르몬은 참으로 이름에 걸맞지 않게, 성장을 촉진하는 작용을 대부분 IGF-1에게 시킨다.

인슐린유사성장인자의 이름을 풀어보면 어떤 역할을 하는지 이해하기 쉬워진다. 말 그대로 인슐린 '같은' 성장인자다. 우리가 '무엇 같다'고 표현할 때는 2가지 의미가 있다. 닮은 면이 있지만 같지는 않은 것이다. 예를 들면 '사과 같은 내 얼굴'이라는 말을 보자. 사과와 내 얼굴은 닮은 특성이 있지만, 사과가 내 얼굴은 아니다. 마찬가지로 인슐린 '같은' 성장인자도 동일하다. 인슐린과 닮았지만, 인슐린과는 다르다.

IGF-1은 우선 구조적 생김새가 인슐린과 유사하다. 유전적으로 기원이 같기 때문이다. 또한 대사적으로 세포에게 에너지원을 넣어주는 비슷한 일을 한다. 차이점은 '인슐린은 식사를 했을 때, 인슐린유사인자는 성장호르몬이 분비될 때 분비된다'라는 점이다. 인슐린은 포도당을 우선적으로 세포에 넣어 사용하게 만들고, 나중에는 모든 종류의 에너지원을 저장하게 한다. 반면 IGF-1은 성장호르몬이 분비되는 상황에서 에너지원을 세포에 넣기 때문에 근육세포가 주로 지방산과 아미노산을 사용하게 만든다. 따라서 IGF-1은 골격근에 유리지방산을 흡수하여 에너지로 쓰게 하고, 단백질 더하기 반응(동화반응)은 강하게 자극한다.

인슐린과 IGF-1은 세포 수와 크기를 증가시켜 성장하게 만드는 점도 닮았다. 다만, 분비되는 시점의 차이로 인해 인슐린 영향으로 성장하는 조직은 상대적으로 특이적이지 않지만, IGF-1의 영향으로 성장하는 조직은 주로 뼈와 근육이다. IGF-1은 성장기 어린이뿐만 아니라 성인에서도 조직을 성장시킨다. 특히 인대, 콜라겐 등을 증가시키며, 근육은 키우고 지방 분해는 촉진시킨다. 또한 척추의 골밀도를 높여서 골다공증을 예방한다. IGF-1 수용체도 다양한 세포에 널리 존재하기 때문에 모든 세포 유형의 성장을 촉진할 수 있지만, 에너지로 활용하는 영양소가 인슐린이 분비될 때와 달라 차이가 생기게 된다.

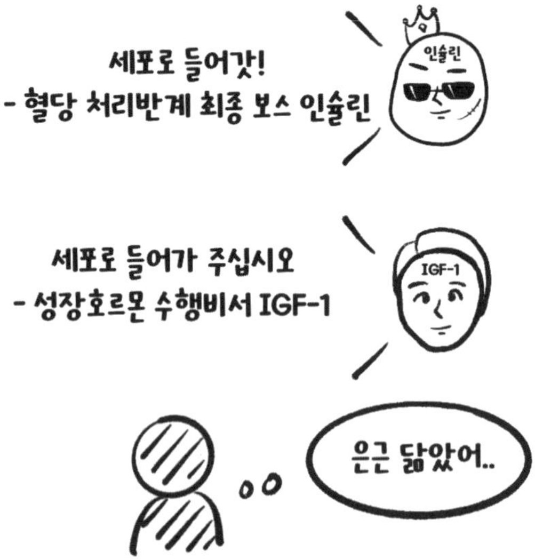

인슐린은 혈액에 떠돌아다니는 포도당을 세포에 넣는다. IGF-1은 혈액에 떠돌아다니는 아미노산과 지방산을 세포에 넣는다. 세포에 에너지원을 넣는 건 서로 닮았지만 다른 물질을 넣기 때문에 서로 다르다. 성장호르몬은 지방산을 세포에 넣을 수 있도록 지방에서 지방산을 꺼낸다. 지방산이 너무 많이 꺼내져 돌아다니면 인슐린의 기능이 방해받아 저항성이 생긴다. IGF-1은 떠돌아다니는 지방산을 세포에 넣고, 뒤에서 살펴볼 FIAF(공복유도지방인자)는 지방에서 지방산이 덜 꺼내지도록 해서 대사가 적절하게 조절되도록 만든다.

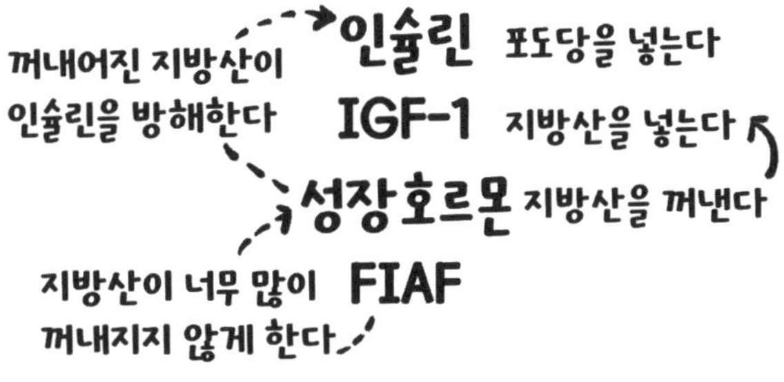

이 정도 읽으면 어떤 독자들은 '성장호르몬과 IGF-1을 약으로 쓰면 어떨까?' 하는 생각을 할지도 모르겠다. 하지만 인위적으로 외부에서 주입된 성장호르몬은 지방산을 과다하게 혈액 속에 떠돌아다니게 만들어 인슐린 저항성을 유발할 수 있다. 이런 이유로 지나치게 높은 성장호르몬은 당뇨, 미세혈관 장애, 근육병, 조기 사망을 야기한다. 또한 IGF-1도 특정 종류의 암과 연관되어 있다. 이 같은 점이 뒤에서 살펴볼 '소식이 건강에 이롭다'라는 주장의 근거가 되기도 한다. 따라서 약으로 직접 투여하는 것보다 적절한 운동, 식습관의 조절, 충분하고 깊은 수면을 통해 몸에서 자연적으로 분비되게 하는 것이 바람직하다.

종합하면, 몸에서 주로 작용하는 시그널이 인슐린인지, 성장호르몬과 IGF-1인지에 따라 몸의 구성이 달라진다. 인슐린이 주로 작용하면 살과 근육 모두가 자란다. 보통 '살크업'이라고도 한다. 인슐린이 초반에는 포도당을 넣어 세포에 에너지를 공급하는 역할을 하지만 최종적으로는 에너지원 모두를 저장하기 때문이다. 반면 성장호르몬과 IGF-1이 주로 작용하면 지방은 분해되고 뼈와 근육이 튼튼해진다. 체중 감량을 목표로 한다면 당연히 성장호르몬과 IGF-1의 영향 아래에 있는 편이 훨씬 유리하다. 성장호르몬과 IGF-1은 몸을 살 빼기 좋은 환경으로 만든다. 그렇다면 성장호르몬과 IGF-1은 언제 분비될까?

성장호르몬과 IGF-1은 언제 분비되고 억제되는가

성장호르몬의 분비는 다음과 같은 상황에서 촉진되고 vs 억제된다.

사용할 에너지원이 없을 때 VS 많을 때

운동, 단식 등으로 몸에서 사용할 에너지원이 없어지면 성장호르몬의 분비가 자극된다. 혈당이 떨어지거나 운동을 하는 것이 성장호르몬 분비를 촉진하는 이유는 성장호르몬이 인슐린의 반대 작용, 즉 낮아진 혈당을 높여 일정 수준으로 유지하는 작용을 하기 때문이다. 운동과 단식이 성장호르몬의 분비를 촉진하는 요인으로 나란히 함께 있는 점을 꼭 기억하자. 살 빠지는 원리 마지막쯤 자세하게 알아보겠지만, 거창한 운동을 하지 않아도 체중을 감량할 수 있는 근거가 된다.

성장호르몬의 작용으로 지방이 분해되어 지방산과 글리세롤로 쪼개지면 각각 에너지와 포도당을 만드는 당신생의 재료로 사용된다. 지방산은 세포 내에 있는 미토콘드리아라는 에너지 공장에서 산화되어 에너지로 이용된다. 글리세롤은 간에 흡수되어 포도당을 만드는 당신생 과정을 거쳐 포도당으로 바뀐다. 몸은 쉽게 쓸 수 있는 포도당이 잘 공급되고 있을 때는 저장되어 있는 에너지원을 굳이 꺼내 쓰지 않는다. 왜냐하면 항상성에 중요한 혈당이 잘 공급되고 있기 때문에 굳이 그 상황을 벗어나고 싶지 않기 때문이다.

반대로 포도당과 지방산이 몸에 많으면 성장호르몬 분비가 억제된다. 특히 중요한 것은 포도당이다. 포도당은 성장호르몬의 분비를 억제하는 시험에 사용될 정도로 성장호르몬 분비를 효과적으로 억제한다. 포도당이 있으면 인슐린이 포도당을 에너지원으로 사용하게 하고 몸을 저장하기 모드로 만들기 때문에 성장호르몬이 분비될 필요가 없기 때문이다.

또한 성장호르몬은 저장해둔 지방산을 꺼내는 작용을 하기 때문에 꺼내어진 유리지방산(free fatty acid)이 많을 때 분비가 감소한다. 과도한 체지방, 특히 내장지방은 혈액에 유리지방산을 늘리기 때문에 성장호르몬을 감소시킨다. 우리 몸이 지방을 에너지원으로 효율적으로 사용할 수 있다고 해서 과하게 고지방 식이를 하면 몸에 문제가 생기고 살이 잘 안 빠지는 이유도 바로 이 때문이다.

단백질 섭취가 충분할 때 VS 부족할 때

성장호르몬은 단백질의 기본 단위체인 아미노산으로 만들어진 펩티드 호르몬이다. 따라서 단백질이 많이 부족하면 성장호르몬이 잘 생성되지 못한다. 하지만 이런 경우를 제외하면 우리 몸은 '먹을 때는 인슐린, 먹지 않을 때는 성장호르몬'을 분비시켜 단백질을 보유하고 키우는 시스템을 작동시킨다. 성장호르몬은 단백질을 근육에 붙여 힘을 내서 먹을 것을 찾아내라는 신호를 주는 호르몬이다. 몸이 얼마나 단백질을 소중히 생각하고 신경 쓰는지 알 수 있다. 즉, 단백질 섭취만 충분하다면 우리가 걱정할 만큼의 근손실은 잘 일어나지 않는다.

단기 VS 장기 스트레스 상황일 때

적절한 정도의 심리적, 육체적 단기 스트레스를 받을 때, 우리 몸은 상황에 대처할 에너지원을 원활히 공급하기 위해 성장호르몬을 분비시킨다. 하지만 장기적인 스트레스가 이어지면 저장하기 모드 계열 호르몬인 코티솔을 분비해 기본 혈당을 높인다. 따라서 인슐린 분비량이 지속적으로 늘어나 인슐린 저항성이 생긴다. 또, 상황에 대처할 에너지원을 잘 공급하려고 성장호르몬 분비를 늘리는 것이므로 어느 정도 이상의 고강도 운동을 할 때 낮은 강도의 운동을 할 때보다 더 효과적으로 분비된다. 하지만 지나치게 고강도 운동만 지속하면 코티솔이 분비되고 혈당이 지속적으로 상승해 인슐린 저항성이 유발된다. 장기적인 심리적 스트레스도 육체적, 물리적 스트레스와 동일하다.

꺼내 쓰기 모드 VS 저장하기 모드가 우세할 때

앞서 설명했듯, 성장호르몬은 지방세포에서 아드레날린 수용체, 골격근에서 남성호르몬(안드로겐) 수용체 수를 증가시키는 작용을 한다. 반대로 남성호르몬인 테스토스테론과 노르에피네프린의 알파 작용이 성장호르몬을 촉진하기도 한다. 즉, 꺼내 쓰기 모드 호르몬들끼리는 서로 시너지를 내어 상승작용을 하고, 저장하기 모드 호르몬들은 꺼내 쓰기 모드의 호르몬들을 방해한다. 가장 대표적인 방해꾼이 인슐린이다. 여성호르몬이 꺼내 쓰기 모드 기능을 떨어뜨린다는 내용은 뒤에서 더 자세히 다루도록 하겠다.

깊은 수면 vs 얕은 수면 상태일 때

깊이 잠들면 성장호르몬 분비가 왕성해진다. 특히 취침 한두 시간 후에 가장 많이 분비된다. 우리의 의지로 먹을 수 없는,

거의 유일한 시간이 바로 자고 있을 때다. 우리가 그냥 막연히 잠잘 때 성장호르몬이 나온다고 알고 있던 그 상식 이면에는 자는 동안 먹지 못하기 때문에 많이 분비되는 성장호르몬의 특징도 숨어 있었다. 따라서 성장호르몬이 원활하게 분비되려면 규칙적으로 숙면을 취하는 것이 중요하다. 반대로 얕은 수면인 REM 수면 상태가 길어지면 성장호르몬의 분비가 저하된다.

한편, 인슐린유사성장인자 IGF-1은 다음과 같은 상황에서 분비가 증가되고 vs 억제된다.

성장호르몬이 분비될 때 vs 성장호르몬 분비가 줄어들 때

IGF-1은 성장호르몬에 의해 분비가 촉진되어 간에서 내분비(endocrine)적으로 분비될 뿐만 아니라, 앞부분에서 다룬 주변분비(paracrine)와 자가분비(autocrine) 방식으로 IGF-1이 필요한 조직에서 직접 생산하기도 한다. 따라서 성장호르몬을 분비시키는 요인을 증가시키면 몸의 다양한 조직에서 전반적으로 IGF-1 분비가 증가된다.

인슐린 분비가 억제되었을 때 vs 인슐린의 작용이 활발할 때

인슐린과 인슐린유사성장인자는 에너지원을 세포에 넣고 잘 쓸 수 있게 만드는 비슷한 일을 하지만, 작용하는 시점에 차이가 있다고 했다. 인슐린은 음식을 먹었을 때, 인슐린유사성장인자 IGF-1은 주로 먹지 않아 성장호르몬이 분비될 때 분비된다. 따라서 인슐린이 작용할 때는 인슐린유사성장인자가 잘 작동하지 않고, 인슐린유사성장인자가 작용할 때는 인슐린이 잘 작동하지 않는다. 따라서 IGF-1은 긴 공복 시간에 의해 분비가 촉진되고, 잦은 식사에 의해 분비가 억제된다. 중요한 점은 IGF-1은 소식 등으로 영양이 부족해 총 에너지원 유입이 줄어도 분비가 억제될 수 있다는 점이다. 종합하면, IGF-1이 충분히 분비되려면 공복 시간은 긴 것이 좋지만, 지나치게 적게 먹는 소식은 좋지 않다.

단백질 섭취가 충분할 때 vs 충분하지 않을 때

충분한 단백질 섭취는 몸이 소비하는 총 에너지와는 별개로 IGF-1 분비를 증가시킨다. 이 점 때문에 오히려 주기적으로 단백질 단식을 해야 한다는 주장도 있다. 왜냐하면 인슐린이든 인슐린유사성장인자든 작용하는 시점만 차이가 있을 뿐, 모두 세포에 에너지원을 넣어주고 성장시키는 작용을 하기 때문에 지나치게 분비되면 종양이 생길 수 있기 때문이다.

종합하면, 성장호르몬과 IGF-1은 나이, 성별, 인종 같은 타고난 요인 외에도 다른 호르몬들의 수치, 비만 정도, 운동 방식, 스트레스를 받는 수준과 기간, 영양 및 질병 상태, 생체 이물(xenobiotic)의 섭취, 하루 중 어떤 시간인지 등의 다양한 후천적 요인에 의해서도 분비량이 달라진다.

항상성 유지를 위한 우리 몸의 큰 그림

성장호르몬과 IGF-1의 분비가 촉진되고 억제되는 요인들을 살펴보면, 꺼내 쓰기 모드와 저장하기 모드가 상호작용한다는 것을 발견할 수 있다. 먼저 저장하기 모드의 인슐린을 낮추는 방법과 꺼내 쓰기 모드의 성장호르몬과 IGF-1을 적절히 증가시키는 방법은 서로 그 맥락이 같다. 그래서 간헐적 단식으로 성장호르몬과 IGF-1을 증가시켜 꺼내 쓰기 모드를 켜는 원리는 저인슐린 다이어트로 저장하기 모드를 끄는 식이를 하는 원리와 비슷하다. 앞의 설명이 이해가 잘 되지 않아도 괜찮다. 이것만 기억하면 된다. 그러니까 체중 에스컬레이터를 올라가지 않게 하는 방법이 곧 내려가게 만드는 방법이라는 뜻이다! 얼마나 효율적인가!

또 꺼내 쓰기 모드 호르몬과 저장하기 모드 호르몬 모두 적당해야 한다. 꺼내 쓰기 모드 대표 호르몬인 성장호르몬을 증가시키려고 강도 높은 운동을 무리하게 하면, 우리 몸은 지나치게 스트레스를 받아 저장하기 모드 호르몬인 코티솔을 분비한다. 또한 꺼내 쓰기 모드 호르몬인 IGF-1이 충분히 분비되지 않으면 꺼내어진 지방산들이 혈관에 마구 떠돌아다니게 되고, 그로 인해 저장하기 모드 호르몬인 인슐린의 분비가 늘어난다. 따라서 체중 감량을 효율적으로 하기 위해서는 호르몬의 균형이 중요하다.

요약해보자. 중요한 하나를 잘 관리하면 그 잘한 하나가 가지를 쳐서 여러 가지 잘한 일들을 만들고 서로 좋은 시너지를 내어 쉽게 성공하게 만든다. 반대로 중요한 하나를 놓치면 그 못한 하나가 뻗어 나가 여러 가지 나쁜 작용을 하고 서로 나쁜 시너지를 내서 애쓰고도 결국 망하게 만든다. 체중을 감량할 때 중요한 요인은 인슐린이고, 인슐린 저항성을 해결할 방법은 저인슐린 식이와 간헐적 단식이다. 특히 무엇을 먹든 인슐린이 어느 정도는 분비되므로, 간헐적 단식은 매우 효율적으로 인슐린을 조절하는 방법이 된다. 간헐적 단식은 동시에 근육은 보호하거나 성장시키고 지방 위주로 꺼내 쓰게 만드는 성장호르몬과 IGF-1을 촉진한다. 길게 설명했지만 결국 단식이 결론이다. 뒤에서 다루겠지만 거창한 운동을 하지 않아도 살을 뺄 수 있다.

"아니, 결국 먹지 말라는 거잖아요!"

맞다. 잠깐, 흥분하지 말고 마저 읽어보자. 배가 비어있다는 게 꼭 극심한 배고픔을 의미할까? 꽤 오랫동안 먹지 않아도 배고픔을 견딜 만하다면 공복 시간을 더 충분하게 가질 수 있지 않을까? 아예 먹지 말라는 게 아니다. 원래 제대로 먹으면 그렇게 자주 또 많이 먹고 싶지 않다. 애초에 왜 그렇게 자주 또 많이 먹고 싶어지는 걸까?

포만감과 배고픔(식욕)도 몸이 조절한다

한 번쯤 이상하게 생각해본 적 없는가? 왜 먹었는데 또 먹고 싶은 걸까? 지금까지 그토록 우리 몸은 항상성에 미쳐 있었는데 말이다. 심리적인 문제로 먹었는데 또 먹고 싶은 건 살 빠지는 마음 스테이지에서 다루도록 하겠다. 심리적인 요인이 아닌데도 계속 먹고 싶은 것은 사실 몸의 문제다.

결론부터 말하면, 식욕은 우리의 굳은 의지로 조절'하는' 게 아니라, 저절로 조절'되는' 것이다. 우리 몸에 저장된 에너지원들이 호르몬들에 의해 세밀하게 조절되듯, 식욕도 호르몬에 의해 정밀하게 조절된다. 저장하기 모드와 꺼내 쓰기 모드에 관여하는 호르몬의 원리를 통해 에너지가 어떻게 저장되고 사용되는지 알아봤던 것처럼 식욕이 어떻게 조절되는지 이해하려면 호르몬을 이해하면 된다.

식욕조절의 메커니즘

우리 몸에는 배고픔과 포만감을 조절하는 분자와 호르몬이 20개도 넘게 있다. 잘 먹고 살아남은 진화의 결과다. 그러니 간혹 식욕이 미쳐 날뛰는 것도 오늘 우리가 살아남은 이유다. 잘 몰라서 제대로 다루지 못했던 식욕, 이제는 제대로 알고 다뤄보자.

식욕을 조절하는 데 특히 중요한 3대장이 있다. 하나는 배고픔 호르몬인 '그렐린', 또 하나는 포만감 호르몬인 '렙틴'이다. 두 호르몬은 서로 짝을 이뤄 먹는 행동을 조절한다. 마지막은 인슐린이다. 세상에 또 인슐린이라니! 인슐린은 앞서 살펴본 역할 외에도 당의 공급 상황을 뇌에 전달한다. 렙틴과 인슐린 농도가 줄어들면 우리 몸은 에너지가 부족한 상황으로 받아들여 먹게 만든다. 호르몬 균형이 무너져 렙틴 저항성이나 인슐린 저항성이 생기면 식욕조절 시스템이 고장나서 진짜 배고픔과 가짜 배고픔을 구별하기 어려워진다.

그렐린(ghrelin) : 나는 '지금' 배고프다

그렐린은 배가 비어있을 때 위장에서 분비되어 뇌에 배고픔을 느끼게 하는 호르몬이다. 그렐린은 렙틴이나 인슐린보다 짧은 시간 동안 작용한다. 그렐린은 뇌 시상하부의 식욕증진

(orexigenic) 뉴런에 작용해 식욕촉진 펩타이드를 분비시켜 배고픔을 느끼게 하고 음식을 먹게 만든다. 그렐린의 작용으로 인해 음식의 양보다는 먹는 횟수가 더 증가된다. 그렐린은 뇌의 보상 시스템에도 영향을 준다. 중뇌의 보상 시스템에 있는 도파민 뉴런에 그렐린 수용체가 존재하며, 그렐린으로 인해 더 많은 도파민이 분비된다.

또한 그렐린은 췌장에서 저장하기 모드 호르몬인 인슐린의 분비를 억제해 저장된 에너지를 꺼내 쓰게 만든다. 그렐린은 뇌하수체에서 성장호르몬의 분비를 촉진하고, 갑상선자극호르몬과 부신피질자극호르몬 분비는 감소시켜 복합적으로 체내 대사율에 영향을 미친다.

그렐린의 혈중 농도는 식사 직전이 가장 높고, 식사로 위장이 차면 분비가 급격히 줄어 식후 1시간일 때 가장 낮다. 식사하고 1시간이 지나면 슬슬 다시 배가 꺼지는 느낌이 드는 이유다. 그렐린은 또한 미주신경을 통해 부교감신경을 활성화하여 음식을 잘 소화할 수 있게 준비시킨다. 위산과 소화액을 분비시키고 위장관의 운동성을 높여 에너지원을 잘 흡수할 수 있게 만든다. 이때 장이 움직이면서 '꼬르륵' 소리가 나게 된다.

그렐린은 비만이나 식이장애가 있을 때 증가한다. 체중을 적절히 관리하면 그렐린 수치가 안정되어 배고픔을 덜 느끼게 된다. 잠이 부족하면 그렐린 분비량이 많아져 식욕을 조절하는 데 어려움을 겪을 수 있다. 장 안의 음식물에 지방이 있으면 췌장에서 그렐린을 억제하는 호르몬을 분비한다. 또 그렐린은 위가 비어있을 때 분비되므로 섬유질이 풍부한 채소를 충분하게 먹어 위를 채우면 배고픔이 줄어든다. 적절한 식단으로 충분히 식사를 하면 음식을 향한 간절한 열망이 점차 줄어들어서 공복에도 식욕을 점점 덜 느끼게 된다.

렙틴(Leptin) : 나는 '이제' 배부르다

렙틴은 음식을 먹었을 때 지방세포에서 분비되어 뇌에 포만감을 느끼게 하는 호르몬이다. 최초로 알려진 지방세포 호르몬(adipokine)이며 그렐린보다 장기적으로 작용한다. 렙틴은 뇌 시상하부에 작용해 식욕억제 펩타이드를 분비하게 만들어 식욕을 떨어뜨리고, 음식을 그만 먹게 만든다. 또한 갑상선자극호르몬(TSH), 부신피질자극호르몬(ACTH) 분비를 촉진해 체내 대사를 증가시키고 교감신경을 활성화해 체온을 높이고 혈압을 증가시킨다. 몸은 렙틴을 통해 체내 지방의 양을 항상 일정하게 유지한다. 한편 렙틴은 다른 호르몬들과 상호작용하여 성 발달과 면역 반응 등에도 관여한다.

지방을 적절히 먹어주면 렙틴이 분비되어 포만감을 느낄 수 있다. 지방은 렙틴은 분비시키면서 인슐린 분비를 자극하는 성질은 에너지원 중에서 가장 적다. 살이 빠지면 과도하게 분비되던 렙틴의 양이 안정되어 렙틴 저항성이 개선된다. 따라서 포만감을 쉽게 느끼게 되어 점점 식욕조절이 잘 된다. 하지만 감량 초반에는 지방이 에너지로 사용되어 지방이 줄어들면서 렙틴 분비량이 줄어 과도한 식욕을 느낄 수 있다. 이때 좋은 지방을 먹으면 렙틴이 분비되어 배고픔을 덜 느끼게 된다. 렙틴은 단백질 계열 호르몬이기 때문에 단백질을 적절히 먹어야 원활하게 만들어진다. 또한 시상하부에 포만감과 관련된 신호가 뇌로 전달되려면 최소 20분 정도의 시간이 필요하다. 다르게 말하면, 식사 시간이 20분보다 짧으면 포만감을 충분히 느낄 수 없다.

렙틴은 식사에 따라 급격하게 농도가 변하지는 않아 비교적 장기간의 식욕을 조절하는 것으로 알려져 있다. 렙틴은 지방세포에서 생성되기 때문에, 그 농도는 체지방량에 따라 달라진다. 호르몬 시스템이 정상이면, 체지방량이 낮을 때 렙틴의 양이 줄어 식욕이 증가하고, 반대로 체지방량이 높을 때는 렙틴의 양이 많아 식욕이 떨어져서 살이 빠져야 한다. 하지만 비만일 경우 지나치게 높은 체지방량 때문에 렙틴에 계속 노출되어 렙틴 저항성이 생긴다. 따라서 렙틴의 식욕을 억제하는 효과와 대사를 촉진하는 효과가 제대로 나타나지 않는다. 비만인 사람이 음식량을 줄이지 못하는 이유는 의지가 부족해서가 아니라 렙틴 호르몬이 오작동하는 렙틴 저항성 때문일 수 있다.

정리하면, 그렐린과 렙틴은 시상하부에 작용하여 식욕을 조절하고 먹는 행동을 제어한다. 먹는 음식량을 줄이면 그렐린이 증가하고 렙틴은 감소해 식욕이 커지고, 음식량이 충분하면 그렐린은 감소하고 렙틴이 증가해 포만감이 유발되어 그만 먹게 된다. 즉, 몸은 그렐린과 렙틴의 농도를 조절해 적당한 식욕으로 적정한 체중을 유지하게 만든다. 하지만 비만인 사람은 포만감 호르몬인 렙틴이 계속 높게 유지되어 저항성이 나타나 렙틴의 원래 효과가 떨어진다. 따라서 효율적으로 체중 감량을 하려면 렙틴 저항성을 개선해 기능을 강화하고, 그렐린 분비량은 적절히 낮추는 게 가장 좋다.

인슐린: 가짜 배고픔과 음식 중독을 유발한다

또 인슐린이다! 췌장에서 분비되는 인슐린은 앞서 살펴보았듯이 몸에서 다양한 일을 한다. 심지어는 렙틴과 유사한 방식으로 시상하부에서 식욕억제 펩타이드의 분비를 유도해 포만감을 느끼게 한다. 또한 인슐린은 당이 공급되는 상황을 뇌에 전달한다. 뇌는 아주 중요한 장기이기 때문에 인슐린 저항성이 나타나지 않는다. 즉, 높은 농도의 인슐린에 적응하지 못한다는 의미다. 따라서 고농도의 인슐린이 뇌에 지속적으로 노출되면 기본 체중 설정값이 올라간다.

반대로 인슐린 농도가 줄어들면 시상하부에서 억제되었던 식욕증진 펩타이드의 생산이 늘어나 먹게 만든다. 하지만 렙틴에 저항성이 생겼을 때처럼 인슐린에 저항성이 생기면 몸의 시스템이 오작동하여 인슐린의 농도가 충분히 높아도 계속 먹게 만든다. 이는 식욕억제 펩타이드가 제대로 분비되지 않았기 때문이기도 하고, 세포에 포도당이 원활하게 공급되지 않아서이기도 하다. 또한 인슐린 농도가 지속적으로 높으면 렙틴의 작용도 저해된다. 나아가 인슐린 농도가 높으면 렙틴과 독립적인 기전으로도 체중이 증가할 수 있다. 정말 인슐린은 못 말린다.

인슐린 저항성이 생기면 인슐린 기능이 고장나 세포에 포도당이 잘 안 들어가고, 비타민과 미네랄이 제대로 몸에 흡수되지 않는다. 세포 입장에서는 받아야 하는 영양소를 못 받은 것과 같기 때문에 살기 위해 먹을 것을 다시 달라는 신호를 보낸다. 먹어도 몸에 영양분과 에너지가 전달되지 못하고 지방으로 축적된다. 살은 찌는데 기운이 없고 늘 배고프다. 그래서 더 많이 자주 먹게 되고 계속 살이 찐다.

이런 원리로 인슐린 저항성이 생기면 식욕이 커지고 먹을 것에 의존하게 된다. 즉, 많이 또 자주 먹어서 살이 찌지만 반대로 살이 쪄서 많이 또 자주 먹게 된다는 의미다. 인슐린이 오작동해서 먹은 지 얼마 안 됐는데 배고파지는 가짜 배고픔이 생긴다. 이 가짜 배고픔은 시스템이 고장난 결과이기 때문에 음식이 소화되어 공복이 되었을 때 느껴지는 진짜 배고픔보다도 강하고 진짜 같이 느껴진다.

이 환장의 회전목마는 계속 돌아간다. 음식을 많이 먹으면 지방세포는 뇌로 그만 좀 먹으라고 렙틴을 분비한다. 문제는 인슐린도, 렙틴도 계속 분비되면 저항성이 생긴다는 것이다. 렙틴 저항성이 생기면 뇌에서는 렙틴이 보내는 신호를 받지 못해서 많이 먹어도 계속 배고픔을 느낀다. 호르몬이 고장나서 뇌에서 지속적으로 배고픔을 느끼면 에너지를 덜 쓰고 더 저장하는 몸이 된다. 그러면 적게 먹어도 살이 안 빠진다. 저인슐린 식이와 몸에 꼭 필요한 영양소를 잘 챙겨 먹으면 이런 악순환의 고리를 끊어낼 수 있다. 살은 빠지고 배는 덜 고파진다.

가짜 배고픔과 음식 중독은 어떤 상황에서 생길까? 앞서 살펴본 것처럼, 인슐린이 지속적으로 분비되어 인슐린 저항성이 나타나는 다음의 3가지 상황에서 생긴다.

1. 당류를 먹어 슈거 크래시로 인슐린 고농도가 지속될 때
2. 잦은 식사로 정상농도의 인슐린 분비가 반복될 때
3. 과당, 케톤체, 지방산이 혈관에 많이 돌아다녀서 간에게 일을 많이 시킬 때

비만은 인슐린 저항성 3가지 케이스의 짬뽕이다. 1, 2는 앞서 상세히 다뤘으니 3번째 케이스를 중점적으로 살펴보자. 체지방이 많아 비만인 사람은 혈관에 돌아다니는 에너지원이 이미 많은 상태이고, 그만큼 간이 처리할 일도 늘어난다. 또 간에도 지방이 많을 확률이 크다. 간이 이미 지방으로 가득 차 있으면 더 많은 인슐린이 작용해야 에너지가 겨우 저장된다. 간은 처리할 일도 많아지고 난이도도 올라갔기 때문에 인슐

린 저항성이 생긴다.

이렇게 되면 남들보다 더 쉽게 배고파진다. 거기에 비만으로 지낸 기간이 길어질수록 인슐린 저항성이 더 강하다. 인슐린 저항성의 파급력은 점점 커져 안 먹을 때도 인슐린 농도가 높게 유지된다. 인슐린 저항성이 인슐린 수치를 더 높이는 셈이다. 요약하면, 인슐린 저항성을 잡으면 식욕이 정상화되어 간헐적 단식을 하기 쉬워지고, 간헐적 단식을 하다 보면 인슐린 저항성이 개선된다. 서로 시너지가 난다는 의미다.

먹기 위해 사는 게 아니라 잘 살려고 먹는다

우리는 뇌와 몸에 에너지와 영양을 공급해서 잘 살려고 먹는다. 뇌는 하루에 먹은 에너지의 25%까지 사용한다. 몸이 잘 돌아가려면 에너지를 충분히 섭취해야 한다. 먹는 음식의 칼로리 말고, 품질과 영양에 집중하자. 많이, 자주 먹는 게 중요한 게 아니라 제대로, 가끔 먹는 게 중요하다. 먹을 때 제대로 잘 먹으면 간헐적 단식도 쉽게 잘 해낼 수 있다.

다이어트는 무작정 굶는 게 아니라 음식을 제대로 먹어 몸의 기능을 온전하게 만드는 행위다. 왜 금방 먹었는데 또 먹고 싶을까? 애초에 그 음식이 이상한 음식이었기 때문일 확률이 높다. 많이, 또 자주 먹었음에도 또 먹고 싶은 건 몸에 영양과 에너지 공급이 제대로 안 됐다는 증거다. 제대로, 포만감 있게 먹으려면 무엇을 먹어야 하는지, 얼마나 먹어야 하는지, 어떻게 먹어야 하는지, 무엇을 먹지 말아야 하는지에 대해서는 살 빠지는 습관 스테이지에서 '1-2-3 식단'으로 자세히 다루도록 하겠다. 미리 힌트를 주자면 '필수'가 쓰여 있는 영양소를 잘 챙겨 먹는 것이다.

자주 먹고 싶은 건 당신 잘못이 아니다. 호르몬 때문이다. 앞서 살펴보았듯이 호르몬들의 작용 때문에 의식적으로 조절하지 않으면 사람은 원래 자주 먹고 싶어진다. 하지만 자주 먹으면 저장하기 모드 최종 보스인 인슐린이 지속적으로 분비되어 인슐린 저항성이 생기고, 꺼내 쓰기 모드가 제대로 켜지지 않아 살을 빼기가 어려워진다. 거기에 많이 먹기까지 한다면 비만행 급행열차다. 문제는 살 빼기만 어려워지는 게 아니라 점점 몸 전체가 고장나게 된다는 점이다. 그러니 이제부터는 체중 감량과 건강을 위해 의식적으로 차근차근 단식해보자.

확실히 살이 빠지는 단식의 원리

단식이 어떤 효과가 있기에 나는 계속 단식 타령을 하는 걸까? 결론부터 말하면, 살은 빠지고 더 건강해진다. 먼저 우리가 앞에서 정의한 체중 감량, 그러니까 체지방 위주로 감소시키고 근육은 지키는 데 효율적인 방법이다. 심지어 운동을 안 해도 운동한 효과의 대부분을 누릴 수 있다. 뒤에서 살펴보겠지만, 운동은 살 빼려고 하는 게 아니다. 그리고 단식을 하면 살이 빠지는 것뿐만 아니라 몸이 더 건강해진다. 단식은 몸을 청소하고 호르몬 균형을 맞추며, 고장난 몸의 기능을 정상으로 되돌린다. 이쯤 되면 만능이라고 불러야겠다.

단식을 하는 상세한 방법론은 살 빠지는 습관 스테이지에서 다루기로 하고, 여기서는 단식이 체중 감량과 건강에 어떻게 좋은지 원리 위주로 알아보도록 하자.

단식은 꺼내 쓰기 모드 호르몬 작용을 대부분 증가시킨다

앞서 꺼내 쓰기 모드에 관여하는 핵심 호르몬에 성장호르몬, IGF-1, 테스토스테론, 아드레날린, 글루카곤, 그리고 갑상선 호르몬 6가지가 있다고 소개했다. 지방 위주로 꺼내 쓰는 성장호르몬과 IGF-1은 앞에서 자세히 다뤘다. 짧은 단식은 이 둘뿐만 아니라 나머지 꺼내 쓰기 호르몬들까지 대부분 증가시킨다. 근육을 지키고 지방 위주로 꺼내 쓰게 하는 마지막 호르몬 테스토스테론과 웬만한 걸 다 꺼내 쓰는 글루카곤, 아드레날린을 촉진한다. 갑상선호르몬은 단식의 기간에 따라 분비되는 양이 달라진다.

가장 먼저 테스토스테론은 남성을 남성답게 만드는 남성호르몬(안드로겐)의 한 종류로 남성의 정소에서 생성되지만, 여성의 부신피질과 난소에서도 만들어진다. 남녀 모두 부신에서 안드로겐이 만들어져 아로마타아제라는 효소에 의해 에스트로겐으로 바뀔 수 있다. 몸속 시스템은 아주 복잡하고 상호작용하지만 매우 단순화해서 말하자면, 에스트로겐은 지방, 테스토스테론은 근육과 관련이 깊다. 남성호르몬을 여성호르몬으로 바꾸는 아로마타아제가 지방과 연관되기 때문이다. 또 에스트로겐은 저장하기 모드 호르몬, 테스토스테론은 꺼내 쓰기 모드 호르몬으로 작용한다.

테스토스테론은 남성호르몬이므로 성 발달과 기능에 관여하고, 정신적으로도 영향을 미친다. 우리가 중점적으로 볼 부분은 에너지 활용에 대한 작용이다. 테스토스테론은 단백질의 더하기 반응(동화작용)은 증가시키고, 빼기 반응(이화작용)은 막는다. 또한 뼈, 근육 조직에 작용해 근골격계를 성장시킨다. 하지만 지방이 과다하면 테스토스테론이 제대로 작동하지 못한다. 단식은 지방을 꺼내 쓰는 효율적인 방법이기 때문에 테스토스테론의 기능을 올린다. 같은 맥락으로 앞서 말한 저인슐린 식이 또한 테스토스테론 작용을 효율적으로 증가시킨다.

대체 테스토스테론의 작용과 다이어트가 무슨 관계냐고? 좋은 질문이다. 똑같이 운동을 해도 효율이 올라간다. 그래서 운동선수들의 도핑을 금지한 것이다. 형평성에 어긋나기 때문이다. 테스토스테론이 잘 작동하면 지방은 잘 빠지고 근육은 잘 붙는다. 체중 감량의 정의에 아주 딱 들어맞는다. 바로 뒤에서 알아보겠지만, 단식한 상태는 운동한 상태와 몸의 시스템적으로 거의 동일하다. 그러니까 당신이 공복 상태로 몸을 조금 움직이기만 하면 애써 운동을 하는 것과 거의 같은 효과가 난다는 뜻이다. 그래서 간헐적으로 단식을 하면 거창한 운동을 하지 않아도 살이 빠진다. 단식이 몸의 시스템을 운동한 것과 비슷하게 만들기 때문이다.

여성의 경우, 테스토스테론이 생성되는 절대량과 그 신호를 받을 수용체가 남성보다 훨씬 적기 때문에 과하게 작용할까 걱정할 필요는 없다. 오히려 여성에서도 테스토스테론이 부족하면 근골격계와 뇌의 심리적 작용에 이상이 생길 수 있다. 테스토스테론이 제대로 작동하기 위해서는 일정 수준 이상의 고강도 운동과 적절한 단백질 및 지방의 섭취, 충분한 휴식으로 낮은 코티솔 수치를 유지하는 것이 중요하다. 자세한 내용은 움직임과 관련된 부분에서 알아보도록 하겠다.

글루카곤은 쉽게 말해 인슐린과 정반대의 일을 하는 단백질 계열 호르몬이다. 혈당이 떨어지면 췌장에서 분비되어 간의 글리코겐을 분해해 포도당을 꺼내거나 체내에 저장된 지방을 분해해 몸에 에너지를 공급한다. 또한 글루카곤은 성장호르몬을 분비시키고 아드레날린의 작용을 올린다. 따라서 글루카곤은 혈당이 낮아지는 단식과 운동 상황에서 증가되고, 단백질 계열 호르몬이므로 적절하게 단백질을 먹을 때 원활하게 분비된다. 아드레날린과 테오필린(theophylline)에 의해 분비가 촉진되고, 당류와 지방산에 의해 분비가 억제된다.

아드레날린은 부신 안쪽(수질)에서 분비되어 단기적 스트레스 상황에 잘 대처할 수 있도록 우리 몸을 각성시키는 역할을 한다. 흔히 투쟁 도피 반응(fear and fight)에 관여하는 호르몬이라고 소개되며, 에피네프린(epinephrine)이라고도 한다. 부신수질은 발생학적으로도 교감신경에 뿌리를 두고 있고, 기능 면에서도 교감신경계와 관련이 깊다. 따라서 아드레날린 호르몬이 증가하면 갑상선호르몬과 별개로 에너지 대사가 활발해지고, 글리코겐에서 포도당이 분해되어 혈당은 올라가고 체내 지방은 분해된다. 또한 뇌와 근육에 작용하는 혈류, 심장 박동, 혈압과 혈당은 올라가고, 면역과 소화 반응은 낮아진다.

단식하면 아드레날린의 분비가 증가한다. 아드레날린은 단식하고 약 24시간부터 증가해 대사율을 올린다. 그 결과 단식 후 48시간이 지났을 때 대사율이 3.6% 증가한 것으로 밝혀졌다. 또 다른 연구 결과에서 하루 동안 단식했을 때 별다른 운동을 하지 않아도 에너지 소비량이 14%까지 증가했다. 대사가 느려지지 않고 오히려 늘어났다는 의미다. 이는 아드레날린이 바로 뒤에서 살펴볼 갑상선호르몬과 독립적으로 대사율을 상승시킬 수 있기 때문인 것으로 추측할 수 있다. 또한 아드레날린은 비교적 강도가 높거나 익숙하지 않은 새로운 형태의 운동을 할 때 효과적으로 작용한다. 하지만 지나치게 자주 고강도 운동을 하면 코티솔 분비를 만성적으로 증가시킬 수 있다. 코티솔은 부신 바깥쪽(피질)에서 분비되는 저장하기 모드 호르몬이다. 아드레날린과 코티솔은 모두 부신에서 분비되지만, 지방을 처리하는 기능은 서로 반대다. 즉, 아드레날린이 활성화되면 지방을 꺼내 쓰지만, 코티솔이 장기적으로 증가하면 지방이 저장된다. 코티솔에 대해서는 뒤에서 더 자세히 소개하도록 하겠다.

갑상선호르몬은 몸의 전체적인 대사를 올리는 역할을 하며, 뇌 시상하부에서 분비되는 갑상선자극호르몬(TSH)의 자극으로 갑상선에서 분비된다. 갑상선호르몬은 세포 내 에너지 생산 공장인 미토콘드리아의 숫자와 크기, 활동성을 증가시켜 우리 몸의 대사율을 높인다. 따라서 갑상선호르몬 분비가 줄어들면 대사율이 떨어져 살이 찐다. 세부적으로는 탄수화물 대사에 영향을 미쳐 장에서 포도당 흡수를 촉진하고, 세포가 포도당을 에너지로 사용하게 만들며, 간의 글리코겐을 분해해 혈당을 높인다. 단백질에는 주로 빼기 반응(이화작용)을 유도해 단백질을 분해시킨다. 지방에는 복합적으로 작용하여 간에서는 콜레스테롤, 인지질, 중성지방 등의 합성을 촉진하지만, 몸 전체적으로는 아드레날린의 작용을 증가시켜 중성지방을 분해하고 유리지방산을 늘린다.

또한 심장 근육에 대한 아드레날린의 작용을 높여 심박수와 한 번에 내뿜는 혈액의 양(심박출량)도 증가시킨다. 장에서 비타민 B12을 흡수하는 데 필요하고, 간에서 카로틴이 비타민 A로 전환되는 반응에도 관여한다. 신경계에 영향을 미쳐 사고력을 민첩하게 만들고, 말초신경 반응 시간을 단축시킨다. 정상적인 성장과 골격의 성숙, 월경주기의 유지와 임신에 필수적이며 젖분비에도 관여한다.

극단적으로 음식량을 줄이는 잘못된 다이어트를 했을 때 쉽게 정체기와 요요가 오는 이유가 바로 갑상선호르몬 때문이다. 다시 강조하면, 다이어트는 바르게 먹어 몸의 기능을 정상화하는 방법론이다. 따라서 갑상선호르몬이 원활하게 분비되기 위해서는 몸에 필요한 영양소와 에너지를 올바른 방식으로 충분히 먹어야 한다. 바르게 충분히 먹는 건, 많이 또 자주 먹는 것과는 다르다. 단식을 시작한 지 24시간이 지나면 갑상선호르몬이 천천히 감소하기 시작한다. 하지만 앞서 소개한 연구 결과에서 살펴보았듯이 단식으로 촉진되는 다른 호르몬들의 작용으로 인해 단식 48시간까지 전체적인 대사율이 증가된 상태가 유지된다.

요약하면, 짧은 시간의 단식은 꺼내 쓰기 모드 호르몬인 성장호르몬, IGF-1, 테스토스테론, 글루카곤, 아드레날린의 작용을 증가시켜 저장된 에너지원을 잘 꺼내 쓰게 만든다. 특히 앞서 살펴본 성장호르몬의 분비가 보통 때보다 몇 배 이상 큰 폭으로 증가한다. 성장호르몬은 저장된 지방을 꺼내 혈당을 유지하고 근육의 단백질은 합성시킨다. 한편, 단식 후 24시간부터 갑상선호르몬이 점차 감소한다. 하지만 여러 연구에 따르면 다른 꺼내 쓰기 모드 호르몬의 복합적인 작용으로 단식 48시간까지 몸 전체 대사율이 상승하고, 72시간까지 단식 이전과 비슷한 상태가 유지된다. 단식할 때 나타나는 이러한 호르몬 작용은 운동했을 때의 호르몬 작용과 거의 유사하다.

저장하기 모드 끝판왕 인슐린의 수치와 그 저항성을 낮춘다

앞서 체중 에스컬레이터를 올리는 건 인슐린과 인슐린 저항성 때문이라는 결론을 내렸다. 그리고 단식은 인슐린 수치와 저항성 모두를 낮추는 가장 효율적이고 지속적인 방법이다. 저인슐린 식이와 간헐적 단식의 최종 목적은 같다. 인슐린이 분비되는 '양'과 '빈도'를 줄이는 것이다. 간단히 생각해 '인슐린은 먹으면 증가하고, 안 먹으면 감소한다.' 특히 당질을 먹으면 혈당이 잘 올라가므로 인슐린이 많이, 또 급격히 분비된다. 그래서 당질을 줄이면 인슐린 수치가 안정된다. 여기에 일정 시간 동안 음식을 먹지 않는 짧은 단식을 주기적으로 하면 더 확실하게 인슐린 분비가 억제된다.

여러 연구에서 간헐적으로 단식을 했을 때 체내 인슐린 수치와 인슐린 저항성이 크게 개선되었다. 중요한 점은 단식이 아닌 영양소의 구성을 고려하지 않은 단순 저칼로리식을 하면 꺼내 쓰기 및 저장하기 모드의 호르몬이 교정되지 않았다는 점이다. 저칼로리 식이에서는 인슐린 수치와 인슐린 저항성의 개선 효과, 대사량을 올려 에너지원을 공급하기 위한 아드레날린의 증가나 지방은 쓰고 근육은 지키는 성장호르몬의 증가 반응이 나타나지 않았다. 따라서 길게 보면 먹는 양이나 칼로리가 느는 것보다 자주 먹는 것이 살을 빼는 데는 더 안 좋다.

24시간 이내의 짧은 단식으로도 혈당과 인슐린 농도가 많이 낮아지고, 이를 반복하면 인슐린 저항성이 낮아져 인슐린의 효율이 올라간다는 여러 연구 결과들이 있다. 이는 예전과 똑같은 음식을 먹어도 인슐린의 절대적인 분비량이 줄어 급하게 찐 살쯤은 금방 빠지고 살 자체가 잘 안 찌게 된다는 뜻이다. 살 빠지는 습관 스테이지에서 자세히 설명하겠지만, 다이어트는 같은 강도로 365일 내내 하는 게 아니라 짧은 시간 동안 집중하고 또 풀어주기를 주기적으로 반복해야 한다.

거창한 운동 없이도 몸의 구성을 개선한다

앞서 언급했지만, 단식했을 때 몸의 호르몬 작용들은 운동했을 때의 호르몬 작용과 거의 유사하다. 따라서 엄청난 운동을 하지 않아도 살이 빠지고 근육은 유지된다. 짧은 단식을 주기적으로 하면 먹는 양을 쉽게 조절할 수 있고, 동시에 계속 적게 먹는 것보다 건강을 유지하고 살 빼는 데 더 효과적이다.

계속 저에너지 식이를 하면 근육이 많이 빠진다. 하지만 간헐적으로 단식을 하면 성장호르몬의 작용으로 근육의 손실이 최소화된다. 또한 수분을 붙잡아 두는 인슐린의 작용이 감소해 불필요한 붓기가 제거된다. 섭취한 에너지(칼로리)가 동일해도 먹는 횟수를 줄여 안 먹는 시간을 늘리면 체지방이 더 많이 감소한다. 지방도 에너지를 저장하기 쉬운 지방에서 에너지를 꺼내 쓰기 쉬운 지방으로 바뀐다.

다이어트 정체기를 극복하게 한다

식단만으로 다이어트를 하면 체내 대사율이 조정되는 정도에 어느 정도 한계가 있기 때문에 금방 정체기가 올 수 있다. 정체기를 극복하려면 몸의 대사율을 올려야 한다. 앞서 살펴본 연구 결과에 따르면, 48시간 이내로 단식했을 때 체내 대사율이 올라간다. 따라서 간헐적 단식은 다이어트 정체기를 극복할 필살기가 된다. 짧은 단식을 반복하면 저장하기 모드 호르몬과 꺼내 쓰기 모드 호르몬들이 서로 균형을 찾아 제 기능을 하게 되어 몸 전체가 지방을 꺼내 쓰기 쉬운 몸으로 바뀐다.

식습관이 개선된다

꺼내 쓰기 모드 호르몬들이 지방을 에너지원으로 꺼내 쓸 때 생성되는 케톤체는 에너지원으로도 쓰이지만, 식욕을 억제하는 역할도 한다. 먹지 못하는 상황에서 계속 배고프면 힘드니까 환경에 적응한 결과다. 그래서 살이 빠질수록 식욕은 줄고 다이어트가 쉬워진다. 또한 미각이 깨어나 단식 후 먹는 즐거움은 커진다. 배고픔의 강도가 줄어들면서 음식을 선택할 때 점점 더 좋은 선택을 할 수 있게 된다. 틀에 박힌 식사 시간과 횟수에서 벗어나 몸의 리듬에 집중하면 실제로 음식을 먹어야 하는 진짜 배고픔과 심심함, 우울감 같은 심리적인 이유로 생긴 가짜 배고픔을 잘 구별하게 된다. 이런 감각에 적응되면 가짜 배고픔과 과도한 식탐으로 먹고 싶은 유혹에 빠지는 일이 줄어든다. 연구 결과, 격일 단식 2주 만에 허기짐과 식욕이 감소했다.

탄수화물 위주의 식사, 정확히는 당질이 많은 식사를 하면 저장하기 모드 호르몬인 인슐린이 활발히 작동해 포도당을 주 에너지원으로 사용한다. 그러면 혈당의 오르내림에 따라 식사하고 2~3시간 후에 다시 음식 생각이 난다. 하지만 단식으로 인슐린 수치가 낮아져 케톤체를 에너지로 쓰게 되면 혈당이 안정화되어 배고픔의 기복이 적어진다. 또한 바른 식사와 단식을 번갈아 주기적으로 하면 렙틴과 인슐린의 저항성이 완화되어 배고픔을 쉽게 조절할 수 있다. 우리 몸이 여기에 적응하면 혈당도 잘 유지되고, 허기짐도 약해져서 배도 덜 고프고, 살은 잘 빠지는 몸으로 바뀐다.

장을 '꺼내 쓰기 모드'로 만든다

몸은 지방의 저장과 사용을 세밀하게 조절한다. 뭐든지 과하면 몸이 제대로 돌아가지 않는다. 성장호르몬이 분비되어 꺼내어진 지방산(유리지방산)이 혈액 중에 과도하게 많아지면 지질이상증과 인슐린 저항성을 유발하는 문제를 일으킬 수 있다. 따라서 단식 중에 간은 균형을 맞추기 위해 공복유도지방인자(FIAF)를 분비시킨다. ANGPTL4라고도 불리는 공복유도지방인자(FIAF)는 지방을 지방산과 글리세롤로 쪼개 유리지방산을 만드는 지단백질 리파아제(LPL)를 억제한다.

성장호르몬과 IGF-1, FIAF가 서로 균형을 이룰 때, 즉 FIAF 농도가 충분히 높을 때 체지방이 효율적으로 연소된다. 그런데 단식으로 장내세균이 굶으면 간뿐만 아니라 장내세균도 FIAF을 만들어 몸속 호르몬 균형을 맞춘다. 원래 장내세균은 자기가 살아남기 위해 필요에 따라 FIAF를 만들어 장 환경을 조종한다. 장내세균을 굶기면 장내세균까지 FIAF를 만들어 몸이 지방을 원활히 태우게 만든다. 반면 장내세균은 식사를 하면, 특히 고당질의 음식일 때 FIAF 생성을 억제해 종합적으로 몸이 지방을 저장하게 만든다.

몸을 청소해 건강해지는 단식

밖에서 돈 버는 일에만 집중하면 집 안을 청소할 시간이 없다. 몸도 마찬가지다. 먹은 음식을 소화해 에너지를 버는 일만 과하게 하면 몸 안을 청소할 수 없다. 우리가 돈을 벌기 위해 일을 하듯이, 몸은 에너지를 벌기 위해 '대사'라는 일을 한다. 위장관은 입에서부터 항문까지 외부와 통하기 때문에 의학적으로 몸의 바깥이다. 따라서 소화는 밖에서 에너지를 버는 일이다. 수입원이 끊기면 중요하지 않은 물건은 중고마켓에 팔고 쓸 만한 물건은 고쳐 쓰듯이, 에너지와 영양 공급이 중단되면 우리 몸도 낡고 고장난 단백질과 세포소기관은 분해해 에너지로 바꾸고 고칠 수 있는 것은 수리한다. 이것이 자가포식(autophagy)의 원리다.

자가포식의 메커니즘은 2016년 노벨 생리의학상을 수상한 오스미 요시노리 교수가 밝혀냈다. 몸은 평상시에도 자가포식으로 손상된 단백질과 고장난 세포소기관들을 분해하고 일부는 재활용한다. 특히 스트레스 상황에서 더욱 활성화되는데, 단식으로 에너지와 영양이 들어오지 않는 것도 몸에는 일종의 스트레스로 작용해 자가포식이 활발해진다. 쓰레기가 가득한 집에서는 제대로 할 수 있는 일이 없듯이, 변형되어 오작동하는 단백질과 소기관들이 쌓여 있으면 몸의 항상성이 무너져 만성질환을 일으키고 암으로 진행될 수 있다. 따라서 자가포식이 주기적으로 적절하게 활성화되는 것은 건강에 매우 중요하다.

월급이 들어와 돈이 생기면 필요했던 새 물건을 장만하듯이, 짧은 단식 후 바른 식사로 에너지가 들어오면 우리 몸은 다시 새로운 구조물을 만들고 재생시킨다. 새로 만들어진 세포들은 이전보다 대사가 활발하고 제대로 기능한다. 헌 집은 주고 새집을 받는 셈이다. 그래서 몸이 바르게 작동하려면 주기적으로 활발하게 자가포식 작용이 일어나야 한다. 자가포식을 강하게 작동시키는 상태는 크게 2가지인데, 하나는 단식이고, 나머지는 일시적인 단백질 제한이다. 단백질이 부족해지면 몸은 어떻게든 쓸 만한 단백질을 재활용하려 하고, 그 과정에서 고장나서 몸에 독으로 작용하는 단백질을 분해한다. 최근에는 다이어트뿐만 아니라 다양한 질병의 치료에 자가포식을 사용하고 있다.

장이 건강해진다

망가진 기계를 고칠 때 먼저 멈춰 놓고 수리를 하듯, 고장난 장을 제대로 작동하게 만들기 위해서는 단식으로 소화 작용을 최소화하고 회복시켜야 한다. 소화기관을 통해 유입된 독소가 전신에 문제를 일으키는 증후군이 바로 '장누수증후군'인데, 여러 원인에 의해 장 세포와 세포의 틈을 연결하는 틈이 벌어져 원래라면 흡수되지 않았을 물질들이 흡수되는 증상이다. 장이 튼튼해야 독소는 막고 영양소는 잘 흡수되어 몸의 시스템이 정상화된다. 단식은 소화로 지친 위장에 휴식을 주고, 잘못된 식사로 인해 증가한 나쁜 세균을 줄여 장내세균 생태계의 균형을 맞춘다. 바른 식사와 단식은 비만과 관련된 페르미쿠테스 문 세균은 줄이고 몸에 이롭거나 중립인 세균을 늘린다.

활력이 생기고 젊어진다

단식을 하면 '시트루인'이라고 불리는 장수 유전자가 활성화되어 노화가 억제된다. 이는 쓸 만큼 먹고 완전히 대사시키는 내용을 다루는 뒷부분에서 자세하게 설명하도록 하겠다. 실제 간헐적으로 단식하는 다이어트를 하는 경우, 살이 빠질 뿐만 아니라 에너지가 넘치고 여러 건강 지표들이 개선되어 신체 나이가 낮아지는 사례가 많다. 또한 에너지 대사에 관여하는 호르몬이 제대로 작동하고 균형이 맞춰져 에너지가 넘치고 기운이 난다. 솔크연구소의 12시간 간헐적 단식 연구 결과, 비만인 사람들의 전체적인 피로감과 수면 전 공복감이 완화되었고 살이 빠졌다.

뇌 기능이 올라간다

먹을 것이 들어오지 않으면 뇌는 살기 위해 몸을 경계 모드로 만들어 각성하고 민첩해진다. 단식은 뇌신경의 가소성을 높이고 신경세포 재생을 촉진하여 뇌의 성장과 발달을 하게 한다. 또한 성장호르몬의 작용으로 신경을 보호하고 신경조직들에 대한 산화적 스트레스(활성산소)를 줄여 뇌세포가 죽는 것을 막는다. 운동으로 근육에 적절한 스트레스를 주면 근육의 미토콘드리아가 증가하듯, 단식으로 뇌에 약간의 스트레스를 주면 뇌신경의 미토콘드리아가 증가되어 활발하게 에너지를 만들고 학습능력과 집중력이 올라간다.

또한 꺼내 쓰기 모드에서 지방이 분해되면 케톤체라는 에너지원이 만들어지는데, 뇌가 케톤을 에너지로 쓰면 여러 호르몬에 의해 혈당이 크게 높아지거나 낮아지지 않고 비슷하게 유지되어 당질이 높은 식사를 했을 때보다 좋은 컨디션이 비슷하게 유지된다. 식곤증도 나아진다. 밥 먹고 졸린 주된 이유 중에 하나는 앞서 설명했듯 당질로 인해 분비된 인슐린 때문이다. 인슐린의 작용으로 올라갔던 혈당치가 떨어질 때 약간의 피로와 졸음이 온다. 이 피로감과 졸음은 혈당 스파이크를 유발하는 음식일수록 심해진다. 따라서 단식을 하면 케톤체를 사용하는 비율이 올라가 뇌가 깨어있고, 활발히 작동한다.

병을 예방하고 건강을 회복시킨다

단식을 정기적으로 하면 오히려 건강에 좋다. 만성염증은 대사를 망가뜨리고 대사성질환을 거쳐 다양한 중증질환을 일으키는데, 단식을 하면 자가포식과 호르몬 반응으로 염증이 개선되고 손상된 조직의 회복속도가 빨라진다. 이와 관련해 8주 동안의 격일 단식이 대사질환을 예방하고 중성지방과 LDL 콜레스테롤 수치를 현저히 감소시켰다는 연구 결과가 있다. 단식으로 2형 당뇨, 감염 및 면역 질환, 간과 신장 질환, 위장 질환, 퇴행성 신경 질환, 종양 등이 억제되었다. 뿐만 아니라, 단식은 면역 기능도 정상화시킨다. 연구에 따르면 48~120시간 단식했을 때 독소에 대한 세포의 저항력이 강화되었고, 72시간 단식하면 줄기세포 수가 증가되어 면역 기능이 정상화되었다. 또 몸속에 침투한 세균이나 바이러스가 자가포식을 통해 제거되기도 하며, 염증 반응과 활성산소를 감소시켜 불필요한 면역 반응이 줄었다.

저장된 에너지를 꺼내 쓰는 메커니즘

기아 상태와 저칼로리식(혹은 소식), 48시간 이내의 짧은 단식은 서로 다르다. 기아 상태는 '모아놓은 자산(현금, 금, 부동산 등)이 없고 돈을 벌 일자리까지 없는 상태'에 비유할 수 있다. 반면 바른 식사를 하고 주기적으로 짧은 단식을 하는 것은 규모가 있는 프로젝트를 기분 좋게 마무리해 돈을 잘 벌고 나서 정해진 기간 동안 휴가를 갖는 데에 비유할 수 있다. 몸은 에너지를 버는 활동을 잠시 멈추면 그동안 못했던 분리수거나 대청소를 하고 쉰다.

2일 이내의 짧은 단식은 앞서 호르몬적으로 자세히 설명했지만, 병이 없는 사람이라면 충분히 해낼 수 있고 하는 것이 다이어트와 건강에 이롭다. 단번에 안 되면 차근차근 단계를 밟아가면 된다. 만약 질병 수준의 문제가 있다면 전문가의 상담을 받고 치료하는 것이 먼저다.

단식 모방 다이어트는 단식의 변형된 종류 중 하나로, 휴가지에서 간단한 업무만 처리하는 것에 빗댈 수 있다. 하지만 휴가에 애매하게 일거리를 가져가면 제대로 쉬지 못하고 휴가의 의미가 없어지듯 단식 모방 다이어트를 하며 너무 많이 먹으면 단식하는 의미가 사라진다. 저칼로리식이나 소식을 오랫동안 지속하는 건 파트타임으로 번 적은 월급으로 근근이 생계를 이어가는 것과 비슷하다. 언제 어떻게 될지 모르니 돈 쓰기(에너지 소비)를 사리게 된다.

간헐적 단식을 '에너지라는 돈을 버는 것을 잠시 멈추고 휴가를 가는 것'에 빗댔다. 그렇다면 몸은 저장해놓은 에너지 자산을 어떻게 꺼내 쓸까? 돈은 많이 벌어두면 자식에게 줄 수라도 있지만, 몸에 저장해놓은 에너지는 누군가에게 먹히지(?) 않는 이상 다른 사람에게 줄 수 없다. 따라서 성장기가 지났을 때는 필요한 만큼의 에너지를 벌고 또 잘 쓰기도 하는 욜로(YOLO, You Only Live Once) 인생을 사는 게 가장 바람직하다. 저장하기 모드 호르몬 인슐린은 짠순이 모드를 켜고, 꺼내 쓰기 모드 호르몬은 플렉스 모드를 켠다.

몸이 저장해놓은 에너지 자산을 꺼내 쓰는 방식

식사를 하면 인슐린이 작용해 포도당을 세포 안으로 넣어 혈당을 낮춘다. 이때의 포도당은 음식이 소화되어 혈액으로 새로 들어온 포도당이거나 혈액에 원래 있던 포도당이며, 에너지로 사용되거나 남아돌면 저장된다. 2~3시간 정도가 지나 혈당이 낮아지면 먼저 글루카곤이 간의 글리코겐에서 포도당을 꺼내 혈당을 높인다. 그보다 시간이 더 지나 8~12시간 정도 지나면 글루카곤 이외의 꺼내 쓰기 모드 호르몬들까지 적극적으로 활동해 그때야 지방을 더 많이 꺼내 쓰기 시작한다.

앞서 포도당을 달러 같은 에너지 대사의 기축통화라고 비유했다. 포도당을 바로 쓸 수 있는 현금에 빗대면, 글리코겐은 은행에 저축된 현금이라 볼 수 있다. 현금으로 거래하듯이 몸도 에너지 대사의 기본 물질로 포도당을 사용한다. 우리가 음식을 먹지 않으면 몸은 가장 먼저 손에 들고 있는 에너지원인 포도당 현금부터 쓴다. 그다음은 글루카곤이 작용해 간 은행에 저축된 포도당 현금을 인출해서 혈당을 올리는 데 쓴다. 근육 은행에 저축된 글리코겐은 근육에만 쓸 수 있고 혈당을 올리는 데에는 사용하지 못한다.

한편 지방은 금이다. 체지방 금고에 지방 골드바로 차곡차곡 쌓아두었다. 지방 골드바 하나의 에너지 가치는 상당한 양의 포도당 현금의 에너지 가치와 동일하므로, 만약을 대비해 넣어두기 딱 좋다. 간 은행에 저축해둔 글리코겐에서 포도당 현금을 거의 다 꺼내 쓰면, 꺼내 쓰기 모드 호르몬들이 체지방 금고에서 지방 골드바를 해체하여 꺼낸다. 해체된 골드바(지방산, 글리세롤)는 약간의 비용을 들여 포도당 현금으로 바꾼다. 왜냐하면 포도당 현금이 기본적인 에너지 거래 수단이기 때문이다. 그런데 살다 보면 지방 금을 포도당 현금으로 바꿀 비용까지 거의 바닥날 때도 있다. 이럴 때는 어떻게 될까?

그러면 해체된 금으로 간 은행에서 케톤체 금화를 만든다. 태아 시절 케톤체 금화를 에너지 대사할 때 쓰기도 했고, 지금도 포도당 현금이 매우 적을 때 여차하면 쓸 수 있다. 앞서 설명했듯이 케톤체 금화가 포도당 현금보다 어떤 면에서는 더 좋을 수도 있다. 하지만 웬만하면 금화를 잘 받아주지 않는다. 포도당 현금을 사용하는 게 더 일반적이기 때문이다. 포도당 현금이 적고 체지방 금을 포도당으로 현금화(당신생)할 비용(옥살산)까지 부족해지면 몸은 지방 골드바로 케톤체라는 금화를 만들어 에너지로 사용한다.

한편 단백질은 부동산 건물, 아미노산은 부동산을 만드는 건축 재료다. 건축 재료에는 콘크리트, 벽돌, 철근 같은 것들이 있고, 필요한 재료 중 어느 하나라도 모자라면 건물의 층고를 올리지 못한다. 어떤 재료가 모자라서 건물을 올리지 못하고 남은 아미노산 건축 재료들은 다시 여러 과정을 거쳐 포도당 현금이나 케톤체 금화로 바뀌고, 더 많으면 글리코겐 은행 잔고나 지방 금으로 저장된다. 어차피 건축 재료가 부족해서 건물 짓는 데 못 쓰기 때문이다. 바로 이런 점 때문에 한 가지 아미노산만 과도하게 먹으면 몸에 좋지 않다.

아직도 '간헐적 단식이 체중 감량뿐만 아니라 건강에도 좋은지' 의문인 당신을 설득해 보겠다. 앞서 설명했지만, 성장기가 지나면 몸은 쓸 만큼의 에너지를 벌고 또 쓰는 율로 인생을 사는 것이 건강에 좋다. 살을 빼려고 하는 당신은 아마도 상당한 에너지 자산가일 것이다. 그런데 에너지원 월급을 더 벌겠다고 단식이라는 휴가도 없이 소화하는 일을 계속하는 것이 의미가 있겠는가? 그렇게 스크루지처럼 에너지를 모아만 두면 뭐 하겠는가? 어차피 물려주지도, 죽을 때 가져가지도 못한다. 원래 쓰려고 비축해 두었으니 이제는 좀 꺼내 쓰자. 당신이 상당한 자산가일수록 휴가를 며칠 연속으로 다녀오는 편이 회복에 좋을 것이다.

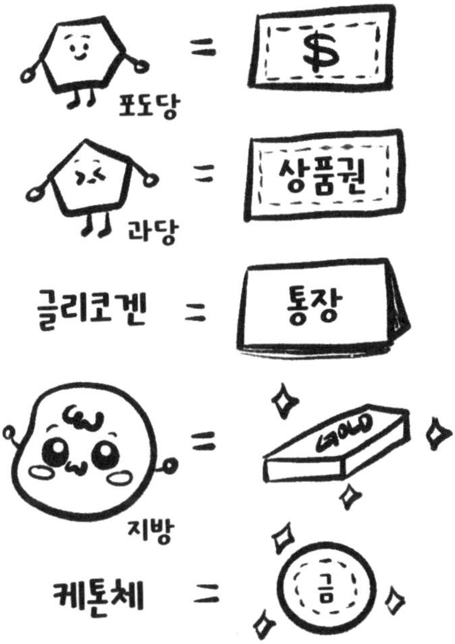

근손실 나는 거 아니냐고? 당신은 자산가다. 다양한 방식으로 에너지를 벌어서 탄수화물 현금과 지방 금을 잔뜩 모았

다. 그런데 단백질은 부동산이다. 현금화(당신생)하기 더 쉬운 간 글리코겐 통장 잔고와 골드바 지방이 멀쩡히 있고, 여차하면 케톤체라는 금화도 있는데 굳이 단백질 부동산을 먼저 처리하지는 않는다. 부동산을 처분하는 것이 그냥 현금을 쓰는 것보다 훨씬 어렵듯이 단백질은 처리할 과정들이 다른 에너지원보다 복잡하고 많아서 웬만해서는 단백질 건물을 부수지 않는다. 만약 에너지로 사용되는 경우가 있다면 그건 망가진 단백질이거나 아미노산 건축 재료들이 짝이 맞지 않아 못 쓰는 경우다. 성장호르몬의 존재는 이런 단백질을 아끼려는 몸의 경향성을 뒷받침할 근거가 된다.

우리가 언제부터 삼시 세끼 먹었다고

인류는 원래 간헐적으로 잘 먹었고 또 간헐적으로 잘 못 먹었다. 항상 적게 먹는 방식도 인류에게 익숙한 방식이 아니다. 간편 식품이나 냉장고가 없었던 원시인들은 하루 종일 배가 비어있는 상태에서 사냥과 채집을 했을 것이다. 해 질 무렵 그날의 수확물을 먹었을 것이다. 그나마도 먹을 것을 하나도 구하지 못한 날이 있었을 것이고, 가끔 운 좋게 포식하는 날도 있었을 것이다. 따라서 우리 몸은 간헐적 단식에 최적화되어 좀 굶어도 잘 살아남게 진화했을 것이다.

사실 우리가 삼시 세끼를 먹기 시작한 건 200여 년 정도밖에 안 됐다. 18세기 말 산업혁명 때 공장에서 높은 강도로 장시간 근무를 하다 보니 살려고 세끼를 먹기 시작했던 것이다. 결국 노동력을 쥐어짜내기 위해 만들어진 식습관일 뿐이다. 그 이전에는 두 끼나 한 끼를 먹는 것이 일반적이었다. 서카디언 리듬 부분에서 자세하게 다루겠지만, 아침은 먹기 위한 시간이 아니라 활동을 시작하는 시간이다. 성장기도 아닌데 삼시 세끼를 먹는 것은 몸에 꼭 필요하지 않으며 단지 오랜 학습의 결과일 뿐이다.

결론은 이렇다. 잘 먹을 때도 있고 안 먹는 때도 있다. 맛있게 먹는 시간이 있는 만큼 위장을 비우고 먹지 않는 시간도 필요하다. 몸을 정상화하는 가장 좋고 간단한 방법은 안 먹는 거다. 단식은 살을 잘 빠지게 하고 건강한 몸으로 만든다.

몸의 헬스 포인트(HP)를 회복하는 법

여기까지 읽은 당신은 살 빼는 핵심 원리 2가지를 명확히 알게 되었다. 이것만 알아도 80%는 끝났다. 살 빠지는 원리에도 본질이 있고 디테일이 있다. '저장하기 모드 끄기'와 '꺼내 쓰기 모드 켜기' 이 2가지만으로도 체중 에스컬레이터를 내려가게 해 건강하게 살을 뺄 수 있다. 체중 감량의 본질은 이미 다뤘다. 하지만 더욱 탁월한 결과는 디테일에서 온다. 이후부터는 디테일을 높이는 방법들에 대해 다룰 것이다. 이 방법들까지 챙기면 더 건강하고 효율적으로 살을 뺄 수 있다.

먼저 질문을 하나 하겠다. 여러분들에게 있어 회사를 그만두고 싶게 하는 혹은 연인과의 이별을 결심하게 만드는 가장 큰 이유는 무엇인가? 여러 이유가 있겠지만, 근본적으로는 싫어하는 일을 계속하게 되면 그만두고 싶다는 생각이 들게 된다. 관계를 유지할 때 좋아하는 걸 하는 것보다 더 중요한 건, 싫어하는 것을 안 하는 것이다. 나의 몸과 좋은 관계를 유지하는 것도 똑같다. 몸이 싫어하는 일을 최대한 하지 않고 좋아하는 일을 충분히 해주면, 몸은 좋은 컨디션과 우월한 신체로 우리에게 보답한다.

당신은 몸을 경영하는 CEO다. 최대한 몸이 일을 잘하게 하면서 우호적인 관계를 맺고 싶다면 싫어하는 것을 최대한 줄이는 게 가장 중요하다. 그러면 몸은 무엇을 싫어하는가? 쉽게 말해, 히트 포인트(HP, Hit Point)를 닳게 만드는 것을 싫어한다. 히트 포인트는 보통 게임에서 적의 공격이나 데미지를 버티는 능력치를 말한다. 이 HP를 헬스 포인트(Health Point)나 하트 포인트(Heart Point), 라이프 포인트(Life Point)로도 부른다. 우리 책에서는 이 HP를 Health Point로 읽도록 하겠다. 우리 몸은 Health Point(HP)를 닳게 하는 것을 싫어한다. 그렇다면 무엇이 우리 몸의 HP를 닳게 할까?

바로 신체적, 정신적인 스트레스가 우리 몸의 HP를 닳게 한다. 장기적으로 신체적이거나 정신적인 스트레스를 받으면 코티솔이 분비되어 스트레스에 대처하도록 몸을 바꾸는데, 안타깝게도 다이어트와 건강에 좋지 않게 바꾼다. 정신적인 스트레스에 대해서는 살 빠지는 마음 스테이지에서 설명하도록 하고, 신체적인 스트레스에는 어떤 것들이 있는지 알아보자.

누군가 우리에게 일을 시킨다고 가정해보자. 나와 안 맞는 일, 안 하던 일을 시킨다거나, 업무를 과도하게 주거나, 컨디션에 상관없이 일을 해야 할 때 우리는 신체적으로 스트레스를 받을 것이다. 몸도 정확히 똑같다. 몸에 잘 맞지 않거나, 처리해 보지 않은 물질을 소화하거나 해독해야 할 때, 과하게 먹거나 과하게 운동했을 때, 몸의 대사 리듬에 맞지 않게 생활했을 때 신체적으로 스트레스를 받는다. 따라서 몸과 사이좋게 지내고 제대로 아껴주려면, 다음을 지켜주면 된다.

1. 안 맞는 일, 안 하던 일을 시키지 않는다.
   즉, 독을 먹지 않는다.
2. 과도하게 일을 시키지 않는다.
   적당히 먹고, 적당히 운동한다.
3. 효율이 좋을 때 일을 시킨다. 몸의 리듬에 맞게 생활한다.
4. 싫어하는 일을 시키기 전에 먼저 좋아하는 걸 해준다.

신체적 스트레스를 주어 HP를 깎는 '물질'이 독이다. 주로 인간의 몸에 잘 맞지 않는 물질이거나 이제껏 몸이 처리해 본 적 없던 물질이 독이 된다. 몸이 싫어하는 일을 계속하거나 독과 접촉하면 코티솔, 염증, 활성산소의 작용이 복합적으로 일어나 몸의 HP가 떨어지고 오작동하게 된다. 알고리즘으로 간단히 표현하면 다음과 같다.

스트레스(독) → 만성염증
→ 코티솔 → 활성산소 → 염증
→ 활성산소 → 염증
→ 몸의 기능이 고장남 (HP 감소) → 비만 & 질병

그렇다면 독으로 작용하는 물질은 무엇이 있을까? 먹는 것 말고 다른 방식으로도 독이 몸에 들어올 수 있지만, 이 책에서는 음식 위주로 다루겠다. 가공식품 및 첨가물, 질이 나쁘거나 몸에 맞지 않는 음식, 내분비 교란 물질 등이 독이 된다.

앞서 저장하기 모드를 끄고 꺼내 쓰기 모드를 켜는 것을 살 빼기의 기본 원리라고 했다. 이것도 싫어하는 일을 하지 않는 것과 같은 맥락이다. 즉, 체중 감량에 초점을 맞췄을 때 몸이 가장 싫어하는 일이 인슐린 수치가 높은 것과 저항성이 생긴 것이고, 그걸 타파할 가장 쉽고 효율적인 방법이 간헐적 단식이다. 안 먹으면 나쁜 걸 먹을 수도 없기 때문이다. 앞서 설명한 인슐린을 과도하게 자극하는 음식도 일종의 독이고, 쉬지 않고 자주 먹는 것도 몸을 과하게 일하게 하는 몸의 스트레스다. 좀 더 체중 감량에 초점을 맞추어 더 중요하게 다룬 것일 뿐, 큰 틀에서 보면 맥락이 같다.

HP가 깎이는 이야기를 계속했는데, HP를 회복하는 방법도 있을까? 물론 있다. 잘 먹고 잘 쉬는 것이다. 이때 잘 먹는 것은 올바른 방법으로 저인슐린 식이를 하는 것이고, 잘 쉬는 것은 간헐적으로 단식하는 것이다. HP를 회복하게 하는 마법 물약 같은 것도 있을까? 이것도 있다. 몸의 기능을 올려 HP를 상승시키는 마법 포션에 대한 내용은 '약 주고 병 주기'에서 다루도록 하겠다.

독으로 인해 우리 몸의 HP가 닳는 과정

몸이 싫어하는 일을 계속하면 스트레스 호르몬이 나온다. 바로 저장하기 모드 호르몬인 코티솔이다. 앞서 저장하기 모드 호르몬으로 인슐린, 코티솔, 에스트로겐이 있다고 했다. 인슐린은 살 빼는 데 가장 중요해서 먼저 자세히 설명했고, HP 개념을 설명하며 저장하기 모드의 나머지 호르몬들에 대해 다루겠다.

근육은 줄이고 지방은 찌우는 코티솔

코티솔은 단백질은 녹이고 지방은 저장하며 인슐린 저항성을 유도해 몸을 고장낸다. 코티솔은 부신 바깥쪽(피질)에서 분비되어 장기적인 스트레스 상황에 대처할 수 있게 몸을 준비시키는 호르몬이다. 앞서 소개한 아드레날린은 부신 안쪽에서 분비되는 꺼내 쓰기 모드 호르몬이었는데, 부신 바깥쪽에서 분비되는 코티솔은 반대로 저장하기 모드에 관여한다. 살을 빼려고 하는 우리에게는 인슐린과 더불어 참 답이 없는 호르몬이다. 어떤 면에서는 더 안 좋다. 근육은 소실시키고 복부 지방은 축적시키며 인슐린 저항성까지 만든다. 코티솔은 몸의 여러 조직에 작용해 스트레스에 저항할 에너지를 준비시킨다.

먼저 코티솔은 혈당을 올린다. 근육에서 단백질을 분해해 아미노산으로 만든다. 한편 간에서는, 분해된 아미노산을 비롯한 여러 재료로 포도당을 만드는 반응을 촉진시킨다. 이렇게 만들어진 포도당(혈당)은 필요한 조직에 바로 공급되거나 간에 글리코겐으로 저장된다. 코티솔은 기본적으로 지방조직에서 지방산과 글리세롤을 꺼내지만, 이런 작용은 혈액 중에 포도당이 많이 부족한 상황에서만 제한적으로 작동한다. 따라서 다양한 방법으로 혈당을 올리는 코티솔의 특성 때문에 지방이 분해되는 일은 드물고 오히려 체지방이 쌓인다. 주로 간과 복부 등 몸통 부위에 지방이 축적되고 팔다리 근육은 빠져 거미 같은 몸(중심성 비만)이 된다.

꺼내어진 지방산은 다른 조직에서 에너지원으로 쓰이고, 글리세롤은 간에서 포도당으로 변환된다. 동시에 코티솔은 지방조직 내에서 지방산이 다시 활용되지 못하도록 막아 지방산을 최대한 많이 꺼낸다. 꺼내어진 지방산이 많으면 인슐린 저항성이 생긴다. 한편 코티솔은 비타민 D의 작용을 방해하는데, 위장관에서의 칼슘 흡수를 억제하고, 칼슘이 뼈에 들어가는 것을 억제한다. 또한 혈압을 상승시키는 호르몬의 작용을 높여 혈압을 올리고, 중추신경에 작용해 흥분하기 쉽게 만든다. 면역 반응은 억제해 온 에너지를 스트레스 상황에 대응하는 데에 집중시키고 갑상선자극호르몬(TSH)의 분비를 저하시킨다.

정리하면, 코티솔은 혈당을 높이고 글리코겐을 비축하며 포도당이 충분한 경우 지방을 저장시킨다. 또한 코티솔 작용이 지속되면 뼈와 근육이 약해지며 인슐린 저항성이 생기는 등 내분비 시스템이 망가지고 면역 시스템이 고장나 몸의 균형이 깨진다. 따라서 체중 감량을 효율적으로 하기 위해서는 코티솔 분비를 줄이고 스트레스를 관리하는 것이 중요하다. 너무 애쓰지 말자. 이건 어설프게 위로의 말을 건네는 것이 아니다. 지나치게 노오력하면 스트레스 호르몬인 코티솔이 작동해 오히려 효율이 떨어진다. 쉬엄쉬엄하자. 그게 더 효율이 좋다. 적어도 몸에 대해서는 그렇다.

염증은 몸이 제대로 작동하지 못하게 방해한다

면역은 외부의 침입자들로부터 우리 몸을 보호하는 자연스러운 반응이며 항상성을 유지하기 위한 시스템 중 하나다. 이를 위해서는 남과 나를 구별해 적절하게 대처해야 한다. 먼저 적군인지 아군인지를 제대로 구별해서 우리 편을 공격하지 않아야 한다. 이를 자기관용이라고 한다. 자기관용에 오류가 생기면 만성염증이나 자가면역질환이 생긴다. 또한 적절히 대응해야 한다. 빈대를 잡을 때는 벌레 약만 살짝 치면 된다. 빈대 한 마리 잡자고 초가삼간 다 태울 필요는 없다. 적절한 반응을 하지 못할 때 알레르기가 생긴다.

급성 염증이 외부 물질로부터 우리 몸을 지키는 기전이라면, 만성 염증은 손상된 우리 몸의 구조물을 외부 물질로 착각해 공격하는 반응이다. 이 과정에서 정상 세포까지 손상되어 노화되거나 종양 세포로 변형된다. 혈관을 타고 염증 반응을 시작하라는 신호, 즉 염증성 사이토카인이 퍼져 몸 전체에 위험 신호를 보낸다. 화재 경보가 수시로 울리는 어수선한 회사에서 편안히 자기 업무를 할 수 없듯이, 만성적으로 염증 반응이 일어나는 몸에서 장기들은 자기 역할을 제대로 해낼 수 없다.

염증의 원인은 크게 ①외부 손상, 화상 및 동상, 방사선 등의 기계적 상해 ②바이러스, 세균, 곰팡이 등의 외부 감염 ③독과의 접촉 ④알레르기나 자가면역 반응 ⑤고혈압, 비만, 동맥경화 등의 대사성질환이 있다. 다양한 연구에서 우리나라 사망 원인의 약 절반을 차지하는 심혈관계 질환, 당뇨, 암의 중심에 염증이 관여한다는 사실을 밝혔다. 손상된 몸을 이전으로 되돌리기 위한 반응이 급성 염증이고, 급성 염증의 원인이 완벽히 해결되지 않아 만성화되거나 면역 시스템에 균형이 깨지면 만성 염증이 된다. 만성이냐 아니냐의 시간 기준은 일주일이다. ①, ②번은 일반적인 급성 염증 반응, ③~⑤번은 만성 염증 반응에 가깝다.

이어서 살펴볼 활성산소가 세포를 손상시켜 염증을 만들고, 염증은 내부 물질을 변형시켜 침입자로 착각하게 만들어 몸은 이를 없애기 위해 다시 활성산소를 만든다. 이렇게 염증과 산화적 스트레스는 서로 주거니 받거니 하면서 몸을 망가뜨린다. 손상된 세포뿐만 아니라 제대로 소화되지 못한 음식물까지 공격 대상으로 삼기에 염증이 생긴다. 이 반응이 ③번, 독과의 접촉 상황에 해당한다. 이렇게 염증을 유발하는 물질에 무엇이 있는지는 뒤에서 설명하겠다.

⑤번처럼 만성 염증을 일으키는 데 주요한 역할을 하는 것이 노화와 높은 혈압, 꺼내어진 에너지원이다. 혈액이 너무 세게 흐르거나 혈액 내에 에너지원이 너무 많이 떠돌아다니면 혈관 가장 안쪽에 있는 내피세포에 상처가 난다. 이 상태가 지속되면 혈관이 계속 다친다. 또한 살이 찌면 지방에서 염증 반응을 시작하라는 TNF-α나 인터류킨-6 같은 나쁜 아디포사이토카인이 늘어나고 염증을 막는 아디포넥틴의 분비는 줄어든다. 이런 특징은 내장지방에서 특히 두드러진다. 내장지방이 만성 염증을 일으킨다는 뜻이다.

스트레스를 받으면 염증을 만들라는 신호가 늘어나고, 동시에 앞서 설명한 스트레스 호르몬 코티솔이 분비되어 염증을 억제한다. 이 상태가 지속되면 염증 반응도, 코티솔도 과다해져 몸이 망가진다. 앞서 어떤 상태가 지속되면 저항성이 생겨 오히려 기능이 잘 작동하지 않는다고 설명했다. 마찬가지로 코티솔도 계속 분비되면 스트레스에 적절히 대처하는 기능은 떨어지고 중심성 비만이 되는 속도만 빨라진다. 스트레스를 받으면 단짠이 당기는 이유도 혈당과 혈압을 올려야 할 코티솔이 오히려 제 역할을 제대로 못했기 때문이다. 이렇게 계속 코티솔이 과다하게 분비되면 활성산소도 증가해 죽거나 다치는 세포들이 늘어난다.

④번의 알레르기는 히스타민이라는 물질을 과다하게 만들어 염증을 유도하고 몸의 기능을 떨어뜨린다. 알레르기는 간단하게 설명하면 우리 편이 아니라는 꼬리표인 '항체'를 너무 많이 만드는 상태다. 알레르기가 많은 사람은 항체 자체가 일반 사람보다 많아서 다른 알레르기까지 많을 가능성이 높다. 자가면역 반응도 원래는 공격하지 않아야 하는 우리 편에 항체 꼬리표를 붙여 공격하는 반응으로 만성적으로 염증을 일으킨다. 이런 반응을 줄이려면 항체 꼬리표를 너무 많이 만드는 몸의 환경부터 다시 세팅해야 한다.

요약하면, 염증은 몸이 제대로 작동하지 못하게 방해한다. 염증 자체가 나쁘지는 않지만 오래 지속되면 우리 몸이 고장 난다. 실제로 다양한 만성질환을 일으키는 근본 원인으로 밝혀졌고, 최근에는 비만 또한 염증성 질환으로 분류하기도 한다. 내장지방은 염증성 물질을 계속 분비하고, 만성적인 염증이 다시 비만을 유도하여 쉽게 살찌게 만든다. 이렇듯 신호 전달 시스템과 활성산소, 염증은 서로 유기적으로 연결되어 있다. 그렇기 때문에 몸의 시스템 하나가 무너지면 도미노처럼 다른 시스템까지 망가진다.

한편, 염증 신호가 뇌에 작용하면 판단력이 떨어지고 성능이 저하된다. 말 그대로 지능이 저품질이 된다. 앞서 설명했듯 '나'와 '내가 아닌' 것을 구별해 적절히 대처하는 반응이 면역이다. 오답률이 높은 음식은 최대한 주지 말자. 그게 개인적인 것이든, 집단적인 것이든. 문제를 풀 때 계속 틀리다 보면 문제를 낸 사람이 잘못한 게 아닌가 싶을 때가 있다. 몸도 그런 정신승리 과정을 거치기도 한다. 정상 세포에 유전자 편집효소를 만들어서 유전자에 변이를 일으켜 정상 세포를 조작한다. 이런 세포들이 쌓이면 종양이 된다. 학창 시절 우리도 오답률이 높은 문제를 풀 때 스트레스를 받았다. 그런 문제는 맞아도, 틀려도 스트레스다. 몸에게도 그런 문제는 최대한 적게 주자. 그래야 스트레스와 염증이 줄어든다. 특히 몸 상태가 좋지 않아 HP가 낮은 상태일 때 오답률이 높은 문제를 주면 더 많이 틀리고 몸 상태는 더 빨리 나빠진다.

몸이 급하게 일 처리를 하면 급속도로 망가진다

활성산소는 다른 물질과 반응하기 쉬운 산소가 포함된 찌꺼기 물질을 말하며, 에너지 대사 과정에서 생긴다. 정상적인 대사를 거쳐도 생성되는 물질이기 때문에, 우리 몸은 이 찌꺼기를 처리하는 항산화 시스템을 가지고 있다. 활성산소가 생성되는 시스템과 이를 정화하는 항산화 시스템이 서로 균형을 이룰 때 몸이 잘 작동한다. 하지만 한꺼번에 많은 일을 처리하게 되어 찌꺼기를 제대로 처리하지 못한 상태가 지속되면 반응성이 높은 산소로 인해 세포가 손상되어 기능이 떨어진다. 이렇게 산소로 인해 생긴 스트레스를 산화적 스트레스라고 한다. 활성산소는 크게 다음과 같은 5가지 상황에서 생성된다.

1. 세포 안의 에너지 생산 공장인 미토콘드리아에서 정상적인 대사 과정을 거칠 때
2. 혈당이나 꺼내어진 지방산이 많은 경우
3. 염증 처리 과정
4. 피나 산소의 공급이 원활하지 않은 경우
5. 자외선, 높은 열 등의 외부 자극

일반적인 대사 과정에서 발생하는 경우는 정상이므로 나머지 과정들을 살펴보도록 하자. 앞서 염증을 처리하는 과정에서 활성산소가 생긴다고 했다. 혈당이나 꺼내어진 지방산이 많은 경우, 그러니까 혈액 중에 에너지 물질이 과다한 경우 세포가 이 과다한 에너지원들을 처리하면서 정상보다 더 많은 활성산소를 만들기 때문에 문제가 된다. 활성산소와 접촉한 세포 구조물들의 모양이 바뀌게 되고, 원래 우리 몸에 있던 물질을 외부 물질로 착각해 면역 반응을 일으킨다. 그렇다, 만성 염증이 일어나는 것이다. 에너지가 과다한 상태는 체중 감량

측면에서도 좋지 않지만, 몸이 제대로 작동하게 만드는 데에도 좋지 않다. 앞서 설명했듯이 비정상적으로 커지거나 많아진 지방세포에서도 염증 신호나 활성산소 생성이 많아진다.

활성산소는 몸이 처리할 수 있는 수준으로 있으면 외부 물질을 공격해서 몸을 방어하는 도구가 된다. 하지만 과하면 문제가 된다. 산소 찌꺼기를 처리할 수 있는 충분한 시간을 줘야 한다. 몸에 혈액이 원활히 공급되지 않아 특정 조직에 산소가 부족해지게 되면, 결과적으로 그 부분이 손상된다. 손상된 조직은 활성산소 작용을 포함한 다양한 반응으로 인해 구조가 변형돼 그 기능을 잃어버린다. 자외선 또는 미세먼지 등을 접촉하거나 독을 먹게 되면 직접적으로 다른 물질과 반응하기 쉬운 물질이 만들어져 직접 세포를 공격하기도 한다.

따라서 몸을 정상적으로 작동시키려면 활성산소 생성을 줄이거나 항산화 시스템을 원활하게 잘 돌아가게 만들면 된다. 우리도 일 처리 속도가 빨라지면 실수가 더 많이 생기듯 몸도 대사 속도가 빨라지면 활성산소라는 쓰레기가 더 많이 만들어진다. 여러 동물을 비교해 보았을 때, 대사 속도가 빠를수록 심장이 빨리 뛰고 호흡도 가쁘며 음식을 먹는 속도와 횟수가 늘어난다. 이는 몸이 제대로 기능하는 것과도 관련 있지만 수명과도 긴밀하게 연관된다. 즉, 항산화 시스템이 잘 작동해야 살도 잘 빠지고 건강하게 살 수 있다.

입을 통해 들어오는 우리 몸의 독

피부에 닿거나 폐로 들이마시는 등의 방법으로도 독이 몸 안으로 들어올 수 있지만, 이 책에서는 먹는 것 위주로 다루겠다. 독은 다시 한번 말해, 처리해 본 적이 없거나 처리를 잘 못하거나 품질이 낮은 물질이다. 따라서 먹는 독으로는 크게 제노바이오틱스, 질이 나쁘거나 몸에 맞지 않는 3대 영양소, 그리고 내분비 교란 물질이 있다.

제노바이오틱스(xenobiotics)

제노바이오틱스는 생물체에서 발견되지만, 자연적으로는 그 생물체에서 만들어지지 않았거나 존재하지 않을 것으로 예상되는 외부 물질을 말한다. 따라서 우리 몸은 제노바이오틱스를 처리할 수 없거나 제대로 처리하기 어렵다. 보통 소화되지 않거나 해독 과정을 거쳐 버려진다. 비생체성분, 외래물질, 생체이물질이라고도 하며 넓은 의미로 비영양성분이라고도 한다. 제노바이오틱스는 일반적인 수준보다 고농도로 물질이 존재하는 경우도 포함하며, 자연에서 만들어진 물질도 다른 생물체에 들어가면 제노바이오틱스가 될 수 있다.

예를 들어, 식물에서 유래된 항생 성분은 우리 몸에서는 제노바이오틱스다. 식물이 포식자로부터 스스로를 방어하기 위해 만든 보호 물질을 사람에게 사용하기 때문이다. 또 하수처리시설 근처에 서식하는 물고기에서 사람의 호르몬이 발견된다든지, 반대로 바다 물고기에 축적된 오염물질이 사람에게 유입되는 것도 제노바이오틱스의 일종이다.

보통 좁은 의미의 제노바이오틱스는 자연에 존재하지 않고 만들어진 인공 화합물, 예를 들어 다이옥신이나 폴리염화바이페닐 같이 생체 시스템에 영향을 줄 수 있는 인공물을 말한다. 제노바이오틱스는 그리스어에 뿌리를 두고 있으며, 이물 또는 외계를 뜻하는 Xenos-와 생명을 의미하는 bios-, 물질을 일컫는 -tics가 합해진 단어다. 제노바이오틱스에는 의약품, 발암물질, 탄화수소 등을 포함한 환경오염물질, 식품첨가물 등이 포함된다.

외부 물질인 제노바이오틱스는 소화할 효소가 없어 몸에 흡수조차 안 된다. 흡수가 안 된 제노바이오틱스는 거의 대변으로 배설된다. 흡수된 제노바이오틱스는 대부분 해독을 담당하는 간이 1차적으로 처리한다. 간에 있는 시토크롬 P450, 산화, 환원 효소가 산화·환원 반응을 시키고, 물이랑 친해지게 만들거나 물을 더해 작은 물질로 부순다. 이후 이 변형된 제노바이오틱스에 글루타티온, 글루크론산 등이 작용하여 물과 더 친해지게 만드는 포합반응을 하여 독성을 최소화한 후에 소변과 대변(담즙) 등으로 버린다.

설명에서 계속 느끼겠지만, 제노바이오틱스 해독의 기본은 물이다. 따라서 본래부터 기름과 친한 지용성 물질은 상대적으로 독성을 나타내기 쉽다. 세포막이 기름과 친하기 때문에 세포막을 직접 통과해 독이 퍼지기도 쉽고, 물과 친하지 않아 해독 처리해 버리기는 더 어렵기 때문이다. 뒤에서 내분비교란 물질을 설명할 때 좀 더 자세히 다루겠다.

의약품도 제노바이오틱스의 일종이다

왜 의약품을 다루는 전문가가 있어야 하며, 처방을 내는 과정과 검토를 하는 과정 모두가 필요할까? 그 이유는 바로 약이 제노바이오틱스라서 제대로 사용하지 않으면 독으로 작용할 수 있기 때문이다. 바른 방법으로 적정 용량을 사용할 때 우리가 필요로 하는 약리적 효과를 얻을 수 있다. 아주 흔하게 쓰이는 해열진통제 아세트아미노펜조차도 잘못 사용하면 독이 된다. 따라서 전문가들의 지도하에 사용해야 한다.

그렇다면 의약품이 제노바이오틱스이기 때문에 무조건 먹

지 말아야 할까? 산불이 원래 자연적으로 나곤 한다 해도 우리가 산불을 그냥 가만히 내버려 두지 않듯이 급한 상황에는 인위적으로 개입해야 할 때도 있다. 몸도 그렇다. 긴급하거나 너무 심하게 불편할 때는 조심스럽게 약을 써야 한다. 적재적소에 사용한 약이 오히려 몸의 부담을 덜어주기도 한다. 약을 지나치게 많이 쓰는 것도 문제지만, 죽은 사람 살려놨더니 보따리는 어디 갔느냐고 묻기만 하는 것도 약에 실례다. 약을 지나치게 많이 쓰거나(남용), 이상하게 쓰지(오용) 않도록 제노바이오틱스인 약을 꼭 필요한 때 전문가의 권고에 따라 제대로 사용하자.

인공첨가물 및 가공식품 섭취 줄이기

앞서 제노바이오틱스가 좁게는 인공화합물을 뜻하는 말로 쓰인다고 했다. 이 정의에 가장 잘 어울리는 제노바이오틱스가 인공첨가물이다. 전 세계적으로 사용되는 첨가물은 1000여 종류가 넘으며 우리나라는 2019년부터 31가지의 용도로 분류하여 600여 종류의 첨가물을 관리하고 있다. 첨가물에는 감미료, 유화제, 발색 및 착색제, 탈색제, 보존제 등이 있다. 가공식품 대부분에는 이런 식품첨가물이 들어간다. 특히 유효기간이 길고 대량으로 만들어진 식품일수록 대체로 첨가물이 들어있을 경향성이 높다. 가공식품은 우리가 편리하게 음식을 먹을 수 있도록 도와주지만 제노바이오틱스를 먹는 양은 오히려 늘렸다.

첨가제를 무조건 나쁘다고는 말할 수 없지만, 우리 몸이 느끼기에는 말 그대로 '외계'의 물질인 제노바이오틱스의 일종이기 때문에 적게 먹는 것이 좋다. 무작정 안전하다고 착각해 많이 먹는 것보다는 낫다. 또 인공첨가제의 가장 큰 문제점은 한 가지 이상의 첨가제를 같이 먹었을 때의 안전성 연구가 부족하다는 점이다. 따라서 인공첨가제와 가공식품을 최대한 덜 먹는 것이 좋다. 안전하다는 기준으로 참고하면 좋은 수치는 미국식품의약국(FDA)의 섭취 제한량이다. 수치가 크면 클수록 상대적으로 안전하다고 볼 수 있다.

인공첨가제 중에서 다이어터가 특히 조심해야 할 것은 단맛을 내도록 만들어진 인공감미료다. 칼로리와 별개로 단맛이 느껴지면 인슐린이 분비될 수 있기 때문이다. 뭐든 몸을 헷갈리게 만들어서 좋을 건 별로 없다. 앞서 체중 에스컬레이터를 올리는 건 인슐린이라 했다. 따라서 칼로리만을 신경 써 제로칼로리라고 인공감미료를 물처럼 먹어서는 안 된다. 안전성이 보장된다 해도 인슐린이 분비되면 어차피 살이 찐다. 또 인공감미료는 설탕보다 몇백 배 달지만 뇌의 쾌감 중추에 설탕만큼 만족감을 주지 못한다. 그래서 결국 설탕이나 식욕을 당기게 만든다. 당 역시 독으로 작용할 수 있기 때문에 설탕을 많이 먹는 것도 좋은 건 아니다.

내분비 교란 물질이 마치 호르몬처럼 작동한다

내분비 교란 물질은 우리 몸에서 호르몬이 정상적으로 작동하는 것을 방해하는 외부 물질이다. 예전에는 흔히 환경호르몬이라고도 불렸으나, 잘못 이해될 가능성이 있어 현재는 내분비 교란 물질이라 부르도록 권장하고 있다. 내분비 교란 물질은 엄밀하게는 제노바이오틱스의 한 종류이지만, 주로 좁은 의미로 스테로이드 호르몬과 비슷한 구조를 가지고 있어 기름과 친하고 호르몬 균형을 깨뜨리는 물질을 뜻한다. "헷갈리게 하지 마!" 하고 말하는 몸의 목소리가 들리는 듯하다.

호르몬은 신경 시스템보다 느리지만 몸 전체에 작용해야 할 때 주로 사용되는 신호 전달 수단이다. 내분비 교란 물질은 이런 호르몬이 분비되고 기능하는 데 혼선을 일으킨다. 앞서 해독의 기본이 물과 친하게 만드는 것이라고 했다. 그렇기 때문에 기름과 친한 물질은 물과 친하지 않아 해독이 어렵고 독성이 남은 상태로 지방에 저장되기 쉽다. 배출이 잘 안 되기 때문에 지방조직에 쌓여 오랫동안 영향을 준다. 내분비 교란 물질의 영향은 낮은 농도로 긴 시간에 걸쳐 나타나기 때문에 명확하게 알고 대비하기 쉽지 않다.

대표적인 내분비 교란 물질로는 플라스틱을 포함한 산업용 물질, 다이옥신류, 호르몬 유사 물질, 농약류, 유기 중금속류 등이 있다. 현재 전 세계적으로 100여 가지의 물질이 내분비 교란 물질로 등록되어 있다. 내분비 교란 물질은 호르몬처럼 아주 적은 양으로도 호르몬과 비슷하게 작동하거나, 기능을 방해하거나 촉진해 호르몬 시스템에 혼란을 준다. 또한 수용체와 작용해 엉뚱한 반응을 일으킬 수 있다. 이로 인해 종양 세포가 자라거나 대사 기능이 고장날 수 있다. 내분비 시스템이 망가지면 살이 찌고 병에 걸린다. 따라서 다이어트뿐만 아니라 건강을 위해서도 내분비 교란 물질이 몸으로 들어오는 경로를 최대한 차단해야 한다.

품질이 좋은 지방을 먹어야 하는 이유

품질이 낮은 지방에서는 앞서 설명한 제노바이오틱스, 내분비 교란 물질이 많이 발견된다. 대부분의 육류와 어류는 몸집을 키우고 기름진 마블링 부위를 늘리기 위해 여러 물질을 먹으며 길러진다. 우리 몸에서 지방이 지나치게 늘어나면 나쁜 아디포사이토카인이 나와 염증과 산화스트레스가 생기듯 억지로 늘린 고기와 생선의 지방에서도 비슷하다. 이런 물질들이 사라지지 않고 음식으로 우리 몸에 들어와 호르몬 시스템에 영향을 준다. 특히 육류와 어류에 남은 에스트로겐이 남성을 여성화하고 여성의 성 발달과 기능에 오류가 생기게 하며 다양한 형태로 호르몬 작용을 망가뜨린다.

지방은 여성호르몬을 흉내 낸다

에스트로겐이 비정상적으로 작용하면 지방을 과도하게 저장하고, 간을 비롯한 다양한 장기의 기능이 나빠지게 만든다. 저장하기 모드의 마지막 호르몬은 에스트로겐이다. 에스트로겐은 여성을 여성답게 만드는 여성호르몬으로, 주로 난소에서 만들어져 분비되고 체지방과 부신에서도 생성된다. 남성은 부신과 정소에서 미량의 에스트로겐이 분비되며 주로 정자의 발달에 관여한다. 앞서 남녀 모두 부신에서 안드로겐이 만들어지며 아로마타아제 효소에 의해 에스트로겐으로 바뀔 수 있다. 단순화하면 에스트로겐은 지방, 테스토스테론은 근육과 관련이 깊다.

아로마타아제는 남성호르몬인 안드로겐을 여성호르몬인 에스트로겐으로 만드는 마지막 단계를 촉진시킨다. 아로마타아제의 활성은 나이, 비만도, 인슐린, 생식샘자극호르몬 그리고 알코올 섭취가 증가함에 따라 상승한다. 아로마타아제는 비만도가 증가함에 따라 활성이 커지기 때문에 체지방은 여성호르몬을 늘리는 효과를 낸다. 다만, 정상적으로 에스트로겐이 작동할 때는 좋은 지방 신호인 아디포넥틴의 효과로 몸에 긍정적으로 작용한다. 하지만 체지방이 과다해 여성호르몬의 효과가 비정상적으로 커지면 건강하지 않은 방식으로 작동한다.

성호르몬의 재료는 콜레스테롤이며, 콜레스테롤은 지방

(지질)의 한 종류다. 따라서 지방은 기본적으로 성호르몬과 닮은 특징이 있으며, 특히 체지방이 많아 비만도가 높을 때 아로마타아제에 의해 여성호르몬처럼 작용한다. 다르게 이야기하면 지방이 너무 적어도 성 기능이 제대로 작동하지 않는다. 적정한 정도로 지방이 있어야 몸이 바르게 기능한다.

에스트로겐은 여성호르몬으로 작용해 여성의 성 발달과 기능에 관여하고, 주로 더하기 반응(동화작용)을 하여 근육량과 골밀도를 유지하고 콜라겐을 만드는 반응을 강화하며, 힘줄과 인대를 튼튼하고 유연하게 만든다. 대사적으로는 저장하기 모드 호르몬으로 작용한다.

정상적으로 에스트로겐이 작용할 때는 주로 좋은 지방 시그널인 아디포넥틴이 작용하여 염증을 낮춘다. 또한 주로 여성호르몬이 분비되는 자궁 근처인 허벅지와 엉덩이, 호르몬 작용으로 발달하는 가슴에 지방을 축적하고 복부와 내장지방은 감소시킨다. 지방의 분포에는 차이가 있지만 큰 틀에서 보면 에스트로겐이 체지방률을 높인다고 보면 된다. 남녀 표준 체지방률 차이를 보면 에스트로겐이 주로 지방 선택적으로 저장한다고 볼 수 있다. 여성의 에스트로겐 효과는 남성보다 훨씬 크게 나타난다. 그 결과 표준 체지방률은 각각 남성은 약 10~20%, 여성은 약 18~28%이다.

또 축산업계에는 앞서 설명한 것처럼 에스트로겐을 공급해 약 30%가량 적은 칼로리로 가축을 살찌울 수 있는 사료효율 지표가 있다. 바로 이 점 때문에 질이 낮은 고기나 유제품을 먹으면 가축의 몸에 남아있던 여성호르몬의 작용으로 인해 살찌기 쉬워진다. 여성호르몬은 주로 지방을 저장하는 경향이 있고, 정상적으로 작동하는 상황이 아니면 원래 저장되는 부위가 아니라 복부와 내장지방 같은 염증성 지방으로 쌓인다. 결론적으로 정상적인 여성호르몬의 작용이 아니라 비정상적인 경로로 여성호르몬의 작용이 증가하면 저장하기 모드만 비정상적으로 작동해 살이 찐다.

지방은 그 자체가 나쁜 게 아니라 독에 오염되기 쉬운 특성 때문에 품질을 중요하게 확인해야 한다. 제노바이오틱스인 피임약을 먹거나 호르몬대체요법(HRT) 치료를 할 때, 몸 안에 내분비 교란 물질이 증가할 때, 질 나쁜 지방 부위에 축적된 호르몬을 같이 먹을 때 체중이 증가할 수 있다. 따라서 살을 빼고 싶다면 품질이 좋은 지방을 먹고 불필요한 독성 물질의 섭취를 최소화해야 한다.

당은 신체의 다양한 곳에 달라붙어 몸을 고장낸다

최종당화산물(AGEs, Advanced glycation end-products)은 당에 노출되어 변형된 단백질이나 지방(지질)을 말한다. 당이 달라붙어 독이 되었다는 뜻에서 당독소(glycotoxin)라고 부르기도 한다. 당뇨, 동맥경화, 알츠하이머 및 신장 질환과 같은 많은 질환과 관련이 있으며 노화를 일으키고 더욱 진행시킨다고 알려졌다. 당독소가 몸에 나쁘다는 사실이 처음 알려진 건 30년 전으로 비교적 최근이다. 당독소가 조금 있다고 문제가 생기지는 않지만, 몸에 계속 쌓여 양이 많아지면 대사를 오작동하게 만들어 대사질환을 일으킨다.

앞서 염증과 면역에 대해 설명할 때 우리 몸의 성분을 외부 물질로 착각하면 염증 반응이 일어난다고 했다. 당이 달라붙으면 모양이 달라져서 문제가 생긴다. 먼저 당이 붙어있으면 본래의 기능을 잘 못하게 된다. 없던 찌꺼기가 붙었기 때문이다. 거기에 모양이 달라졌기 때문에 몸이 외부 물질로 착각하고 공격해 염증이 생기기 더 쉬워진다. 이 2가지 이유는 다시 서로 나쁜 시너지를 낸다. 몸의 기능이 떨어지다 보니 몸 안에서 다른 노폐물이 더 많이 생기고 염증이 늘어나고, 염증이 늘어나다 보니 몸의 다른 기능들도 점차 저하된다. 이렇게 몸을 낡아지게 만들고 고장낸다.

당독소는 몸의 다양한 곳에 달라붙어 구조물들을 망가뜨린다. 콜라겐과 엘라스틴은 몸의 구조물의 핵심 성분이며 조직의 탄력성, 유연성, 신축성에 관여한다. 이런 구조물에 당이 붙으면 탄력과 스트레스 저항성이 떨어지고, 혈관이 망가지며 상처가 잘 낫지 않는다. 당뇨를 판단하는 중요한 지표인 당화혈색소도 당독소의 한 종류다. 당화혈색소 수치가 높아지면 산소를 운반하는 적혈구의 기능이 떨어진다. 일 못하는 적혈구가 늘어 저산소 상태가 되면 산화적 스트레스로 작용해 몸이 더 망가진다. 따라서 당화혈색소가 높아지면 먹어도 피곤하고 살찌기 쉽다.

당독소는 심지어 호르몬에도 달라붙어 대사를 방해하고 식욕조절까지 어렵게 만든다. 당독소가 쌓이면 꺼내 쓰기 모드와 저장하기 모드 호르몬들이 제대로 작동하지 않아 균형이 깨진다. 몸의 전체적인 대사 자체가 엉망으로 일어나기 때문에 살도 안 빠지고 건강도 나빠진다. 식욕은 앞서 설명했듯 렙틴과 그렐린, 인슐린 등이 관여하는데, 이 호르몬들에 당이 붙으면 포만감은 느끼지 못하게 되고 식욕이 당겨 많이 먹게 된다. 결국, 당독소가 많아지면 살 빼는 데 좋은 호르몬 기능은 떨어지고 나쁜 호르몬의 작용이 커진다.

또한 당독소는 염증 반응을 일으키고 알레르기를 유발한다. 당이 붙어 모양이 달라지기 때문에 몸이 외부 물질로 잘못 인식해 우리 몸의 성분을 공격하거나, 외부 물질을 지나치게 공격하게 된다. 거기에 위장까지 약해지게 만드는데 이렇게 소화력이 떨어지면 제대로 분해되지 않은 외부 물질을 강하게 공격해 알레르기도 더 많이 생긴다. 당은 이런 방식으로 수많은 단백질과 지방에 붙어 모양을 바꾸고 일을 제대로 못하게 만든다.

당독소는 크게 몸 밖에서 들어오는 경우와 몸 안에서 만들어지는 경우로 우리 몸에 쌓인다. 둘의 비율은 거의 비슷하다. 음식에 이미 고유의 당독소가 포함되어 있기도 하고 요리하는 과정에서 열이 가해지며 당독소가 많아지기도 한다. 당독소는 대사되면서 생기는 일종의 노폐물이다. 따라서 당독소는 몸속에 당이나 지방산 등의 에너지원이 너무 많을 때도 만들어진다. 다이어트 효율을 높이고 건강해지기 위해서는 당독소를 최대한 줄여야 한다.

놓치기 쉬운 점은 저탄고지 식이를 지나치게 오래하거나 운동을 너무 심하게 해도 당독소가 만들어진다는 것이다. 앞서 에너지원이 지나치게 많을 때 당독소가 생긴다고 했다. 그렇기 때문에 당독소는 몸에 당이 많아도 생기지만 지방질이 많아도 생긴다. 그래서 심하게 저탄고지 식이를 하면 처음에는 살이 잘 빠지다가 이내 정체기가 오게 되는 것이다. 또한 저탄고지 식이로 케톤체가 너무 많아지면 당독소를 만드는 메틸글리옥살이라는 물질이 만들어진다. 따라서 당질을 많이 먹어도, 지방을 많이 먹어도 당독소가 많아져 체중 감량 효율이 떨어지게 된다. 당독소의 원인이 되는 메틸글리옥살은 또한 과도한 무산소 운동을 할 때도 늘어난다. 무엇이든 적당해야 우리 몸에 무리가 가지 않는다는 것을 알 수 있다.

성장기가 지나면 적당히 먹고 에너지를 잘 사용하는 것이 몸에 이롭기 때문에 적절한 소식은 몸에 좋지만, 소식보다 더 중요한 건 독을 먹지 않는 것이다. 독을 먹으면 소식의 좋은 점을 무용지물로 만들 수 있다. 동물 실험에서 당독소가 있는 음식을 소식한 마우스의 수명은 당독소가 없는 음식을 마음껏 먹었던 마우스보다 짧았다. 적게 먹는 것보다 독을 먹지 않는 것이 더 중요함을 보여주는 연구 결과다.

너무 많은 당류는 몸을 지치게 만든다

앞서 인공감미료가 몸에 좋지 않다고 해서 대신 설탕을 먹을 수는 없다고 설명했다. 그도 그럴 것이 설탕 섭취량이 한 숟가락씩 늘면 일부 암이 생길 가능성이 약 1.7배씩 늘어난다고 연구되었지만, 인공감미료와는 뚜렷한 인과관계가 밝혀지지 않았다. 제노바이오틱스의 영향력을 정확하게 밝히기 쉽지 않은 것과 별개로, 설탕이 몸에 나쁜 건 확실하다는 뜻이다. 왜 그럴까? 설탕은 사탕수수에서 유래된 자연 성분 아닌가?

우선 인공 화합물은 무조건 나쁘고 자연에서 만들어진 화합물이 무조건 이롭다는 생각부터 잘못되었다. 자연계에서 가장 강력한 독은 자연에서 유래된 물질이 많다. 매우 극소량으로 생물을 죽일 수 있는 보툴리눔톡신(보톡스 성분)이나 파상풍 독소는 모두 자연에서 유래되었다. 거기다 가공하는 과정에서 좋은 물질은 줄고 몸에 부담을 주는 물질은 농축된다. 원재료인 사탕수수나 사탕무에서 몸에 좋은 비타민, 미네랄 등의 성분을 제거하고 정제하면 설탕이 된다.

설탕은 혈당을 급격히 올리고 인슐린을 많이 분비시킨다. 이런 일이 반복되면 이자는 과하게 일해 손상되고 인슐린 저항성이 생긴다. 인슐린 저항성이 생기면 인슐린이 자기 역할을 제대로 하지 못하기 때문에 또다시 이자에서 더 많은 인슐린이 분비되는 악순환에 빠지게 된다. 당질, 특히 당류를 많이 먹으면 혈관의 산화적 스트레스가 늘어나고, 암세포가 포도당을 주 에너지로 쓰기 때문에 암 발생 위험이 또한 커진다.

이런데도 왜 단것이 당길까? 단것이 좋은 건 개인만의 특성이 아니라 자연이 그렇게 만들었다. 단 음식을 먹으면 포도당이 뇌에 공급되는데 이때 세로토닌이 분비되어 스트레스가 조절되고 심리적으로 안정된다. 또 뇌의 보상 회로에서 도파민이 나와 일시적인 쾌감을 준다. 하지만 몸은 적응한다. 단것을 자주 먹으면 그 상황에 적응하기 위해 신경전달물질 수용체의 수를 줄여 쾌감을 덜 느끼게 만든다. 그래서 자극적인 음식을 자주 먹을수록 더 달고 자극적인 음식이 당기는 것이다.

거기에 가공된 당류는 자연 상태의 당류보다 중독성이 더 강하다. 설탕과 액상과당은 인공적으로 농축되어 중독성만 놓고 보면 마약인 헤로인보다 몇 배 강하다.

단것이 계속 당기는 또 다른 이유는 앞서 설명한 것처럼 인슐린과도 관련이 크다. 슈거 크래시(혈당 스파이크)가 생기면 오히려 인슐린이 급하게 일 처리를 하느라 세포에는 에너지가 제대로 공급되지 못하고 혈당이 반동성으로 급하게 떨어지기 때문에 다시 음식을 먹고 싶게 된다. 당류를 지나치게 먹으면 장내세균의 생태계 균형이 깨진다. 또한 당류를 소화하고 흡수하는 과정에서 몸에 필요한 영양소를 소모하고 면역에 나쁜 영향을 준다. 따라서 당류를 많이 먹으면 대사 능력이 떨어진다. 이런 부정적인 작용들 때문에 세계보건기구(WHO)는 하루 당류 섭취량을 25g 미만으로 제한하고 있다.

과일도 예외는 아니다

더욱 의외인 건 과일에 많아 과당으로 이름 붙여진 당도 몸에 부담을 줄 수 있다는 점이다. 과일은 몸에 좋으니까 많이 먹으면 좋지 않을까? 좋지 않다. 뭐든 적정량보다 많이 먹어서 좋을 건 없지만, 특히 살 뺄 때 과일을 많이 먹는 건 좋지 않다. 먼저 앞서 설명한 당독소가 만들어지는 것에 초점을 맞추면 단당류인 과당이 설탕보다 안 좋다. 과당은 설탕보다 달고 맛있지만, 설탕보다 당독소를 10배 이상 만든다. 어떤 학자는 동물을 살찌게 만든 태초의 당이 과당이라고까지 말한다. 자연적인 과당도 이렇기 때문에 당연히 액상과당은 말할 것도 없다.

과당은 특히 간에 부담을 줘서 몸 전체 대사를 떨어뜨린다. 대사의 기본 물질은 포도당이므로 과당이 몸에 흡수되면 간에서 포도당으로 바뀌는 과정이 먼저 일어난다. 안 그래도 몸의 대사 공장인 간은 하는 일이 많은데 일감을 더 얹어주는 셈이 된다. 그래서 과당을 먹으면 호르몬 시스템을 포함한 몸 전체 대사에 영향을 준다. 게다가 과당은 혈당을 직접 올리지 않아 포만감과 관련된 신호에 적게 작용해 배부르다는 느낌을 주기 쉽지 않다. 특히 주스 형태로 먹으면 흡수가 더 빠르기 때문에 액상과당 음료는 물론이고 생과일주스도 생각보다 그렇게 건강에 좋지는 않다.

과일식, 자연 식물식을 주장하는 사람들은 과일과 채소를 주식으로 먹는 것이 이롭다고 말한다. 물론 과일과 채소에는 식이섬유와 영양성분, 수분이 풍부하게 들어있어 적정량 먹으면 건강에 이롭다. 다만, 과일에는 과당이 많다. 채소를 적절히 바르게 먹으면 과일을 먹어서 얻을 수 있는 장점을 거의 누릴 수 있기 때문에 살을 뺄 때는 과일보다는 채소를 먹는 게 좋다. 또 지나치게 식물 위주의 식사를 하면 몸에 꼭 필요한 단백질이나 지방을 제대로 먹을 수 없다. 따라서 자연 식물식을 주장하는 사람들의 의견과는 다르게 자연 식물 위주로만 먹으면 몸에 좋지 않다.

단백질은 되도록 자연 식품으로 먹어라

단백질은 특정 모양으로 생겨 특정 기능을 하는 물질로 몸 안에서 신호 전달을 하거나 구조물이 되는 등의 다양한 일을 한다. 단백질은 생김새와 하는 역할이 서로 관련이 크기 때문에 모양이 달라지면 그 기능도 바뀐다. 또한 앞서 면역 반응이 우리 몸의 물질과 외부 물질을 구별해 외부 물질을 적절히 공격하는 반응이라 했는데 보통 특정 모양으로 우리 몸의 성분인지 아닌지를 구별한다. 때문에 단백질은 기본적으로 면역 반응을 자극하기 쉽다. 따라서 모양이 변했거나 몸이 보기에 낯선 단백질은 면역을 자극해 염증을 일으킨다. 단백질은 또한 질소를 포함하고 있어 대사되면서 암모니아가 만들어진다. 암모니아는 중추신경에 독성이 있어 몸에 해로우므로 간의 대사 회로에 의해 무독한 요소(urea)로 변환된다.

떡볶이는 마약과 비슷하다

밀 등의 곡물에 들어있는 단백질인 글루텐은 곡물로 만든 음식을 쫀득하고 맛있게 만드는 성분이지만 몸에 나쁜 영향을 준다. 우선 중독성이 있다. 글루텐은 몸에서 대사되어 마약 모르핀과 모양이 닮은 글루테오모르핀이 된다. 글루텐은 마약과 비슷한 방식으로 뇌의 수용체를 자극하기 때문에 먹지 않았을 때 금단증상처럼 심하게 먹고 싶어진다. 빵 애호가들이 넘쳐나고, 죽고 싶은 순간조차 떡볶이가 먹고 싶은 건 괜히 그런 게 아니다. 또 물에 잘 녹지 않고 소화가 어려워 장의 소화 능력을 떨어뜨리고 점막을 손상시킨다. 글루텐은 장 세포끼리의 간격을 조절하는 조눌린 단백질을 비정상적으로 많이 분비되게 만든다. 이로 인해 완전히 소화되지 않은 외부 물질이나 독성 물질들이 몸에 들어오게 된다. 특히 제대로 처리되지 못한 단백질이 몸에 들어와 쌓이면 공격해야 할 물질로 분류되어 면역계가 작동하고 염증 반응도 늘어난다. 이렇게 면역이 계속 작동하다 보면 우리 몸의 성분까지 외부 물질로 착각해 공격할 가능성이 높아진다. 악화되면 자가면역성 질환이 된다.

염증을 일으키기 쉬운 우유 단백질

우유 속 카제인도 곡류의 글루텐처럼 면역을 자극하고 염증을 일으키기 쉬운 단백질이다. 카제인의 베타 구조 일부분을 카소모르핀라고 부르는데 이름에서 짐작할 수 있듯 중독성이 있다. 어디에든 우유나 치즈를 넣으면 맛있어지는 이유가 있다. 특히 치즈는 카제인 함량이 더 많아 우유보다 더욱 중독성이 있다. 그리고 카제인은 소화가 잘 안 된다. 모유에도 카제인이 들어있지만 우유에 훨씬 많다. 소는 위가 4개라 카제인을 제대로 분해하고 흡수할 수 있지만, 사람은 그렇지 않다. 따라서 소화력이 떨어지고 염증이 많은 사람은 유제품, 특히 카제인을 줄여야 한다.

특히 우유 속의 균을 죽이는 살균 과정에서 몸에 더 좋지 않게 바뀐다. 영양성분은 파괴되고 유당은 빠르게 흡수되는 베타 형태로 변형된다. 또 칼슘이나 카제인이 몸에서 대사하기 어렵게 변한다. 우유를 가공해 만든 치즈는 곰팡이에 오염되기 쉬운 카제인이 우유보다 농축된다. 거기에 소가 먹는 사료에 있던 곰팡이나 렉틴 독소까지 축적되므로 더욱 주의해야 한다. 유제품 중 버터에는 카제인이 적게 들어있어 곰팡이 오염이 적은 편이다.

식물도 가만히 먹히고만 있지 않는다

렉틴은 세포막의 당단백질이나 당지질의 탄수화물 부분에 붙어 엉키게 만들거나 기능을 떨어뜨리는 단백질 복합체다. 항영양소(Anti-nutrient)의 한 종류로 여겨지는 렉틴은 특히 식물에 흔하게 존재하는데, 이는 식물이 천적으로부터 스스로를 보호하는 수단 중 하나다. 앞서 설명한 글루텐을 렉틴의 한 종류로 보기도 한다. 넓은 의미에서 제노바이오틱스는 몸의 영양소가 될 수 없는 외부 물질을 말한다. 따라서 크게는 우리 몸에 없는 식물의 모든 성분, 즉 섬유소나 렉틴 등도 제노바이오틱스로 볼 수 있다. 이런 물질은 몸에서 소화할 효소가 없어 제대로 흡수, 처리되지 않아 영양소로 이용할 수 없다.

물론 식이섬유는 최근 섭취 상한 기준이 삭제되었을 정도로 상대적으로 안전한 물질이며 몸에 이로운 점이 많다. 하지만 그렇다고 식물의 모든 성분이 무조건 몸에 좋다는 생각은 바람직하지 않다. 특히 식물에는 몸에 부담을 줄 수 있는 단백질 렉틴을 비롯해 피트산, 곰팡이독소(마이코톡신), 옥살산염 등 소화기관에 부담을 주고 염증을 일으키는 항영양소도 있다. 피토케미컬은 식물에 들어있는 모든 종류의 화합물을 부르는 말인데, 애초에 식물은 우리 좋으라고 피토케미컬을 만든 게 아니라, 포식자로부터 자신을 보호하기 위해 만들었다.

렉틴의 유해성이 지나치게 과장되었다는 주장도 있다. 하지만 렉틴이 당 분자에 결합하여 응집시키는 성질이 있기 때문에 몸이 제 역할을 하는 데 좋을 건 없다. 앞서 설명한 당독소(AGEs)도 과도한 당이 몸의 성분들을 변형시키는 특성 때문에 독성을 보였다. 마찬가지로 렉틴도 농축된 상태로 많이 먹으면 독처럼 작용할 수 있다. 가장 강력한 독 중 하나로 알려진 리신도 피마자 씨의 렉틴이고, 생강낭콩에 있는 렉틴인 피토헤마글루티닌(phytohaemagglutinin)이 들어있다.

렉틴은 칼슘, 철, 아연과 같은 일부 영양분의 흡수를 방해할 수 있다. 또한 렉틴의 결합하려는 성질 때문에 위장 세포의 역할이 방해받거나 손상될 수 있고 지속되면 류마티스 관절염 등의 염증성 질환을 악화시킬 수 있다. 하지만 렉틴이 주로 음식으로 몸에 들어오는 데다가 장기적인 영향을 추적해야 하기 때문에 이런 주장을 뒷받침하는 연구는 그 수가 적고 근거가 제한적이다. 그렇다면 렉틴을 먹지 않기 위해 채소나 과일을 아예 먹지 말아야 할까? 그렇지는 않다. 우리가 일상에서 먹기 쉬운 렉틴들은 적절히 처리하면 몸에 좋지 않은 영향을 없앨 수 있다. 다만, 무조건 채식이 좋다는 생각은 위험할 수 있다는 의미다.

면역 반응을 자극하는 단백질 파우더

앞서 제노바이오틱스 개념에서 자연적으로 존재하는 양보다 훨씬 많은 양이 몸에 들어올 때 제노바이오틱스로 작용할 수 있다고 설명했다. 그래서 가루 형태로 새롭게 가공되고 수분이 제거된 음식은 대부분 몸에서 제노바이오틱스로 작용할 수 있다. 특히 단백질 파우더는 면역원성을 가진 단백질을 가공하여 농축했기 때문에 몸에 독으로 작용할 수 있다. 거기에 특정 아미노산만 들어있는 경우는 필수 아미노산들이 골고루 들어있는 경우보다 몸에 더욱 부담을 줄 수 있다.

아미노산은 건축 재료다. 단백질, 특히 근육이라는 건물을 제대로 짓기 위해서는 필요한 재료들이 골고루 있어야 한다. 철근만 잔뜩 있다거나, 시멘트만 잔뜩 있으면 어차피 건물을 올리지 못한다. 마찬가지로 특정 아미노산만 몸에 공급되면 기능을 하는 단백질 구조물을 만들지 못하고 여러 복잡한 단계를 거쳐 포도당이나 케톤체 등의 에너지원으로 전환시킬 수밖에 없다. 그렇게 되면 몸이 과하게 일하게 되어 면역 반응 등에서 실수를 할 확률이 올라가고, 에너지원이 많아져 살이 찐다.

게다가 단백질 보충제로 흔하게 사용되는 재료는 콩과 우유다. 우유 단백질의 80%가 카제인이며 소화가 잘 안 되는 유당이 들어있다. 거기에 콩은 렉틴이 많은 대표적인 식재료다. 가공 과정에서 특정 성분을 걸러내 불편함을 줄였다고는 해도, 인위적인 처리 과정에서 좋은 영양소는 파괴되고 나쁜 성분은 농축될 수 있으므로 몸에 좋을 것이 별로 없다. 마찬가지로 단백질 함량을 높인 다양한 다이어트 식품들도 우유 단백질이나 콩 단백질이 많이 들어있다. 따라서 맛으로 가끔 먹는다면 괜찮지만, 몸에 좋으라고 일부러 먹을 필요는 없다. 단백질은 되도록 자연 식품으로 먹자.

지금까지 내용을 정리하면, 우리가 일반적으로 먹는 탄수화물, 단백질, 지방도 얼마나, 어떻게 먹는지에 따라 몸에 나쁘게 작용할 수 있다. 음식이 독이 되지 않도록 먹는 방법, 즉 얼마나 어떻게 먹어야 하는지에 대해서는 살 빠지는 습관에서 다루도록 하겠다.

완전하게 대사시켜라

건강을 지키는 일은 굉장히 추상적으로 느껴지지만 어떻게 보면 아주 단순하다. 신체적으로 건강한 상태는 몸의 본래 기능이 바르게 잘 작동하는 상태다. 따라서 몸의 기능이 잘 작동되지 못하게 하는 요인들을 제거하고 더 올바르게 잘 작동될 수 있도록 만들면 건강해진다. 몸이 건강해야 살도 잘 빠진다. 바로 앞에서는 헬스 포인트(HP)를 직접 떨어뜨리는 독에 대해서 알아보았다. 여러 연구에 따르면, 몸에 안 좋은 걸 하는 게 정상적인 일을 많이 하게 만드는 것보다 몸에 더 해롭다. 그래서 독에 대한 개념을 먼저 다뤘다. 이번 글에서는 완전 대사, 즉 할 수 있는 만큼의 일을 주고 완전히 끝마치게 만드는 것에 대해 설명하겠다.

쓰지도 못할 에너지원이 과도하게 많으면 어떤 에너지원이든 몸에 부담을 주고 원래 할 일들을 방해한다. 독이 아니어도 많이 먹으면 일감이 늘어 독으로 작용한다. 그러면 몸의 기능은 떨어지고, 살은 찌고, 피곤해지는 악순환이 된다. 할 수 있는 만큼의 일을 준다는 건 과도하게 많은 일을 시키지 않는 것, 즉 소식이나 칼로리 제한, 그리고 수명과 관련이 있다. 우리 몸도 기계처럼 수명이 있다. 너무 많이 쓰면 낡는다. 낡으면 원래의 역할을 제대로 하지 못한다. 이런 노화 과정에 관여하는 유전자와 몸의 대사를 완전히 마치는 데 관여하는 세포 내 기관이 있다. 또 몸 전체가 온전하게 작동하려면 간, 갑상선, 위장 등 각각의 장기들이 자기 역할을 잘 해야 하며, 필요한 영양소들이 적절한 곳에 잘 쓰여야 한다.

많이 먹으면 무엇을 먹든 살이 찌고 늙는다

살 빠지는 원리를 이야기하며 칼로리 계산을 머릿속에서 지우자고 했지만 그렇다고 무작정 많이 먹어도 괜찮을까? 인슐린을 적게 자극하는 음식이면 다 먹어도 되는 걸까? 당연히 아니다. 우리가 무언가를 먹고 소화시키는 과정은 몸 입장에서는 에너지를 버는 수단임과 동시에 결국 처리해야 할 일감이기도 하다. 앞서 성장기가 지나면 쓸 만큼의 에너지를 벌고 그만큼 사용하는 것이 몸에 이롭다고 했다. 왜 그런지 자세하게 알아보도록 하자.

인슐린을 가장 적게 자극하는 주 에너지원은 지방이다. 저탄고지, 케토제닉, 당질제한, 저인슐린 식이 모두 당질은 제한하고 지방과 단백질을 충분히 먹는 다이어트법이다. 하지만 그렇다고 아무런 제한 없이 마구 먹어도 괜찮을까? 그렇진 않다. 우리 몸은 시스템이기 때문에 어느 한쪽이 과다해 균형이 깨지면 전체 시스템에 오류가 생긴다. 과하면 모자란 것보다 못하다는 뜻의 과유불급은 그런 의미에서 몸의 시스템을 잘 설명하는 단어다.

당질이든 지방이든 우리는 에너지를 얻기 위해 먹는다. 몸 안에서 다양한 에너지원들은 최종적으로 ATP라는 에너지 단위로 바뀐다. 따라서 에너지원이 완전히 대사된다는 것은 ATP까지 잘 바뀌는 것을 뜻한다. 그런데 다양한 이유로 이 과정이 완전히 끝나지 못하고 딴 길로 새면 불필요한 물질들이 생긴다. 대표적인 예가 앞서 소개한 당독소다. 이런 식으로 필요하지 않는 노폐물이 많이 생기면 몸이 망가지고 다이어트 효율이 떨어진다.

거기에 지방이나 단백질을 너무 많이 먹어서 상대적으로 당질 섭취가 부족해지거나 당질을 먹는 절대량이 너무 적으면 TCA 회로 등의 대사가 제대로 돌아가지 않는다. 에너지원이 완전히 대사되기 어려워진다는 뜻이다. 따라서 저인슐린 식이를 하더라도 너무 많이 먹으면 안 된다. 그리고 케톤체를 만드는 케토제닉 상태를 무조건 유지하는 것보다 케토제닉과 당질대사의 경계 상태로 몸을 유지할 때 다이어트 효율이 가장 좋다. 너무 많이 먹는다는 기준과 어떻게 식단을 해야 케토제닉과 당질대사의 경계 상태가 되는지에 대해서는 살 빠지는 습관 스테이지에서 다루겠다.

한편, 많이 먹으면 활성산소도 많이 생긴다. 앞서 활성산소는 정상적인 대사 과정에서도 만들어지는 대사 찌꺼기의 한 종류이며 이를 정화하는 항산화 시스템도 있다고 했다. 적당한 만큼의 음식을 처리할 때는 처리할 수 있을 정도의 활성산소만 생긴다. 그러나 과식이나 폭식으로 활성산소가 지나치게 많이 만들어지면 항산화 시스템이 감당하지 못한다. 이렇게 생긴 활성산소가 몸을 손상시키면 염증과 노화 반응이 촉진되고 기능이 떨어진다. 이런 이유로 칼로리 제한식이나 소식은 건강에 도움이 된다. 음식의 양이 줄면 안정적으로 대사를 끝까지 마칠 수 있기 때문에 활성산소가 생기는 양이 줄어든다. 여기에 체지방이 줄어들면서 과다한 지방에서 나오는 나쁜 지방 신호 전달 물질들이 줄어들면서 염증과 활성산소가 더 줄어든다. 따라서 적당히 먹는 건 살을 빼기 위해서뿐만 아니라 건강을 지키고 노화를 방지하기 위해서도 중요하다. 다만, 지나치게 적게 먹어도 오히려 몸의 대사율을 떨어뜨리기 때문에 균형을 지켜야 한다.

살을 빼기 위해 식단을 조절할 때 엄밀히 따지면 마음대로 먹을 수는 없다. 먹은 걸 안 먹은 것처럼 만드는 기적의 약도 없다. 다만 '적당히'라는 양에 기준이 있고, 어떤 걸 특히 더 덜 먹어야 하는지, 어떤 건 좀 더 먹어도 되는지의 차이만 있을 뿐이다.

SIRT1: 노화는 유전자에 의해 조절된다

앞서 낡으면 기능이 떨어진다고 했다. 살은 몸이 제대로 기능할 때 잘 빠지므로 노화를 방지하고 몸이 잘 작동하게 하면 살 빼는 데 도움이 된다. 이런 노화 과정을 조절하는 것이 SIRT1 유전자다. SIRT1 유전자는 몸에서 만들어지는 단백질 탈아세틸화효소(protein deacetylase)의 한 종류인 시르투인(sirtuin) 단백질 정보를 담고 있다. 시르투인은 여러 단백질에 붙어있는 아세틸 구조를 떼어내는데 이때 단백질의 모양이 변하여 기능이 조절된다. 시르투인이 작동하면 근육에서 지방산이 산화되어 인슐린 저항성이 개선되고, 지방조직에서 지방이 줄어들고, 간에서의 꺼내 쓰기 반응은 촉진된다. 또한 염증 반응이 줄고 세포가 노화되는 속도가 느려진다.

다양한 연구에서, 영양 균형은 유지하면서 칼로리를 제한하는 식이를 할 때 수명이 연장되었는데, 여기에 시르투인이 작동했다는 것이 밝혀졌다. 따라서 시르투인의 정보를 담은 SIRT1 유전자는 노화와 수명을 조절하는 유전자라고 볼 수 있다. 앞서 설명한 자가포식(오토파지) 과정이 단백질을 비선택적으로 분해한다면, 시르투인은 단백질에서 아세틸 구조를 떼어 오토파지보다 더 선택적으로 작용한다. 아세틸 구조가 붙어있는 단백질은 분해되기 어려운데 이 아세틸 구조를 떼어주는 게 시르투인이기 때문이다.

단백질에 아세틸 구조는 왜 붙게 될까? 몸 안에 에너지원이 많아지면 아세틸 CoA라는 물질이 많아지는데 이를 처리하는 과정에서 단백질에 아세틸 구조가 붙을 확률이 높아진다. 몸에 에너지원이 많으면, 고장나 없애야 하는 단백질에도 아세틸 구조가 붙어 분해되기 어려워지고 이런 단백질들이 쌓이면 몸이 늙는다. 그렇다면 이 장수 유전자가 잘 작동하려면 어떻게 해야 할까? 분자 수준에서 복잡한 과정들이 있지만, 결론만 이야기하면 몸 안의 에너지원을 완전하게 대사시키면 된다. NAD라는 물질이 몸 안에 충분하게 있어야 시르투인 단백질이 활발하게 작동하는데, 이 NAD는 에너지원이 완전히 대사될 때 생기기 때문이다. 따라서 16~20시간 동안 위장이 빈 상태를 유지하는 간헐적 단식 등의 방법으로 사용할 만큼의 에너지를 먹고, 유산소 운동을 하면 SIRT1 유전자가 잘 발현되어 시르투인이 활성화된다.

미토콘드리아: 세포 안에서 에너지원을 완전히 대사시킨다

에너지원이 완전히 대사되는 것이 살을 빼고 건강을 유지하는 데 중요하다는 것은 잘 알았다. 그렇다면 누가 에너지원을 완전히 대사되도록 만들까? 바로 세포 안에 있는 에너지 대사 공장인 미토콘드리아다. 미토콘드리아는 대부분의 세포 안에서 에너지 대사의 최종 산물인 ATP를 만들어 세포에 에너지를 공급한다. 일을 많이 하는 간이나 뇌 세포에는 특히 미토콘드리아가 더 많다. 미토콘드리아가 대사를 끝까지 잘 해서 ATP를 잘 만들어야 세포에 에너지가 잘 공급돼 힘도 나고 일도 잘하게 된다. 세포가 제대로 기능할 때 살도 잘 빠지고 활력도 생긴다. 이런 미토콘드리아에 문제가 생기면 계속 피곤하고 살이 쉽게 찐다.

미토콘드리아는 영양소로부터 ATP를 만드는 대사 공장이다. 총 ATP의 95%가량이 미토콘드리아에서 만들어진다. 미토콘드리아의 기능이 떨어져 에너지가 제대로 공급되지 않게 되면 세포가 손상되거나 죽게 되고 노화를 진행시킨다. 이렇게 되면 살은 찌고 기력은 없어진다. 제대로 분해되지 않은 에너지원들이 몸속을 떠돌아다니면 인슐린 저항성을 높인다. 호르몬의 효율이 떨어지면서 몸의 대사가 더 잘 안 된다. 노화된 세포는 또다시 에너지 생산 공장인 미토콘드리아의 숫자를 필요한 만큼 늘리지 못해 악순환을 겪게 된다.

그렇다면 이런 미토콘드리아를 제대로 작동하게 만들려면 어떻게 해야 할까? 앞에서와 맥락이 같다. 이미 만들어놓은 ATP를 사용해 AMP가 늘어나면 AMPK라는 단백질이 활성화되어 미토콘드리아의 수를 늘리고 미토콘드리아가 잘 작동하게 만든다. 만들어놓은 ATP를 사용하기 위해서는 에너지를 쓸 만큼 먹어야 하며, 공복 시간을 충분히 가지는 것이 유리하다. 또한 유산소 운동이 무산소 운동보다 ATP를 많이 쓰기 때문에 유산소 운동을 하는 것이 좋다. 시르투인과 AMPK의 활성을 높이는 방법은 거의 같다.

대사가 잘 되려면 '이것'이 충분해야 한다

대사는 쉽게 말해 생물체 내에서 이것에서 저것으로 물질이 바뀌는 반응을 말한다. 그런데 체온처럼 낮은 온도에서 대사 반응이 잘 일어나려면 이 과정을 도와주는 물질이 필요하다. 따라서 대사가 잘 되기 위해서는 에너지 공장인 미토콘드리아도 잘 작동해야 하지만, 이 물질에서 저 물질로 바꿔주는 효소, 그 효소를 돕는 조효소(코엔자임)와 보조인자(코팩터), 심지어 이 물질을 저 물질로 바꿀 때 필요한 재료 물질까지도 충분하게 있어야 한다.

우리 몸의 6대 영양소는 탄수화물, 단백질, 지방, 무기질, 비타민, 물이다. 탄수화물과 지방, 단백질은 에너지를 낼 수 있는 주 영양소이고, 비타민과 무기질, 물은 우리 몸의 기능을 조절하는 부 영양소이다. 조절 영양소는 대사를 완전하게 마칠 수 있게 돕는 역할을 한다. 6대 영양소가 충분히 균형 있게 공급되면 에너지원이 잘 대사되어 ATP가 만들어진다. 하지만 균형이 맞지 않으면 완전히 대사되지 못해 살이 찌기 쉬워진다. 특히 몸에서 만들어지지 않거나 부족해지기 쉬운 필수 지방산과 필수 아미노산, 미네랄, 비타민을 신경 써서 챙겨야 한다.

자연 식물식을 지지하는 사람은 채식만으로 모든 영양소를 충분하게 섭취할 수 있다고 주장하지만, 그렇지 못할 가능성이 높다. 우선 필수 아미노산이 부족해지기 쉽기 때문이다. 콩은 대표적인 식물성 단백질 공급원이지만 콩류에는 메티오닌, 시스테인 같이 황이 포함된 아미노산이 상대적으로 적게 들어있다. 반면 동물성 단백질에는 필수 아미노산들이 골고루 들어있다. 단백질 구조물이 제대로 만들어지기 위해서는 필요한 아미노산들이 모두 들어있어야 한다. 또한 철분, 아연과 같은 미네랄이나 비타민 B12를 섭취하는 데에도 고기를 먹는 것이 더 유리하다. 채식만으로는 필수 영양소를 모두 섭취하기가 상대적으로 어렵기 때문에 무분별한 채식은 지양해야 한다.

놓치기 쉬운 점은 수분은 대사가 잘 되도록 하는 핵심 물질이라는 점이다. 그래서 기본적으로 수분 함량이 충분한 음식을 먹는 게 좋다. 보통 자연 상태의 원재료들은 수분이 충분하게 들어있다. 가공하지 않은 자연 상태 그대로의 식재료는 식물뿐만 아니라 동물성 식재료도 약 70%가 물이어서 수분 함량이 높다. 수분 함량이 높은 음식 위주로 먹는 것이 효율면에서 더 좋지만, 평상시에 물을 충분히 마시는 것도 대사를 잘 되게 하고 살이 잘 빠지게 만드는 데 도움이 된다.

수분이 충분한 음식은 크게 2가지 장점이 있다. 첫째로, 독으로 작용할 수 있는 물질이 적을 확률이 높다. 앞서 독성 물질은 지방질에 저장될 가능성이 높으며 농축되는 특성이 있다고 했다. 따라서 수분 비율이 높은 음식은 대체로 독이 적다. 두 번째로, 대사 기능을 더욱 효과적으로 올릴 수 있다. 대사율이 올라가려면 물도 필요하지만 효소, 조효소, 보조인자 등의 다양한 요소들도 충분히 있어야 한다. 물 그 자체도 대사를 잘 되게 하지만 수분이 충분히 들어있는 음식을 먹으면 다른 영양성분과 함께 물을 섭취할 수 있기 때문에 대사가 활성화되는 데 더욱 시너지가 난다.

물은 몸에서 많은 일을 한다. 먼저 먹은 영양소를 녹이고 흡수해 혈액과 함께 몸속을 순환하며 각 세포에 공급해준다. 또한 물은 몸을 청소한다. 앞서 살펴보았듯 노폐물과 독소 해독의 기본 원리는 물과 친해지게 만들어 몸 밖으로 버리는 것이다. 몸에서 수분이 부족하면 항이뇨호르몬이 나와 노폐물과 독성 물질을 포함한 수분이 빠져나가지 못하게 된다. 따라서 항이뇨호르몬이 분비되지 않도록 물을 충분히 마셔야 한다. 여기에 몸의 약 70%의 공간을 채워 세포들을 연결하고, 면역반응, 호르몬, 세포 기능 등에 관여해 다양한 몸의 기능이 제대로 작동하게 만든다.

물의 긍정적인 역할을 늘어놓자면 한도 끝도 없지만 다이어터의 귀를 솔깃하게 만드는 역할은 단연 살을 잘 빠지게 만든다는 점이다. 몸 안에 수분이 부족해지면 수분이 모자라 생기는 갈증을 배가 고픈 것이라고 착각하기 쉬워진다. 가짜 배고픔이 생긴다는 뜻이다. 또 물을 마시면 대사율 자체가 올라간다. 여러 연구에 따르면 비만인 사람과 정상 체중인 사람 모두 500ml의 물을 마셨을 때 한 시간 동안 평소보다 대사량이 약 30%가량 증가되었다. 따라서 체중을 감량할 때 물을 충분히 마시는 건 의외의 필살기가 된다. 체중이 잘 줄어들지 않는다면 혹시 물을 너무 적게 마시고 있는 것은 아닌지 점검해보자.

장기들이 일을 잘해야 살이 잘 빠지고 건강해진다

분할 정복(Divide and Conquer) 알고리즘은 한 번에 해결하기 어려운 문제를 여러 개의 작은 문제로 나누어 하나씩 풀어 어렵고 커다란 문제를 해결하는 개념이다. 이 책도 분할 정복 알고리즘 개념을 기반으로 쓴 책이다. 큰 문제를 잘게 쪼개어 해결하는 분할 정복 개념은 오늘날 갑자기 등장한 개념은 아니다. 공자는 제나라의 경공에게 나라를 바르게 만드는 방법에 대해 "군군신신부부자자(君君臣臣父父子子)"라고 답했다. 임금은 임금답고, 신하는 신하답고, 아버지는 아버지답고, 자식이 자식다우면 나라가 바로 선다는 뜻이다.

몸도 똑같다. 세포는 세포의 일을, 조직은 조직의 일을, 장기는 장기의 일을 잘하면 몸이 건강해지고 살도 잘 빠지고 활력도 생긴다. 지금까지 유전자, 세포소기관인 미토콘드리아, 필수 영양소들이 자기 역할을 잘하면 대사가 완전히 잘 된다고 했다. 이제부터는 조금 더 큰 시스템인 장기(간, 장, 갑상선)가 자기 기능을 온전히 했을 때 어떻게 몸이 건강해지고 살이 잘 빠지는지 설명하겠다.

대사가 가장 활발한 장기, 간

세포 내 에너지 공장이 미토콘드리아였다면 간은 몸 전체를 놓고 보았을 때 대사가 가장 활발히 일어나는 장기다. 간은 소화·흡수한 물질이 영양분이면 몸에서 쓰이기 좋은 형태로 바꾸고, 제노바이오틱스이면 해독한다. 간에서는 몸에서 만든 독소도 대사시킨다. 단백질이 분해하면서 생긴 암모니아를 요소로 바꾸는 작용이 가장 대표적이다. 따라서 간 기능이 떨어지면 독을 정화하는 작용이 잘 이뤄지지 않아 몸에 독이 쌓인다.

또한 간은 영양성분을 저장한다. 이런 역할 때문에 앞서 간을 '은행'이라고도 표현했다. 간은 포도당의 저장 형태인 글리코겐과 아미노산뿐만 아니라 지방질과 친한 지용성 비타민 A, D와 물과 친한 수용성 비타민 B군의 일부도 저장한다. 그리고 몸에서 사용될 다양한 혈청 단백질과 펩티드(단백질) 계열 호르몬을 만든다. 앞서 설명했던 살 빼는 걸 도와주는 여러 가지 호르몬과 화학 신호들의 단백질로 구성된 것이 많아 대부분 간이 관여한다. 그래서 앞서 간 기능이 떨어져도 몸의 시그널 전달이 제대로 되지 않는다고 설명했다.

간은 또한 지방산과 콜레스테롤을 대사시킨다. 그래서 간 기능이 떨어지면 지방질 대사에 이상이 생겨 지방간이 생기고 콜레스테롤 균형이 깨진다. 또한 지방질의 소화를 돕는 쓸개즙도 간에서 만들어진다. 쓸개즙은 지방질이 분해되거나 흡수되는 것을 돕고, 배설에도 관여하여 몸에서 일종의 해독 작용을 한다. '간 때문이야!'로 유명한 약의 성분은 우르소데옥시콜산(Ursodeoxycholic acid, UDCA)인데 이는 쓸개즙 성분 중 하나다. UDCA는 물과 기름 모두와 친하면서도 무독해서, 지방질과 친하며 독성이 있는 물질을 마치 비누처럼 청소한다. 그래서 쓸개즙이 원활하게 분비되면 물과 친하지 않은 소수성 독성 물질이 잘 배설되어 독으로 인한 조직의 손상을 예방할 수 있다. 쓸개즙이 부족하면 기름과 친한 독소가 원활히 배출되지 못하고 체내에 쌓인다. 따라서 건강한 지방을 충분히 먹어 몸에 쓸개즙이 잘 만들어지도록 해야 한다. 쓸개즙이 잘 만들어져야 지용성 영양소를 잘 흡수할 수 있고 해독이 잘 되어 살이 잘 빠진다.

이런 간의 역할들을 강하게 방해하는 것이 바로 술이다. 술은 간을 과하게 일하게 만들고 비타민 B1, C 등을 소모시키며 다른 여러 효소의 작용을 억제한다. 게다가 술은 이자에서 인슐린이 만들어지도록 촉진하기도 한다. 따라서 체중을 감량하는 동안에는 술을 피하는 게 좋다. 술을 마시면 앞서 말한 에너지원인 아세틸 CoA와 해독해야 할 아세트알데히드도 많이 만들어진다.

외부 물질을 만나는 최전방, 장

음식을 먹으면 식도를 지나 위장에 머물렀다가 소장과 대장을 거쳐 대변으로 나온다. 이렇게 음식물이 지나가는 기관들을 일컬어 '소화관'이라고 부른다. 그런데 이 소화관은 몸 바깥과 통하기 때문에 엄밀하게는 신체의 외부다. 따라서 영양분은 단순히 먹는다고 몸 안으로 들어오는 게 아니라 소화관의 점막에 흡수되어 혈액과 림프로 들어왔을 때 비로소 몸의 내부로 들어왔다고 볼 수 있다.

앞서 면역이 외부 물질과 몸의 내부 물질을 구별하여 외부 물질을 적절하게 공격하는 반응이라고 설명했다. 따라서 외부와 통하는 장은 면역과 관련이 깊다. 먹은 음식의 영양분은 흡수하고 독소는 적절히 방어하는 첫 번째 관문이기 때문이다. 장과 심지어 식욕이나 기분과도 서로 연결되어 있다. 행복을 느끼게 하는 신경전달물질로 알려진 세로토닌은 대부분이 장에서 만들어진다. 물론 세로토닌 수용체의 종류에 따라 다른 반응이 나타나기는 하지만, 세로토닌이 적절하게 작동해야 식욕도 잘 조절되고 기분이 좋으며 장도 일을 잘하게 되는 건 맞다. 이런 소화관에 문제가 생기면 독이 쌓이고 영양소는 부족해져 몸의 기능이 떨어지게 된다. 따라서 장이 건강해야 살도 잘 빠진다. 장이 잘 작동하도록 만드는 것은 면역과 몸 전체의 기능이 바르게 작동하는 데 중요하다. 장이 바르게 기능하게 하려면 ①장에 부담을 주는 음식은 피하고 ②몸에 이로운 장내세균의 비율을 늘리고 ③소화가 잘 되도록 장의 환경을 만들고 ④장이 회복할 시간을 충분히 확보하고 ⑤심리적 편안함을 유지해 신경을 안정화시키면 된다.

이 중 ①, ②, ④를 한꺼번에 해결하는 방법은 간헐적으로 단식하는 것이다. 수명 연장 연구에서 일주일에 5일은 먹고 2일은 단식한 마우스는 정상적인 마우스보다 2배 더 오래 살았다. 단식으로 소화관을 쉬게 만들면 ①독을 덜 섭취하게 되고 ②단식으로 인해 몸에 유익한 장내세균 비율이 커지며 ④장이 회복할 시간을 벌게 된다. 여기에 잘 씹어 먹고 필수 영양분을 잘 먹거나 효소를 보충하여 섭취하면 ③소화가 잘 되어 장이 자기 일을 잘하게 된다. ⑤심리적 편안함은 교감신경을 가라앉히고 부교감신경을 켜는 것과 관련이 있다. 이는 살 빠지는 마음에서 자세히 다루도록 하겠다.

신체 대사율 조절기, 갑상선

갑상선은 간단히 말하면 몸 전체 대사율을 조절하는 장기다. 갑상선 호르몬을 분비해 신진대사를 촉진하는데, 구체적으로는 미토콘드리아의 숫자와 크기, 활동성을 증가시키는 역할을 한다. 그래서 갑상선 기능이 떨어져 갑상선 호르몬 분비가 줄면 대사율이 떨어지고 살이 찌게 된다. 갑상선 기능은 특히 몸에 부족해지기 쉬운 필수 영양소를 충분히 먹지 않았거나, 섭취하는 칼로리가 너무 낮을 때 떨어진다. 갑상선 기능에 이상이 생기면 하루 종일 피곤하고, 뮤신(mucin)이라는 당단백질이 눈 주위와 뺨에 쌓여 붓는다. 잘못된 칼로리 계산법은 갑상선 기능을 떨어뜨릴 수 있기 때문에 위험하다. 또한 갑상선 기능 저하는 다이어트에 성공하고 요요가 오는 현상을 설명하는 근거가 된다. 갑상선 기능을 잘 유지하려면 필수 지방산을 비롯한 필수 영양소를 제대로 먹고, 800칼로리보다 적게 먹는 극단적인 칼로리 제한을 장기간 지속하지 않아야 한다. 저하된 갑상선 기능을 회복하려면 약 두 달 정도의 시간이 필요하다.

정리하면, 몸의 크고 작은 부분들이 각자의 역할을 제대로 할 때 대사가 완전히 끝마쳐진다. 대사가 완전히 되어야 살도 잘 빠지고 질병이 예방되며 건강해진다.

몸의 리듬에 대사를 맡기자

흐름이 깨지면 무언가를 할 맛이 안 난다. 무엇이든 흐름과 리듬을 타는 건 중요하다. 우리 조상들도 노동요를 부르며 일했다. 리듬을 잘 타면 같은 일도 더 쉽게 할 수 있다. 몸에도 리듬이 있어서 같은 일을 하더라도 더 효율적일 때가 있다. 마찬가지로 영양과 휴식, 운동에도 더 좋은 타이밍이 존재한다.

몸의 타고 난 리듬: 서카디언 리듬

우리가 만들 리듬: 약 주고 병 주자, 움직임이 운동이다

물론 먼저 다룬 원리 원칙들만 잘 지켜도 살이 빠지고 건강해진다. 실제로 몸의 리듬을 무시하고도 앞의 원리들을 잘 지켰을 때 살이 잘 빠진 사례들도 꽤 많다. 하지만 디테일까지 챙기면 더 좋다. 굳이 쉽고 효율적인 길을 두고 힘들게 어려운 길을 갈 필요가 없다. 세탁기를 두고 강가에서 빨랫방망이를 두드릴 필요가 없다는 뜻이다. 게다가 장기간 밤낮을 바꾸어 야간 근무를 했을 때 갑자기 사망하는 사례처럼 이유를 명확하게 설명하기 어려운 경우도 종종 있다. 우리가 100% 거기 해당하지 않으리라는 보장이 없다.

적당한 노력은 필요하지만 노력의 효율도 중요하다. 노력도 과하면 좋지 않기 때문이다. 앞서 과하게 노력하면 오히려 스트레스 호르몬이 나와 효율이 떨어진다고 설명한 바 있다. 원리를 이해하고 환경을 세팅해서, 아무 생각이나 에너지 소비 없이 행동을 지속하게 만드는 습관으로 만드는 게 가장 현명하다. 강물을 거슬러 올라가면 힘이 많이 들지만, 강물의 흐름을 타면 더 빠르게 갈 수 있다. 따라서 몸의 타고난 리듬을 배워 더 쉽고 효율적으로 살을 빼고 건강해지자.

살 빠지는 원리에 대한 이야기가 거의 마무리되어 가고 있는데, 이해가 잘 안 되는 부분이 있는 독자들도 있을 듯하다. 괜찮다. 모든 원리를 속속들이 이해할 필요까지는 없다. 그저 "음, 그렇군" 하고 고개를 끄덕이며 납득하는 정도여도 충분하다. 결국 중요한 것은 이 원리를 바탕으로 삶에서 실천하는 일이다. 장기적으로는 최소한의 힘을 들여 체화시키면 더 좋다. 그렇다면 원리가 하나도 중요하지 않을까? 그건 아니다. 습관의 힘은 느리지만 강력하므로 효율적이고 과학적 근거가 있는 행동을 정밀히 설계하는 것이 중요하다. 게다가 사람은 납득이 안 가면 지속하기 어렵다. 자발성이 훼손되기 때문이다. 나머지 몸의 원리들에 대해서도 마저 알아보자.

몸은 리듬을 타며 시간대별로 다른 일을 한다

앞서 설명한 간헐적 단식은 아무 때에 하는 것보다 몸의 생체 리듬에 맞추면 더 좋다. 2017년 노벨 생리의학상을 받은 연구 주제는 우리 몸이 가지고 있는 생체 시계의 일주기 리듬(서카디언 리듬, Circadian Rhythm), 즉 바이오 크로놀로지였다. 몸의 타고난 리듬은 몸이 온전히 기능하는 데 중요하며, 노화와 다양한 질병과 밀접한 관련이 있다. 영양의 품질도 중요하지만 타이밍도 중요하다는 것을 밝혀 높게 평가받았다.

우리 몸의 생체 시간표는 다음과 같다. 아침 6시경이 되면 코티솔이 분비되어 혈압과 혈당이 빠르게 오르며 천천히 잠에서 깨어난다. 7시 30분이 되면 잠이 오게 하는 멜라토닌 호르몬의 분비가 중단되며, 8시가 되면 모틸린 호르몬의 작용으로 소화관 운동이 활발해져 화장실에 가게 된다. 9시에는 테스토스테론이 활발히 분비되고, 10시쯤에는 정신이 맑아지는 각성 상태가 되는데 이때부터 집중력이 필요한 공부나 일을 하면 유리하다.

12시에는 소화와 흡수 효율이 가장 좋으므로 이때 균형 잡힌 식사를 하면 효율적으로 에너지와 영양분을 얻을 수 있다. 오후 2시 30분은 가장 민첩하고 조절력이 좋으므로 중요한 일을 하면 좋다. 오후 5시경은 근육과 심혈관 기능이 가장 활발해 이쯤 운동을 하면 효과가 크다. 6시 30분쯤 저녁 식사를 하고 나면, 인체는 서서히 혈압이 오르고 오후 7시에 체온이 가장 높아진다. 밤 9~10시쯤에는 수면호르몬인 멜라토닌이 분비되기 시작하고, 밤 11시에는 소화관 활동 등이 억제되어 휴식할 준비를 한다. 그래서 밤에 먹으면 장에 부담이 되고 소화도 안 된다. 새벽 2시는 가장 깊은 잠에 빠지는 시간대다. 새벽 4시 30분에는 체온이 가장 낮으며 서서히 아침을 맞이할 준비를 한다. 몸은 이렇게 24시간을 일주기 시간표에 따라 리듬을 반복된다.

이런 흐름을 각각 8시간씩 크게 청소 시간, 먹는 시간, 생성 시간 세 리듬으로 나누기도 한다. 어떤 시간이냐에 따라 장기들은 효율이 더 좋아지기도 하고 나빠지기도 한다. 이러한 생체 리듬이 깨지면 몸이 오작동한다. 이 3가지 리듬은 어느 정도 동시에 이루어지지만, 특정한 일은 특정한 시간에 집중적으로 더 잘 된다. 3가지 리듬별로 몸이 주로 하는 일을 나누어 살펴보면 다음과 같다.

새벽 4시~낮 12시: 몸을 깨우고 청소하는 시간

새벽 4시부터 낮 12시까지는 몸을 청소하고 활동을 시작하는 시간이다. 몸에 들어왔거나 대사하면서 만들어진 노폐물과 독성 물질은 이 시간에 땀이나 대소변을 통해 몸 밖으로 버려진다. 3대 주기 모두 중요하지만, 살을 효율적으로 쉽게 잘 빼려면 배출 주기도 지켜주면 좋다. 청소 시간에는 청소를 잘하게 만들어야 한다. 따라서 낮 12시까지는 먹지 않는 게 가장 좋고 먹더라도 간단히 먹는 것이 좋다.

자연 식물식을 주장하는 사람은 이 시간에 과일이나 주스를 먹으라고 하는데 과일에는 식이섬유 말고도 과당이 포함되어 있으므로 굳이 먹는다면 당질이 적은 채소를 먹는 게 낫다. 소화에 필요한 에너지를 과장하기도 하는데, 섭취한 음식을 대사하기 위해 쓰이는 에너지는 전체 에너지 소비량의 약 5~10% 정도이기 때문에 '가장 많이 쓰는 에너지'라는 표현은 지나친 비약이다. 하지만 필요 이상의 에너지원을 먹어 소화시키는 것은 몸을 과하게 일하게 만드는 것이므로 일부 논리는 맞다고 볼 수도 있다. 신체 에너지 필요량의 60~65%는 기초 대사량으로 쓰이고, 활동 대사량은 25~35% 정도이다.

아침은 먹는 시간이 아니라 활동을 시작하는 시간이다. 아침 6시경이 되면 코티솔이 분비되어 혈당과 혈압을 올리고 9시쯤에는 테스토스테론이 활발히 분비되어 활동할 준비를 한다. 따라서 간헐적 단식을 할 때는 저녁보다 아침을 거르는 것이 유리하다. 장점은 크게 3가지가 있다. 먼저 회식이나 약속 때문에 저녁을 거르는 것이 아침을 거르는 것보다 더 실천하기 어렵기 때문이다. 아침 시간에는 바빠서 배고프더라도 시간을 흘려보내기 더 쉽다. 둘째는 몸의 리듬 면에서 더 유리하다. 아침에 공복을 유지하면 모틸린호르몬 분비가 촉진되어 장이 운동을 하면서 노폐물을 청소하고 대변 활동이 원활해지기 때문이다. 이때 장운동이 촉진되는 건 소화를 위해서라기보다 청소를 위한 것이다.

마지막으로 효과적으로 살을 빼려면 혈당이 낮게 유지되는 시간을 확보해야 하는데 아침에는 잠자는 동안 먹지 못했기 때문에 이미 혈당과 혈중 인슐린 농도가 상당히 낮아져 있다. 이때 공복을 유지하면 자연스럽게 꺼내 쓰기 모드가 작동되어 체지방이 연소된다. 따라서 청소 시간에는 되도록 먹지 않거나 청소를 방해하지 않게 소화기관이나 호르몬을 최대한 적게 자극하는 음식을 간단히만 먹도록 하자.

낮 12시-저녁 8시: 먹기 딱 좋은 시간

낮 12시부터 저녁 8시까지는 식사하기 가장 좋은 시간이다. 소화하고 흡수하는 기능은 이 시간에 가장 효율이 좋다. 새벽 4시부터 정오까지의 청소 시간에 노폐물과 독소가 제대로 배출된 후에 먹어야 영양분이 더 잘 흡수된다. 몸에 부담을 줄 수도 있는 음식을 먹는다면 이 시간에 먹는 게 낫다. 소화하고 흡수하는 기능이 좋은 시간이기 때문에 그나마 몸에 부담이 적다. 조금 더 세밀하게 들어가면 먹는 시간의 가장자리 시간인 낮 12시나 저녁 8시쯤 먹는 것보다 활발하게 움직이는 중간 시간대에 먹는 것이 유리하다.

저녁 8시-새벽 4시: 먹는 족족 살로 가는 시간

저녁 8시부터 새벽 4시까지는 몸 구석구석에 에너지와 영양분을 전달하고 필요한 물질을 만드는 시간이다. 특히 콜레스테롤 합성 등 지방질과 관련된 대사가 활발하게 일어난다. 각종 호르몬들도 만들어지는데 특히 지방질과 친한 성호르몬이 활발히 만들어진다. 생성 시간에는 앞서 설명했던 더하기 반응(동화반응)이 많이 일어난다. 이 시간에는 인슐린의 반응성도 높아 같은 양을 먹어도 다른 시간에 먹을 때보다 더 잘 저장된다. 낮에는 꺼내 쓰기 모드 호르몬인 글루카곤이 함께 분비되지만, 밤에는 저장하기 모드 호르몬인 인슐린 위주로만 나오기 때문이다. 그래서 이때 먹으면 폭풍 살찐다. 살 뺄 때 가장 먹지 말아야 할 시간이다. 건강과 다이어트의 적인 야식이 당기는 건 의지력이 부족하기 때문만은 아니다. 사냥과 채집을 마치고 보금자리로 돌아와 식사를 했던 인류의 오랜 습성 때문일 수 있다. 게다가 요즘은 조명 때문에 밤에도 밝다. 그래서 수면호르몬인 멜라토닌이 잘 만들어지지 않아 잠은 안 오고 배는 더 고파지기 쉬운 것이다. 잠을 자려면 멜라토닌이 충분히 있어야 하는데 멜라토닌은 빛이 적은 밤에 세로토닌으로부터 만들어진다. 따라서 세로토닌이 적거나, 밤인데 밝으면 멜라토닌이 충분히 만들어지지 않는다.

야식이 당기는 또 다른 이유는, 뇌에서 세로토닌과 멜라토닌이 잘 작용하려면 탄수화물과 단백질이 필요하기 때문이다. 단백질은 세로토닌을 만드는 재료가 되고, 탄수화물을 먹으면 뇌에서 세로토닌이 분비된다. 다양한 이유로 뇌에 세로토닌이 부족하면 밤에 뇌가 멜라토닌의 재료인 세로토닌을 요구하며 야식을 당기게 만든다. ①스트레스가 많거나 ②지나친 소식 등으로 영양 상태가 불균형하거나 ③장 건강이 깨졌거나 ④햇빛을 너무 적게 보는 등의 이유로 세로토닌이 부족해질 수 있다. 그러면 야식으로 탄수화물이나 단백질을 먹으면 잠이 잘 올까? 그렇지 않다는 게 문제다. 뇌에서 세로토닌이 잘 작용하는 데 탄수화물이 도움이 되기는 한다. 하지만 밤늦게 먹은 야식은 결국 장기들을 일하게 해서 절전 모드로 휴식을 취해야 하는 몸을 깨운다. 그리고 단백질에서 세로토닌을 만드는 데에도 시간이 걸린다. 먹자마자 바로 만들어지는 게 아니기 때문에 영양 관리는 평상시에 하면 된다. 또한 음식을 먹어 혈당이 높아지면 성장호르몬의 작용도 방해한다. 깊이 잠들지 못해 충분히 쉬지 못한 몸은 스트레스가 쌓이고 악순환이 계속된다.

늦은 밤에 계속 먹어서 몸이 쉬지 못하면 스트레스 호르몬 코티솔이 분비된다. 식욕조절도 점점 더 어려워진다. 식욕조절 호르몬인 렙틴과 그렐린 분비에 변화가 생기기 때문이다. 따라서 수면이 계속 부족하면 복부지방과 내장지방이 증가한다. 밤에는 공복을 유지해야 꺼내 쓰기 모드 호르몬인 성장호르몬이 잘 작동하고 저장하기 모드 호르몬인 코티솔은 억제되어 살이 더 잘 빠진다.

종합하면, 몸에 필요한 물질들을 잘 만들고 충분히 회복하려면 밤늦게 먹지 말고 잘 자야 한다. 밤에 먹으면 휴식과 수면으로 회복되어야 할 시간에 소화라는 야근을 하게 된다. 물론 몸도 우리처럼 야근을 싫어한다. 밤 10시 이후에는 몸을 절전 모드로 전환하고 쉬어주자. 앞서 살펴보았듯이 인슐린 농도가 높으면 성장호르몬이 잘 작동하지 않는다. 따라서 아무리 성장기라고 하더라도 잘 크려면 저녁 8시 이후에는 먹지 않는 것이 좋다.

음식에 따라 차이는 있지만, 일반적으로 식사 후 높아진 인슐린 수치는 4시간 정도가 지나야 식사 전 상태로 돌아온다. 따라서 식사 후 최소 3시간은 있다가 자야 한다. 그러면 잠이 들고 1~2시간이 지나 깊은 잠에 빠졌을 때 인슐린의 농도가 충분히 낮아서 성장호르몬이 잘 분비된다. 밤에는 먹지 말자. 먹고 싶으면 되도록 미뤄서 다음 날 낮에 먹자. 잠을 잘 자야 살도 잘 빠진다. 충분히 잘 자면 몸이 잘 회복되고 스트레스 호르몬인 코티솔이 과하게 분비되지 않는다.

일주기 리듬을 맞추면 시간대별로 비슷한 일을 하게 되어 대사 효율이 올라간다. 예측 가능해야 몸도 스트레스를 덜 받는다. 예측할 수 없는 상황이 계속되면 몸은 코티솔을 분비해서 만약의 사태에 대비해 영양분을 지방으로 저장한다. 이런 상황이 지속되면 렙틴과 인슐린 저항성도 커진다. 따라서 되도록 규칙적으로 생활해야 한다. 비슷한 시간에 비슷한 일을, 비슷한 정도로 하게 만들면 스트레스가 줄어 필요 이상의 코티솔 분비가 줄고 저장하기 모드가 꺼진다.

인류는 오랜 시간 동안 밝은 낮에 활동하며 먹었고 밤이 되어 어두워지면 잠을 잤다. 자연스러운 리듬을 깨며 살아왔더라도 우리 몸은 생각보다 빨리 타고난 리듬으로 되돌아갈 수 있다. 빠르면 2주 내에, 길면 두 달에서 반년 정도 만에 리듬이 회복되고 효과가 나타난다. 몸 본연의 리듬에 대사를 맡기자. 더 쉽고 편하게 살도 빼고 건강해진다. 남들이 다 그렇게 사니까 그냥 그런가 보다 하고 고민 없이 받아들여왔던 생활 습관이 유일한 방해물이다. 지금까지 해왔던 방식으로 원하는 삶을 살지 못했다면 새로운 습관을 만들어야 하는 것은 당연하다.

병주고 약주지 말고, 약주고 병주자

지금까지 살 빠지는 원리를 읽고 '와 이렇게는 못 살겠다. 이걸 어떻게 다 지키면서 살아?'라고 생각하는 독자들도 있을 것 같다. 충분히 이해한다. 이 책을 쓰는 나도 좋아하는 사람들과 맛있는 음식 먹고 간단히 술 마시는 걸 좋아한다. 약속을 잡기 어려웠던 게 다이어트가 힘들었던 가장 큰 이유였다. 지금 소개할 이 원리를 깨닫고 나서 살이 더 빨리 빠지기 시작했고 사람들과 맛있는 걸 먹는 건 물론, 술도 가끔 마시는데 30kg 넘게 빼고도 지금까지 유지하고 있다.

앞서 몸을 잘 작동시켜 건강하게 살을 잘 빼려면 몸이 싫어하는 것을 하지 않아 헬스 포인트(HP)를 깎지 말아야 한다고 했다. 그런데 싫어하는 일 한두 번 있었다고 회사를 당장 그만둔다거나 연인과 바로 헤어지지는 않는다. 게다가 때로는 싫어하는 일이 생기더라도 이미 있었던 좋은 일들로 버티기도 한다. 연인과의 좋았던 추억이나, 생각지도 못했던 인센

티브를 받아 금융치료되었던 기억은 관계를 유지하도록 우리를 붙잡는다. 몸도 마찬가지다. 평상시에 먼저 잘해놓으면 가끔 못하는 건 타격이 적다. 또 먼저 설명했듯이 몸에는 리듬이 있기 때문에 영양, 그러니까 음식을 먹는 것에도 더 좋거나 나쁜 타이밍이 존재한다. 즉, 영양(nutrition)에도 전략이 있다는 것이다. 이런 원리나 타이밍을 잘 활용하면 하고 싶은 것들을 적당히 하며 더 쉽고 지속 가능하게 살을 빼고 유지할 수 있다.

HP를 깎는 일을 하기 전에 먼저 HP를 올려라

가치 투자의 대가 워런 버핏은 투자 제1원칙을 '절대로 돈을 잃지 말 것'으로, 제2원칙을 '제1원칙을 절대 잊지 말 것'으로 정했다. 이처럼 투자자가 손실을 싫어하듯 몸도 HP가 깎이는 것을 싫어한다. 몸 관리의 원칙도 이와 비슷하게 HP를 깎지 말라고 말할 수 있다. 하지만 우리가 몸에 나쁜 것을 하나도 안 하고 살 수는 없다. 그럼 어떻게 하면 좋을까? 의식적으로 HP를 올리는 일들을 미리미리 해두면 된다. 몸이 싫어하는 일을 아예 안 할 수 없다면 먼저 좋아하는 일부터 한다. HP를 깎는 일을 하기 전에 HP를 올리는 일부터 먼저 해라. 그러면 결국 종합적으로 봤을 때 HP가 비슷하게 유지되는 효과가 난다.

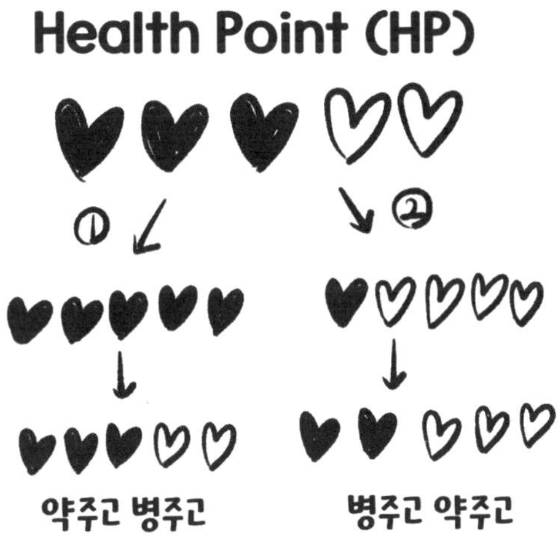

HP를 올려놓고 깎는 '약 주고 병 주기' 전략은 HP가 이미 깎인 상태에서 HP를 채우는 '소 잃고 외양간 고치기' 전략보다 여러 면에서 유리하다. 투자에서도 잃고 나서 회복하려면 더 많은 수익률이 나야 원금을 겨우 회복할 수 있다. 하지만 미리 채워두고 깎는 건 원래의 HP를 지키는 효과가 난다. 게다가 몸은 기능이 떨어지면 더욱 급격하게 상태가 나빠지는 경향이 있다. 남아있는 세포들의 일 처리 부담이 올라가기 때문이다. 약물치료학에서도 '약 주고 병 주기' 개념과 비슷한 접근방식이 있다. 신장에 부담을 줄 수 있는 조영제를 사용하기 전에 아세틸시스테인을 사용하여 미리 손상을 막는다. 가장 좋은 건 HP를 떨어뜨리는 일을 아예 안 하는 것이지만 인생을 그렇게 살다간 할 수 있는 게 별로 없을뿐더러 스트레스만 받고 지속 가능하지도 않다. 엄밀하게는 불가능에 도전하는 일이다.

우리 몸의 기능이 떨어지는 이유

먼저 왜 HP가 떨어지는지에 대해 다시 짚어보자. HP가 감소하면 몸의 기능이 떨어진다. 더 확장하면 생명의 힘이 줄고 서서히 죽어가 노화된다는 뜻이기도 하다. 독과 접촉하거나, 너무 많은 일을 하거나, 예측 불가능한 상황에 계속 노출되면, 즉 몸이 싫어하는 일을 하면 HP가 떨어진다.

몸의 기능 저하, 즉 노화 이론(Theories of Aging)에는 크게 오류 이론(Error Theories)과 예정 이론(Programmed Theories)이 있다. 먼저 오류 이론은 여러 환경적인 요인으로 인해 멀쩡하던 몸에 오류가 쌓여 노화가 진행된다는 이론으로 활성산소 등의 산화적 스트레스 노출, 너무 많이 사용해 마모되는 것, 독과의 접촉 3가지가 있다. 예정 이론은 몸이 제대로 기능하기 위해 필요한 유전자들의 발현이 변해 필연적으로 노화가 진행된다는 이론이다. 텔로미어 이론, 신경-호르몬(Neuro-Endocrine) 이론, 면역 이론이 여기 속한다. 오류 이론과 예정 이론은 서로 긴밀하게 연결되어 영향을 주고받는다.

따라서 유전 요인을 제외하고 HP가 깎이지 않게 하려면 다양한 오류를 줄이고, 신경-호르몬 시스템과 면역 시스템이 젊은 사람처럼 작동하도록 최대한 유지하면 된다. 이를 위해서는 염증을 줄여 면역 반응이 적절히 작동하게 하고, 활성산소가 생기는 상황을 줄이며, 스트레스 호르몬 코티솔 분비를 줄이면 된다.

HP는 어떻게 올리나

결론부터 말하면 항산화제를 먹고, 몸에 필수적인 영양소를 잘 챙기면 된다. 몸이 자기 기능을 잘하게 도우면 HP가 상승한다. 그래서 앞서 HP를 회복하는 방법을 잘 먹고 잘 쉬는 것이라 소개했다. 몸의 기능을 올려 HP를 회복시키는 마법 물약은 바로 항산화제다. 항산화제는 말 그대로 산화를 막아주는 물질이다. 항산화제를 설명하려면 앞서 나왔던 산화적 스트레스 개념을 복습해야 한다.

정상적인 산소는 모든 전자가 쌍을 이루고 있다. 그런데 대사 과정에서 전자가 자기 짝을 잃어버리는 경우가 있다. 대부분 커플인 세상에서 갑자기 나만 솔로가 된 것이다. 이런 솔로 전자(Unpaired electron)를 가진 활성산소는 다른 곳에서 전자를 뺏어 오려는 반응적인 공격성이 생긴다. 활성산소에게 전자를 뺏기면 손상되고 낡아지는데 이것이 바로 산화적 스트레스다. 활성산소에 의해 DNA, 단백질, 지방질이 손상을 받으면 구조적, 기능적 타격이 생기고 노화가 촉진된다. 따라서 산화적 스트레스가 감소하면 노화가 억제된다.

염증, 혈액 공급 부족(허혈), 대사 질환, 신체적 및 정신적 스트레스 등으로 인해 산화적 스트레스가 늘어나면 에너지 대사 공장인 미토콘드리아가 타격을 입고, 세포 안팎의 환경이 나쁘게 바뀌어 세포에 이상이 생긴다. 세포가 이상해지면 그 상위 단위인 조직, 기관, 시스템이 전부 삐걱거리게 된다.

앞서 설명했듯이 이런 활성산소는 정상적인 대사 과정에서도 만들어지기 때문에 우리 몸에는 이런 산화적 스트레스를 방어하는 항산화 시스템이 존재한다. 우리 몸은 산화적 스트레스와 항산화 시스템이 서로 균형을 이루고 있는데, 산화적 스트레스가 항산화 시스템이 감당할 수 있는 수준보다 높아지면 문제가 생긴다.

항산화 시스템의 핵심은 커플 매니저인 항산화 효소들이 전자 짝꿍이 없어 공격성이 올라간 산소에 짝꿍 전자를 만들어주어 공격성을 잠재우는 것이다. 이 과정에서 커플 매니저를 도와주는 조력자가 있으니 바로 구리와 철이다. 타고난 항산화 시스템에는 보호 효과가 강력한 순서대로 슈퍼옥사이드 디스뮤타아제(SOD), 카탈라아제, 글루타티온 퍼옥시다제가 있다. 음식으로 먹을 수 있는 항산화 시스템으로는 역시 보호 효과가 강한 순서대로 글루타티온과 코엔자임큐텐, 카로티노이드와 비타민 E, 플라보노이드와 비타민 A, C, 그리고 미네랄과 단백질이 있다.

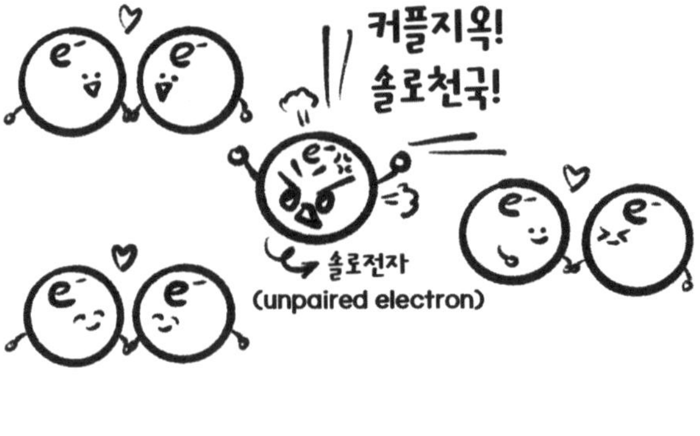

항산화 시스템 가동하기

칼로리 제한과 간헐적 단식으로 에너지를 완전 대사시키면 장수 유전자 SIR2 유전자가 발현되고, 커플 매니저 효소 중 하나인 카탈라아제 효소가 잘 만들어진다. 그리고 몸을 떠돌아다니는 지방산이 적어져 이 지방질을 대사하면서 생기는 산화적 스트레스가 줄어든다. 그리고 에너지를 완전히 대사시키면 미토콘드리아 수가 증가해 정상적으로 대사를 처리할 수 있는 용량이 늘어나 찌꺼기인 활성산소가 덜 만들어진다.

적당히 운동하면 몸 구석구석에 혈액이 원활하게 공급되고 활성산소 찌꺼기 처리반 스캐빈저(scavenger)가 활성화되어 산화적 스트레스가 줄어든다. 하지만 과도하게 운동하면 몸이 필요로 하는 양보다 오히려 산소가 부족해지는 효과가 나서 산화적 스트레스가 증가하고 이로 인해 오히려 노화가 촉진된다. 정리하면 적절한 식이와 간헐적 단식, 적당한 운동으로 항산화 시스템을 가동할 수 있다.

요약하면, HP가 떨어지는 일을 하기 전에 미리 HP를 올려두면 HP 감소로 인한 데미지가 줄어들어 몸의 기능이 잘 유지된다. 몸이 제대로 작동하면 살도 잘 빠지고 건강해지므로 몸을 관리할 때 약 주고 병 주는 전략까지 활용하는 것이 유리하다. HP를 더 효율적으로 올리는 방법과 HP가 소실되면서 오는 데미지를 더욱 최소화할 세부 전략에 대해서는 살 빠지는 습관 부분에서 자세히 다루도록 하겠다.

지나친 운동은 폭식과 같다

살 빼기로 마음을 먹으면 헬스장부터 등록하는 사람들이 있다. 예전에 나 역시 그랬다. 매일 운동을 하며 나는 생각했다. 설령 운동이 몸에 좋다 해도 인생의 적지 않은 시간을 운동에 쓰기에는 세상에 할 일이 너무 많다고. 본업이 운동선수이면 모를까 매일 몇 시간씩 운동에 시간을 쏟을 수는 없지 않은가.

운동을 많이 하지 않아도 살을 잘 뺄 수 있을 뿐만 아니라 건강도 챙길 수 있다. 게다가 충격적이게도 운동은 사실 시간 제한을 둬야 한다. 당신이 운동선수가 되어 기량을 높이고 싶은 게 아니라 단지 건강하게 살을 빼고 싶을 뿐이라면 말이다. 앞서도 체중 감량하는 데 칼로리 계산은 의미가 없고, 오히려 몸이 제대로 작동하는 데 관여하는 호르몬 같은 요인들이 훨씬 중요하다고 설명했다. 따라서 '칼로리 소모량'을 늘리기 위해 운동을 하는 것 역시 큰 의미가 없다. 저명한 학술지 「사이언스」에 실린 2017년도 연구에 따르면, 전통적인 수렵 채집

생활을 하는 아프리카 하드자족과 도시에서 앉아서 생활하는 사무원의 에너지 소모량은 거의 같다. 이 연구는 운동을 더 한다고 활동량이 적은 사람보다 에너지를 더 많이 소비하지 않는다는 '운동 역설(Exercise Paradox)' 연구로도 알려져 있다.

또 국제 스포츠영양학 저널에 발표된 연구에 따르면, 3개월 동안 식이조절을 하며 주에 5일 45분씩 유산소 운동을 한 참가자들이 식단만 한 참가자들보다 겨우 300g밖에 체중을 줄이지 못했다. 약 2,700분의 시간을 더 투자하고도 달랑 체중을 0.3kg 더 뺐다는 뜻이다. 유산소 운동은 대체로 체지방 위주로 감소시키는 경향이 있고 체중 감량용 식단으로 근육량을 늘리는 게 어렵다는 점을 생각하면 근육이 증가했다거나 0.3kg이 전부 체지방이었다고 보기도 어렵다. 한마디로 가성비가 안 좋다는 뜻이다! 체중 감량이 목적이라면 운동보다 적절한 식이요법이 훨씬 더 중요하다.

거기다가 우리 몸은 항상성을 유지하려는 성질이 있기 때문에 유산소 운동을 비롯한 모든 운동은 시간이 흐름에 따라 효과가 떨어진다. 몸은 호르몬이나 특정 물질(술, 약)에만 적응하는 게 아니라 운동에도 적응한다. 결론은 우리의 시간을 아끼기 위해서나 몸의 항상성을 고려하면 운동도 간헐적으로 하는 게 좋다. 애초에 우리 몸은 지속적으로 오래 미친듯이 운동해도 기초 대사량의 약 2.5배 이상의 에너지를 소비하지 못한다. 활동량이 많은 족족 계속 에너지를 썼다면 우리는 살아남지 못했을 것이다. 이런 과도한 상황에서는 앞서 설명한 스트레스 호르몬인 코티솔이 분비되어 비상 모드로 전환되고 저장하기 모드가 켜진다.

물론 바르게 운동하면 장기적으로 건강을 관리하고 체중을 유지하는 데 유리하다. 하지만 각 잡고 하는 운동을 매일, 게다가 스트레스를 받아가면서 하는 건 건강에도, 살을 '빼는' 데도 좋지 않다. 체중을 감량할 때 훨씬 중요한 건 저장하기 모드를 끄고 꺼내 쓰기 모드를 켜는 일이고 이 모드들을 조절하는 핵심은 음식이다. 씨름과 역도 선수들이 필요에 의해 그 체급을 유지할 수 있는 건 운동보다 식이가 체중의 증량과 감량에 더 중요하다는 것을 단번에 보여준다. 체형은 먹는 음식이 90% 이상 결정한다. 올바른 식이조절 없이 운동만 많이 하면 근력과 민첩성은 향상될 수 있어도 날씬해지지는 않는다.

지나친 운동도 폭식만큼 몸에 안 좋다

운동을 과하게 하면 오히려 몸에 해롭다. 먼저 호르몬 시스템이 망가진다. 혹독한 운동은 다른 스트레스 상황처럼 코티솔을 분비시킨다. 코티솔은 혈당을 높이고 근골격을 약해지게 만들며 면역을 억제한다. 또한 코티솔은 대표적인 저장하기 모드 호르몬으로 복부와 내장지방을 늘리고 근육은 줄인다. 장기화되면 고혈당에 중심부 지방이 늘어나 테스토스테론과 성장호르몬 등의 다른 꺼내 쓰기 모드 호르몬들을 전반적으로 억제한다. 동시에 다른 저장하기 모드 호르몬인 인슐린과 에스트로겐의 작용은 비정상적으로 늘어난다. 이런 호르몬들의 이상으로 극도한 피로감과 무력감이 동반되는 번아웃 증후군이 나타나기도 한다. 따라서 적게 먹고 많이 운동하는 다이어트 전략은 장기적으로 봤을 때 체중 감량에 가장 비효율적이다. 식단을 엄격하게 조이는 낯선 상황이라면 과도한 운동은 차라리 안 하는 게 낫다. 몸이 극단적인 여러 상황을 스트레스로 인식해 코티솔을 분비하고 저장하기 모드를 켜게 만들기 때문이다.

또한 과도한 운동은 오래오래 건강하게 사는 데도 도움이 안 된다. 과도하게 운동하면 빨리 늙는다. 칼로리 계산에 집중하는 다이어트법에서는 기초 대사량을 높여야 한다는 주장도 함께 많이 나온다. 물론 기초 대사량이 병적으로 떨어져 있으면 살이 찌기 쉽고 기운이 없는 것은 맞다. 하지만 대사량이 너무 높고 대사 속도가 빠르면 빨리 죽는다. 대사 속도가 빨라지면 심장이 빨리 뛰고 호흡도 가빠지며 음식을 먹는 속도와 횟수가 올라간다. 많이 먹어서든 운동을 많이 해서든 대사가 지나치게 많이 빨리 일어나면 활성산소도 더 많이 빨리 만들어진다. 최초의 마라토너인 필립피데스는 약 40km의 거리를 쉬지 않고 달려 아테네의 승리를 알리고 즉사했다.

고도비만이나 갑자기 체중이 늘어난 경우에도 운동을 조심해야 한다. 관절이 손상될 수 있기 때문이다. 근육과 인대가 체중을 버틸 힘이 모자란데, 무리하게 운동을 하면 오히려 관절을 다쳐 통증은 악화시키고 살은 빠지지 않을 수 있다. 따라서 급하게 살이 많이 쪘거나 절대적인 체중이 아직 상당하다면 무리한 운동을 삼가고 식이조절에 전념해야 한다. 운동은 충분하게 체중을 감량해 관절에 무리가 되지 않을 정도의 몸무게가 되었을 때 시작하면 된다.

그럼에도 운동을 하면 좋은 이유

그러면 운동을 하지 말아야 할까? 아니다. 바르게 운동하면 살을 '빼는' 데는 큰 도움이 안 돼도 몸을 제대로 기능하게 만들어 체중을 유지하고 건강해지는 데 도움이 된다. 애초에 우리는 동물, 즉 움직이는 존재다. 무슨 뜻이냐고? 우리는 움직여야만 제대로 작동한다. 운동을 해야 하는 의외의 이유부터 다소 진부한 이유까지 설명해보겠다.

운동은 살 빼려고 하는 게 아니라 똑똑해지려고 한다

인류는 수렵 생활에 적응해 위험으로부터 도망치고 생존 확률을 높이는 이익을 차지하기 위해 엄청나게 오래 걷거나 뛸 수 있게 진화했다. 학자들에 따르면 약 400만 년 전 나무에서 과일이나 따먹기를 포기하고 더 넓은 곳을 탐색하며 사냥하기 시작했을 때부터 뇌 활동과 움직임이 긴밀하게 연결되기 시작했다고 한다. 그 결과, 우리는 움직일 때 뇌가 활발히 작동하도록 적응했다. 뇌는 원래 생각하려고 진화한 것이 아니라 우리를 잘 움직여 살아남게 하려고 진화했다. 움직여야 머리가 도는 건 모두 과일을 채집하는 안정적인 생활에서 벗어나 사냥을 하면서 뻗어 나가는 생활로 나아간 인류 조상 호모 에렉투스 때문이다.

운동은 동기부여와 학습에 핵심 역할을 하는 도파민의 분비를 촉진해 뇌신경 연결망인 시냅스를 강화하고 학습능력과 기억력을 향상시킨다. 연구 결과에 따르면 운동을 할 때 뇌에 긍정적인 변화는 대부분 신경영양인자가 증가되어 생긴다. 운동은 뇌 유래 신경성장인자(Brain-Derived Neurotrophic Factor, BDNF)가 만들어지는 과정을 활성화해 뇌세포 성장과 보호에 관여하는 여러 화학 물질들의 농도를 증가시킨다. 운동이 도파민 분비를 늘리고 시냅스를 강화하므로 도파민과 관련된 신경 퇴행성 질환인 파킨슨에도 도움이 된다.

운동을 하면 전두엽, 시상하부, 해마 등의 다양한 뇌 부위가 활성화되고 뇌 혈류량이 20%까지 더 많아진다. 뇌 혈류가 부족해지면 혈관성 치매나 알츠하이머가 생길 수 있으므로 운동으로 뇌 혈류량을 늘리는 건 인지기능 저하와 치매를 예방한다. 운동으로 혈류량과 GLP-1이 증가하면 알츠하이머의 원인 물질인 베타 아밀로이드 축적량도 줄어든다. 이런 작용들로 인해 규칙적인 운동은 알츠하이머병 위험을 약 30% 정도 낮춘다. 또한 10년간 쌍둥이들을 추적 연구한 결과에 따르면 중년의 강한 근력은 두뇌의 민첩성, 기억능력과 관련된다. 근력의 대표적인 지표인 악력은 해마의 건강한 활동에 영향을 미친다.

창의성을 올리고 더 나은 선택을 하게 한다

몸을 움직여 전전두엽을 조금 억제하면 이전에는 생각하지 못한 새로운 아이디어가 떠오르고 서로 다른 분야를 새롭게 연결하는 생각을 할 수 있게 된다. 창의적인 생각을 하기 어려운 가장 큰 이유는 뇌가 과거에 생각하던 방식으로 생각하려는 효율성이 있기 때문이다. 주로 전전두피질이 이런 사고의 틀을 만든다. 전전두피질은 실용적이고 충동을 제어하지만, 틀에 박힌 사고에 머무르게 한다. 그런데 운동을 하면 전전두피질의 활동이 일시적으로 감소되어 생각이 유연해진다. 가볍게 움직이면 전전두피질의 활동성이 일시적으로 낮아지는데, 이는 움직임과 방향 찾기에 관련된 뇌 부위로 혈액이 몰리기 때문일 것으로 추정된다.

사회심리학 연구에 따르면 목표 지향적이고 의식적인 사고만을 사용하면 가장 의사결정을 할 수 없는 문제가 있다고 한다. 의식적인 사고는 작업 기억을 사용하는데, 작업 기억은 3~7개 정도의 제한적인 정보가 바탕이 되기 때문이다. 또 다른 연구 결과, 결정을 최종적으로 내리기 전 짧은 시간 동안 가벼운 움직임으로 주의를 환기한 그룹이 해결책을 바로 선택한 그룹보다 더 나은 선택을 했다. 또한 스탠퍼드대학교 연구팀에 따르면 걷기는 약한 전류로 대뇌피질의 신경세포를 자극해 뇌 기능을 올리는 tDCS 기계와 매우 비슷한 효과를 낸다. 잠시 움직이기만 해도 효과가 지속되어 일시적으로 뇌 기능이 좋아졌다.

우울감과 기분을 개선시킨다

움직이면 사고력뿐만 아니라 정신력도 좋아진다. 여러 연구에 따르면 몸을 움직이지 않고 가만히 있는 시간은 불안, 우울증과 같은 정서적 이상과 관계가 있다. 이는 운동을 하면 분비되는 엔도르핀과 세로토닌, 엔도카나비노이드(endocannabinoid) 등의 신경전달물질과 관련된 것으로 보고 있다. 엔돌핀은 환희를, 세로토닌은 안정감과 행복을, 그리고 엔도카나비노이드는 강도 높은 운동을 한 후에 러너스 하이(Runner's High) 같은 만족감을 느끼게 한다. 즉, 가만히 있으면 불안하고 우울해질 가능성이 높아진다는 뜻이다.

왜 그럴까? 모든 뇌 활동, 즉 감각, 기억, 감정, 그리고 계획하는 능력 등은 모두 움직여 행동하는 걸 전제로 하는 정보다. 따라서 모든 두뇌 활동은 움직임과 밀접한 관계가 있고,

뇌 활동에는 생각하는 능력만 있는 게 아니라 우리가 신체를 잘 통제하는 능력과 좋은 기분으로 생활하게 하는 정서 능력까지 포함된다. 몸을 내 마음대로 움직인다는 건 단순히 몸을 움직이는 그 자체에 그치지 않고, 정신력과 감정 회복에도 큰 도움을 준다. 몸을 통제하면 마음과 머리도 통제할 수 있게 된다는 뜻이다.

스트레스를 줄여준다

부신에서는 꺼내 쓰기 모드 호르몬인 아드레날린과 저장하기 모드 호르몬 코티솔이 분비되는데, 이 두 호르몬은 모두 스트레스와 관련이 있다. 콩팥이 쓴 고깔모자처럼 생긴 부신에는 변형된 신경세포가 있어 빠르게 중추신경과 통하는 연결망이 있다. 그런데 움직임과 관련된 뇌 영역과 부신이 연결된다. 따라서 스트레스를 줄이려면 생각이나 마음을 바꾸는 것만 방법이 아니라, 오히려 더 쉽고 간단하게 그냥 몸을 움직이면 된다. 반대로 말하면 몸을 지나치게 움직이면 스트레스가 직통으로 쌓이기 때문에 적절한 균형이 중요하다.

또한 부신의 안쪽은 전전두피질의 마음과 관련된 영역과 연결되어 있다. 살 빠지는 마음에서도 다루겠지만, 움직이면 마음에 긍정적인 영향을 주므로 움직임에 집중하면 마음을 다스릴 때 도움이 된다. 그리고 유인원 동물 실험에서 코어 근육의 움직임과 관련된 뇌 부위에 부신수질과의 신경 연결망이 압도적으로 많은 것을 발견했다. 따라서 복근 등의 코어 근육을 활성화하는 운동은 스트레스를 감소시키고 정서를 안정화하는 데 도움이 된다. 종합하면, 운동은 스트레스를 완화하여 스트레스가 쌓여서 생기는 부정적 영향들을 감소시킨다.

해독 작용을 촉진한다

먼저 운동은 당독소를 해독한다. 당독소는 몸 안에 에너지원이 너무 많을 때 생기므로 움직여 에너지원을 소비하면 줄어든다. 또한 당독소 원인 물질인 메틸글리옥살은 산소 공급이 원활하지 않은 상황에서 많이 생기므로 당독소를 줄이려면 무산소 운동보다 유산소 운동이 유리하다. 하지만 장기적으로는 짧고 굵은 고강도 운동으로 근육을 지키는 것도 중요하다. 근육이 늘면 에너지원들이 완전히 대사되어 ATP가 잘 만들어지고, 당독소를 처리하여 버리기도 쉬워진다. 에너지원이 ATP까지 잘 대사되면 대사 과정 옆길로 새서 생기는 대사중간체도 덜 만들어진다. 따라서 적절한 운동으로 근육을 키우면 노폐물 자체가 덜 생긴다.

가볍게 움직여 스트레칭을 하면 대사가 완전히 진행되어 고강도 운동으로 생긴 젖산과 케톤체 양이 줄어든다. 염증 반응도 낮아진다. 세포의 물리적, 화학적 성질이 긍정적으로 바뀌기 때문이다. 하버드 의대 연구팀의 스트레칭과 염증 간 관계에 대한 연구에 따르면, 스트레칭을 한 마우스는 그렇지 않은 마우스보다 염증 면적이 눈에 띄게 줄었고, 과도한 면역 반응 수치가 줄었다. 연구팀은 이러한 염증 감소 효과를 오메가-3 지방산에서 만들어지는 염증 비활성화 물질인 레졸빈(resolvin) 농도가 증가하여 나타났다고 결론지었다.

스트레칭은 근막도 청소한다. 뉴욕대학교 연구팀은 결합조직과 면역 시스템이 서로 소통한다는 사실을 밝혔다. 연구팀에 따르면 결합조직은 액체를 머금은 스펀지 같은 구조인데, 지긋이 움직여 스트레칭을 하거나 마사지를 하면 유체가 림프계로 흘러 들어가 면역 시스템이 문제를 감지하게 만든다. 따라서 근육이 있는 곳에 함께 있는 근막은 물리적 완충효과만 가진 것이 아니라 다른 시스템과 상호작용하여 몸 전체가 제대로 기능하게 하는 것과 관련이 있다. 우리 몸에는 의식적으로 움직이려 하지 않아도 자연스럽게 움직이는 근막도 있지만 움직여야만 움직이는 근막들도 있다. 결국, 몸이 제대로 청소되려면 움직여야 한다.

건강한 삶을 오랫동안 유지하도록 돕는다

장수하는 사람들은 몸을 자주 움직인다. 100살 이상 장수하는 사람 수가 다른 곳보다 10배 이상 많은 지역이 있다. 일본

오키나와, 그리스 이카리아, 이탈리아 사르데냐, 코스타리카 니코야, 미국 로마린다 다섯 곳이다. 이곳에 사는 사람들은 우리가 보통 운동이라고 여기는 활동은 거의 안 하지만 가만히 앉아있지 않고 걷기, 마당 가꾸기 등의 강도 낮은 활동을 계속한다. 움직임이 수명과 연관되어 있다는 것을 간접적으로 알 수 있다.

또한 근육의 양과 사망률은 직접적인 관계가 있다. 우리나라 대학 병원을 비롯해 전 세계적인 추적 연구에 따르면, 근육의 양이 줄어들면 지방의 양과 유산소 운동을 하는 시간과 상관없이 사망률이 올라간다. 65세 이상 성인 중 근육의 양과 힘이 부족한 사람은 정상인 사람보다 사망 위험이 몇 배 이상 높았고, 움직임이 느려질 정도로 저하 정도가 심한 경우 사망 위험이 더욱 컸다. 근육은 우리가 눈으로 쉽게 볼 수 있는 골격근만 있는 게 아니라 장기에도, 심장에도 있다. 따라서 근육이 자기 기능을 제대로 해야 몸 전체가 자기 역할을 잘할 수 있고, 수명과도 연관된다.

대사 기능을 정상으로 되돌린다

운동은 대사 작용에 단기적으로, 장기적으로 긍정적인 영향을 준다. 먼저 몸을 가볍게 움직여 혈당을 낮춰주면 혈당이 급격하게 올라 생기는 당독소와 염증, 활성산소를 줄여서 몸이 고장나는 나쁜 영향을 최소화할 수 있다. 근육을 움직일 때 분비되는 이리신(irisin)은 에너지 소비를 증가시키고, 혈당을 안정화하며 지방의 에너지를 쓰게 만든다. 또, 움직이면 몸 구석구석으로 혈액이 잘 돌게 되면서 말초까지 인슐린이 잘 도달하게 만들고 세포에 필요한 영양분을 잘 공급시켜 혈당을 적절하게 감소시킨다. 이렇게 되면 췌장도 적절한 만큼의 인슐린만 만들면 되기 때문에 부담이 줄어든다.

운동을 꾸준히 하면 근육의 양이 유지되거나 증가해 에너지원을 ATP까지 완전 대사하는 데 유리해진다. 앞서 설명했듯이 근육은 에너지 대사가 활발히 일어나는 장소여서 우리가 먹은 에너지를 완전히 대사해 ATP로 전환하는 역할을 한다. 그래서 근육량이 줄면 노폐물이 생기고 대사가 오작동한다. 이런 원리로 근육량이 체지방량보다 상대적으로 충분해지면 대사가 전반적으로 개선된다. 먹고 바로 누우면 소가 된다고 했던 건 어느 정도 맞는 말이다. 먹고 움직이지 않으면 살이 잘 찌는 체질로 바뀌고 몸이 제대로 작동하지 않게 된다.

식욕을 줄여준다

적당한 만큼 강도 높은 운동을 하면 식욕이 줄어든다. 저명한 학술지 「네이처」에 2022년 기재된 논문에 따르면, 고강도 운동을 한 후 혈액을 분석했더니 N-락토일-페닐알라닌(Lac-

Phe)이 유의미하게 증가했다. Lac-Phe는 필수 아미노산 중 하나인 페닐알라닌과 고강도 운동을 하면 증가하는 젖산이 합쳐진 물질이다. 전력 달리기를 10분 한 마우스와 사람에서 모두 Lac-Phe가 증가했고 음식 섭취량이 줄었다. 먹는 양이 감소해 줄어든 체중의 대부분은 지방이었고, 포도당을 처리하는 능력도 개선되었다. 이러한 식욕 저하 효과는 며칠간 지속되었다.

요요를 막는다

운동은 체중을 빼는 데는 크게 도움이 안 되지만 유지하는 데는 유리하다. 운동으로 근육량을 늘리면 살이 덜 찐다. 글리코겐은 지방이 저장되기 전에 먼저 간과 근육에 저장되는 저장형 탄수화물인데, 근육량이 늘면 글리코겐이 저장되는 양도 커져서 지방으로 쌓이는 양이 줄어든다. 우리가 먹은 당질은 저장형 탄수화물 형태인 글리코겐으로 간에 75~100g, 근육에 300~400g 정도 저장된다. 저장할 수 있는 한계보다 탄수화물이 많으면 지방으로 전환되어 살이 찐다. 같은 양의 당질을 먹어도 근육량이 많으면 근육에 당질을 저장할 수 있는 용량이 커져 남아도는 탄수화물이 적어지고 지방으로 저장되는 양도 적어진다.

성장호르몬의 분비를 촉진시킨다

운동을 하면, 지방은 태우고 근성장은 돕는 꺼내 쓰기 모드 호르몬인 성장호르몬의 분비가 늘어난다. 유럽의 대학병원에서 수행한 연구에 따르면, 운동으로 성장호르몬이 급속히 증가했고, 단식을 하면 성장호르몬이 산발적이지만 오래 분비되어 효과가 유지되었다. 성장호르몬을 잘 분비시키기 위해서는 어느 정도 이상의 인터벌 트레이닝과 고중량 운동이 필요하다. 짧고 굵게 운동하면 성장호르몬이 효과적으로 분비된다. 하지만 코티솔이 분비될 정도로 오랜 시간 과도하게 운동하면 오히려 성장호르몬 분비가 억제된다.

통증을 줄이려면 근육이 충분히 있어야 한다

근육은 여러 뼈와 인대로 연결되어 있고, 근육의 힘으로 그 뼈들을 움직인다. 그런데 근육량이 줄어 근력이 약해지면 움직임의 조화가 미세하게 깨진다. 그래서 움직일 때마다 뼈와 인대가 긁혀 염증이 생기고 통증까지 이어진다. 40~50대 이후 오십견 어깨 통증이나 허리통증이 그 예다. 이런 통증이 생기게 된 근본적인 원인은 근력 감소이기 때문에 아픈 부위 근처의 근육을 조심스럽게 운동해 근력을 키워주면 통증을 줄이는 데 도움이 된다.

살 빠지는 운동 튜토리얼 <원리 편>

운동이 무조건 몸에 좋지도, 나쁘지도 않다는 것을 알았다. 그렇다면 어떻게 운동해야 할까?

운동하기 전 알아야 하는 3가지 기본 원칙

운동과 관련된 몸의 3가지 중요한 기본 특성이 있는데, 이 때문에 살을 뺄 때 운동에 에너지를 많이 쏟는 전략은 효율적이지 않다. 먼저 근육을 키우는 등 운동 능력을 더 키우려면 이전보다 더 큰 자극이 필요하다. 시간이 지날수록 더 많은 시간과 에너지를 투자해야 한다는 뜻이다. 또 운동 능력을 키울 때는 특이성이 있어서 자극받은 부분 위주로 변하거나 성장한다. 전신 운동이 아니라 한 가지 프리웨이트만 하면 그 부분만 비대칭적으로 발달한다.

운동이 비효율적인 마지막 이유는 자극이 약해지거나 멈췄을 때 다시 원래대로 돌아가는 가역성 때문이다. 운동으로 키워 놓은 근육이나 운동 능력은 멈추면 원래대로 돌아간다. 밑 빠진 독에 물 붓는 격이다. 물론 바로 뒤에서 설명하겠지만 이런 특성을 잘 활용하면 시간과 에너지를 덜 들이고 가성비 좋게 운동할 수 있다. 운동도 우리 몸을 움직이는 것이기 때문에 항상성을 유지하려는 성질이 있고, 똑같은 운동을 해도 사람에 따라 다양한 효과와 결과가 나타날 수 있다.

지방 위주로 빼고 근손실은 최소화하는 체중 감량법

과도하게 운동하면 코티솔이 분비되고 저장하기 모드가 켜져 체중 감량 효율이 떨어지고 건강이 나빠진다. 건강하게 지방 위주로 빼고 근손실을 최소화하는 운동 전략을 소개한다.

첫 번째, 열정을 불태우지 마라. 몸을 잘 돌아가게 하기 위해 엄청난 운동을 해야 할까? 그렇지 않다. 운동선수를 할 게 아니라 평소에 지방을 태우고 해독하고 싶다면 설렁설렁 자주 움직이면 된다. 뇌 영상 연구를 비롯한 여러 연구 결과에서 하루 대부분을 가만히 있으면 작정하고 운동하는 시간이 있더라도 건강에 나쁘다고 밝혀졌기 때문이다. 따라서 몸의 기능을 바르게 작동시켜 살을 잘 빼고 건강해지려면 각 잡고 하는 운동을 늘릴 게 아니라 평소에 자주 움직여야 한다. 즉 간식처럼 움직여야 한다! 그럼 얼마나 자주 움직여야 할까? 연구 결과에 따르면 정적인 생활을 하는 경우 20~30분마다 일어나서 움직이는 것을 목표로 삼아야 한다.

두 번째, 힘든 운동은 짧고 굵게 가끔씩 하라. 근력운동을 할 때는 운동 강도나 횟수를 최대한 비슷하게 유지한다. 다르게 말하면 운동을 하지 않는 시간을 충분히 가진다는 뜻과 같다. 운동을 아예 하지 않으면 운동 능력이 떨어지기 때문에 전혀 안 할 수는 없다. 그렇다고 너무 자주 운동하면 몸이 익숙해져 운동 강도나 횟수를 올려야 한다. 하지만 운동하는 간격을 충분하게 두면 몸이 적응하지 않으면서도 운동을 아예 안 하는 건 아닌 상태를 만들 수 있다. 때문에 운동 능력이나 근육량을 지키면서 동시에 시간과 에너지를 아낄 수 있다.

그래서 근력운동은 일주일에 1~2번, 15분 정도 이전과 비슷한 정도로만 하면 충분하다. 더 자주 운동하고 싶다면 중·저강도로 운동하고, 평소에 더 의식적으로 움직이는 것을 추천한다. 또한 3주 정도마다 전체적인 운동 강도를 줄이는 회복 주간을 가지는 게 좋다. 주기적으로 완급을 조절하라는 뜻이다. 이런 방식으로 운동하면 전반적인 운동 기량이 올라가지는 않아도 잘 유지할 수 있고 시간과 에너지 효율적으로 체지방 위주의 살을 뺄 수 있다.

유산소 운동을 할 때도 적당한 시간 동안 적당한 강도로만 해야 한다. 수많은 연구를 종합하면, 1시간 이내로, 최대 운동 강도의 40~60% 수준으로 유산소 운동을 하면 된다. 이 강도는 최대 심박수의 60~70% 정도, 즉 약간 숨이 가쁘지만 대화는 가능한 정도의 운동 강도와 같다. 60% 이상의 강도로 1시간 이상 유산소 운동을 하면 면역이 떨어지는 등 건강을 해치고 오히려 따로 하는 운동 없이 간헐적 단식을 할 때보다 근손실이 심해질 수 있다.

지방을 효과적으로 연소하는 최강의 조합

지방을 건강하게 효과적으로 연소하려면 먼저 몸에 저장된 탄수화물을 에너지로 사용한 상태에서 앞서 설명한 강도로 총 1시간 정도 유산소 운동을 하면 좋다. 몸에 저장된 탄수화물을 먼저 쓰기 위한 2가지 방법은 크게 운동, 특히 '근력운동'과 '단식'이다. 따라서 아침 공복에 유산소 운동을 하거나 무산소 근력운동을 해서 몸 안에 저장된 탄수화물을 먼저 쓰고 유산소 운동을 하면 지방을 에너지원으로 더 잘 꺼내 쓰게 된다.

인터벌 트레이닝을 활용한다

운동을 여러 번으로 나눠 짧게 하는 것과 저강도 운동, 짧은 고강도 운동을 합친 인터벌 트레이닝을 활용하는 것은 코티솔 분비를 예방하는 측면에서 좋다. 코티솔은 지나치게 오래 운동하거나 충분히 쉬지 못했거나 영양 상태가 좋지 않으면 분비되기 때문이다. 인터벌 트레이닝은 운동 시간을 절약하는 데도 유리하다. 주 3회 인터벌 트레이닝을 활용한 한 연구에서 딱 1분 동안 최대 강도로 운동을 했을 때 중강도로 45분 동안 운동한 것과 비슷한 효과가 나타났다. 연구 결과 인슐린 저항성과 심폐기능 개선 정도, 미토콘드리아의 수와 골격근 증가 정도가 서로 유사했다.

또한 뉴욕대학교 의학부 연구에 따르면 30일간 마우스에 달리기를 시켰더니 달리기를 한 마우스의 뇌에서 달리기를 하지 않은 마우스의 뇌보다 도파민은 약 40%, 뇌 신경영양인자는 약 60% 증가되었다. 운동 기간이 종료되고 달리기를 하지 않아도 지표들이 상승한 상태가 약 일주일 동안 지속되었다. 따라서 운동할 시간이 모자라면 짧게 인터벌 트레이닝을 하는 것도 몸에 도움이 된다.

몸과 밸런스 게임을 하라

식단 관리는 철저한데 운동은 거의 안 함 vs 식단은 유연한데 운동은 철저함. 둘 중 하나만 하자. 코티솔 분비를 막기 위해서는 운동 강도나 지속 시간, 그리고 휴식 시간 등을 적절히 조절해 스트레스를 관리하는 것이 매우 중요하기 때문이다.

식단도 빡센데 운동도 빡세거나 먹는 것도 잘 먹는데 운동도 안 하는 건 밸런스 붕괴다. 물론 살을 잘 빼는 방법은 정해져 있다. 체중 감량에서의 정답은 어차피 식단을 더 잘 지키는 것이다.

그런데 정체기가 왔다면, 먹는 걸 더 잘 먹고 운동을 더 하는 전략을 쓰는 게 좋다. 정체기가 왔다는 건 반대로 말하면 그 체중으로 고정이 됐다는 뜻이다. 웬만큼 먹어도 살이 잘 안 찐다. 오히려 이 기간에는 즐거운 마음으로 더 잘 먹고 운동을 좀 더 해서 근육을 늘리면 좋다. 물론 이때도 당연히 무리하면 안 된다. 잘 먹고 운동을 더 하는 데 익숙해질쯤 다시 식단을 엄격히 하고 운동을 줄이면 체중이 다시 잘 빠진다. 요약하면, 체중이 잘 빠질 때는 근육 방어전만 하고, 식단에 적응이 되고 체중이 잘 안 빠질 때 좀 더 잘 먹고 운동을 해서 근육을 붙인다.

쉬는 것까지가 운동의 완성이다

강도 높은 운동을 한 날에는 더 많이 자자. 근육은 깊은 잠에 빠져 성장호르몬과 수면호르몬이 잘 분비될 때 회복되고 자라기 때문이다. 특히 잘 시간이 부족하다면 고강도로는 주 1회 이상 운동하지 말아야 한다. 또 체중 감량 기간을 여유 있게 잡고 천천히 빼면 몸매가 더 예쁘게 빠진다. 단, 급하게 찐 살은 급하게 빼도 된다. 회복도 운동하는 것만큼 중요하다. 회복하는 동안 근육이 만들어진다는 것을 꼭 기억하자.

식사량을 줄이더라도 단백질은 충분히 먹는다

연구에 따르면 같은 에너지양(칼로리)의 식단이어도 단백질량이 충분하면 근육량은 늘고 체지방이 많이 감소해 체구성이 좋아지는 데 더 유리했다. 5주 동안 똑같이 약 800kcal로 식사량을 제한했을 때 단백질량이 충분했던 그룹은 체지방이 약 5kg 감소하고 근육은 1kg이 늘었던 반면, 단백질량이 충분하지 않았던 그룹에서는 체지방이 약 3kg 감소하고 근육도 다소 감소했다. 특히 기본적으로 체중을 줄이는 데 집중하는 시기에는 운동을 많이 하는 걸 추천하지 않지만, 만약 운동을 하게 된다면 더 잘, 특히 단백질이 부족하지 않게 먹어야 한다.

몸은 나의 최선을 알고 있다

근력운동을 할 때는 할 수 있는 만큼 무게와 횟수를 조정하면 된다. 시간을 줄이고 싶으면 더 높은 강도로, 강도를 조금 낮추고 충분한 시간 동안 운동하고 싶으면 횟수를 늘려 15분 이내로 운동하면 된다. 어떤 경우에도 무리하지 않는다. 무리한 운동으로 근육에 피로를 주면 부상 위험이 커지기 때문이다.

스트레칭도 마찬가지다. 자신이 할 수 있는 만큼 최선을 다해 천천히 부드럽게 스트레칭하면 된다. 마찬가지로 절대 무리할 필요가 없다.

오히려 관절을 지나치게 늘리는 건 좋지 않다. 관련 연구에 따르면 인구의 약 20%는 관절이 평균 범위를 넘어 과하게 늘어나는데, 지나친 유연성도 통증, 관절 탈구, 과민성대장증후군과 같은 소화기 이상 등의 문제를 비롯해 불안 등의 정신적 문제와도 관련된다. 예를 들어, 다리를 찢는 동작은 고관절을 중심으로부터 약 30도 넘게 빼는 과신전 동작이므로 정상적인 움직임에서 넘어서기에 몸에 좋지 않을 수 있다. 따라서 발레리나나 요가 강사가 아니라면 할 수 있는 만큼만 스트레칭하면 된다.

스테이지 클리어!

보상

퀘스트의 답, 납득이, 다음 스테이지 이동

이제 여러분들은 퀘스트에 대한 답을 할 수 있다.

1. 체중 감량에 가장 중요한 호르몬과 그 속성은 어떠한가?

체중 감량에 가장 중요한 호르몬은 인슐린이다. 인슐린은 저장하기 모드 호르몬의 최종 보스 호르몬으로, 에너지원들을 저장하게 하고 세포에 포도당을 주어 혈당을 낮춘다. 인슐린의 역할을 요약하면 다음과 같다.

1. 혈당을 낮춘다.
2. 포도당을 세포에 넣고 에너지로 쓰게 만든다.
3. 2에서 쓰고 남은 에너지를 글리코겐과 지방으로 저장한다.
4. 이미 저장된 글리코겐, 지방, 단백질은 꺼내 쓰지 못하게 막는다.

체중 감량을 하는 데 가장 중요한 특징은 3번과 4번이다. 3과 4의 역할 때문에 인슐린은 저장하기 모드의 최종 보스 호르몬으로 불린다.

2. 체중 감량의 핵심 호르몬이 제대로 작동하지 않는 이유는 무엇인가?

1. 지속적으로 분비됨
2. 많이 분비됨
3. 몸의 다른 시스템(간 등)이 고장남.

이런 이유로 인슐린 저항성이 생겼기 때문이다.

3. '저장하기 모드'와 '꺼내 쓰기 모드'에 관여하는 호르몬은 무엇인가?
저장하기 모드 호르몬에는 인슐린, 코티솔, 에스트로겐이 있고, 꺼내 쓰기 모드 호르몬에는 성장호르몬, IGF-1, 테스토스테론, 글루카곤, 아드레날린, 갑상선호르몬이 있다.

4. '꺼내 쓰기 모드'를 켜려면 어떻게 해야 하는가?
평소 단백질을 비롯한 영양 상태가 양호한 상태에서 사용할 에너지원이 줄어들고, 짧은 시간 동안 스트레스 상황일 때 꺼내 쓰기 모드가 켜진다. 즉, 간헐적 단식이나 운동으로 꺼내 쓰기 모드를 켤 수 있다.

5. 몸을 어떻게 아껴야 살이 잘 빠지고 건강해지는가?
똑똑한 독자들은 이미 눈치챘을 수도 있겠다. 원리 편의 내용이 바로 이 질문의 답이다.

1. 저장하기 모드를 끈다.
2. 꺼내 쓰기 모드를 켠다.
3. HP를 떨어뜨리지 않는다.
4. 완전히 잘 대사되게 한다.
5. 몸의 리듬에 대사를 맡긴다.
6. 병 주고 약 주지 말고 약 주고 병 준다.
7. 움직이는 게 운동이다.

우리는 우리 몸과 살 빠지는 원리에 대해 어느 정도 이해할 수 있게 되었다. 납득이는 자발적으로 탁월한 선택을 위해 꼭 필요하다. 의심이 가는 방법을 지속적으로 따라 할 수는 없기 때문이다. 이제 다음 스테이지로 넘어갈 준비를 마쳤다. 다음은 살 빠지는 마음 스테이지다.

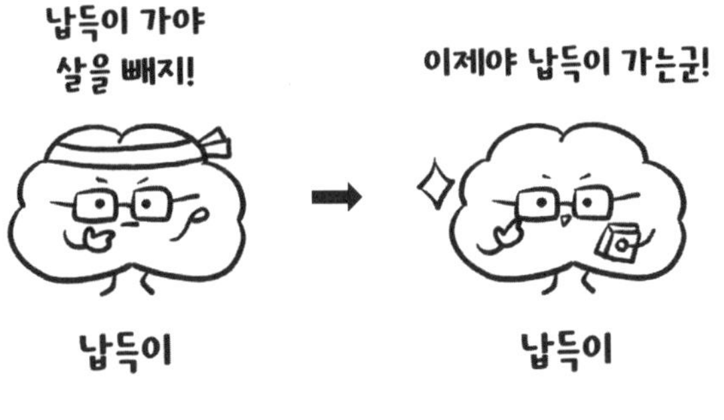

스테이지

2

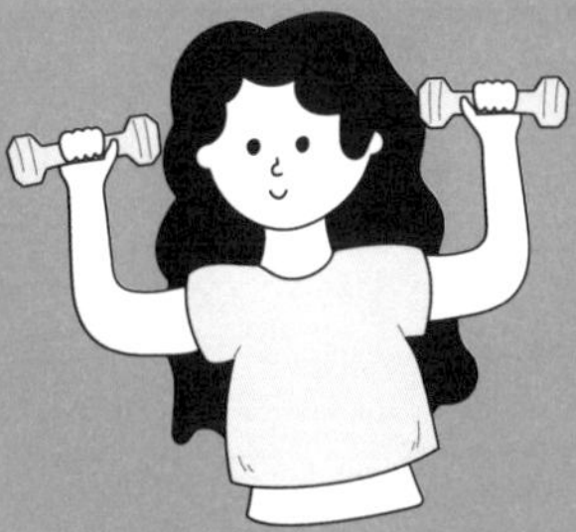

살 빠지는 마음

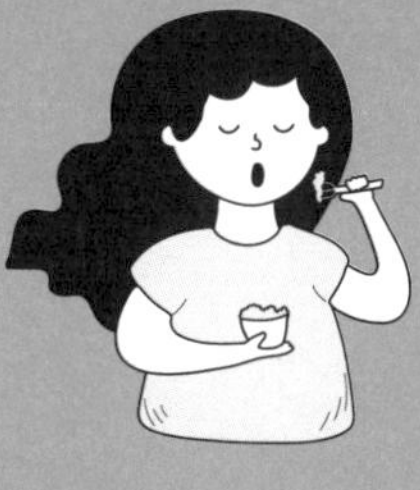

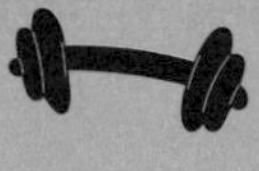

튜토리얼

살 빼기 전 알아야 하는 우리 **마음**의 5가지 기본 원리

이론은 완벽했다. 하지만 우리가 뭘 몰라서 못하지만은 않는다. 마음이 안 따라줘서 못하는 경우도 많다. 이번 스테이지의 목표는 마음을 내 마음대로 움직여 살을 쉽게 빼는 것이다. 마음을 내 편으로 만들면 살도 잘 빠지고, 더 건강하고 행복하게 살 수 있다.

1. 몸과 마음, 그리고 생각 시스템은 서로 연결되어 있다

몸과 마음, 그리고 생각 시스템은 서로 연결되어 있고 소통한다. 모두 뇌에 의해서 조절되기 때문이다. 따라서 어느 한 시스템은 다른 시스템에까지 영향을 준다.

2. 마음도 원래 상태를 유지하려는 항상성이 있다

마음도 몸처럼 항상성이 있다. 몸이 물리적인 신체 상태를 유지하려 하듯이 마음도 정신 상태를 보호하기 위해 항상성을 유지하려 한다.

3. 감정은 신호다

감정은 외부 자극에 의해 마음이 반응하면서 생기는 신호다. 신호는 정보를 담고 있고, 이 정보를 읽느냐 읽지 못하느냐가 차이를 만든다.

4. 모든 감정은 삶에 도움이 되도록 쓸 수 있다

좋은 감정뿐만 아니라 나쁜 감정도 지금까지 인간에게 남아있는 이유는, 살아남는 데 도움이 되었기 때문이다. 즉, 모든 감정은 잘 쓰면 사는 데 도움이 된다.

5. 모든 것은 마음먹기에 달려 있다

식사, 운동, 스트레스는 마음을 어떻게 먹느냐에 따라 다른 결과를 낸다. 마음이 몸과 생각 시스템에 연결되어 영향을 주기 때문이다.

퀘스트

다음의 5가지 질문에 대한 답을 찾는다.

1. 몸과 마음과 생각은 어떻게 연결되어 있는가?
2. 마음의 항상성은 어떻게 유지되고 있으며 살 빼는 데 어떻게 이용할 수 있는가?
3. 이 책에서 다루는 8가지 감정의 정의는 무엇인가?
4. 자발성은 어떻게 유도할 수 있는가?
5. 살 빼는 일이 마음먹기에 달려 있다는 근거는 무엇인가?

보상

마음이, 퀘스트의 답, 다음 스테이지 이동

감정이 다이어트를 망치게도, 성공하게도 만든다

몸에도 항상성이 있듯, 마음에도 항상성이 있다. 왜 살 빼는 방법을 아는데도 살을 빼지 못할까? 마음의 항상성이 깨지는 상황, 특히 나쁜 감정이 느껴질 때 살 빼기를 멈추기 때문이다. 살이 빠지지 않는 데에는 딱 한 가지 이유만 있는 것은 아니다. 살이 안 빠지는 건 몸의 원리를 너무 몰랐거나, 원리를 알아도 마음이 잘 따라주지 않았거나, 습관으로 만들지 못했기 때문이다. 다이어트는 입체적으로 접근해야 한다. 마음을 내 편으로 만들어 체중 감량이라는 목표에 더 다가가 보자.

마음의 항상성이 깨지면 나쁜 감정이라는 신호가 생긴다

나의 존재 자체를 나쁘게 보는 수치심을 느끼면 음식 중독에 빠지기 쉽다. 먹는 행동을 부정적으로 생각하는 죄책감이 있어서 무작정 먹는 것을 참다가 터져 오히려 다이어트를 지속하지 못한다. 다이어트를 해도 제자리일 거란 무기력함에 지레 포기를 한다거나, 배가 고프지 않은데도 무언가를 잃은 슬픔에 빠졌을 때나, 내 마음대로 안 되는 화나는 상황에서 많이 먹어버린다. 단식이 몸에 해로울 거라는 막연한 두려움 때문에 엉뚱한 다이어트 방법으로 시간과 돈을 낭비하기도 하고, 날씬한 몸을 원하지만 조급함이나 질투심 때문에 무리수를 두기도 한다. 혹은 자신이 사실은 더 가볍고 건강한 몸을 원하는지조차 모를 수도 있다.

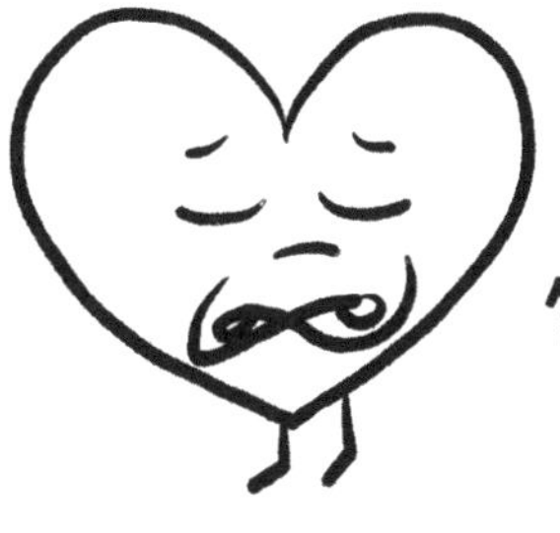

이처럼 다이어트 방법을 알아도 살을 빼지 못하는 이유의 중심에는 감정이 있다. 그렇다면 체중 감량을 잘하기 위해서 감정에 대해 살펴볼 필요가 있겠다. 감정을 간단히 정의하면, 외부 자극에 의해 생겨나는 내부 반응을 뜻한다. 이때의 내부 반응은 주로 마음이나 기분을 의미하지만, 넓게 보면 몸의 반응이나 인지 반응까지 포함하기도 한다. 이러한 의미는 감정이라는 단어의 뿌리에서도 추측할 수 있다. 감정(Emotion)의 기원인 라틴어 에모웨레(Emovere)는 에너지가 움직인다는 뜻을 가지고 있다. 즉, 감정은 어떤 바깥 상황이 자극이 되어 내 안에서 반응을 일으키는 현상으로도 볼 수 있다.

그런데 어디서 본 적 있지 않은가? 외부 자극에 대해 내부에서 대응하는 것 말이다. 그렇다. 살 빠지는 원리 부분에서 몸의 항상성을 설명할 때와 많이 닮았다. 우리 몸에 항상성이 있듯 마음에도 항상성이 있다. 그렇다면 왜 마음에는 현재 상태를 유지하려는 항상성이 있을까? 그 이유는 몸의 항상성을 유지하려는 이유와 같다. 인류 역사의 긴 시간 동안 급격한 변화를 곧 죽음으로 인식해왔던 유전자 때문이다.

요즘은 항상 손쉽게 음식을 구할 수 있어서 몸에 지방을 너무 많이 저장하지 않아도 된다. 죽을 만큼 위험한 일도 없어서 지나치게 두려워하거나 불안해할 필요도 없다. 다만, 유전자는 세상의 변화를 따라잡지 못했다. 몸이 체온, 혈당, 심지어 체중까지도 그대로 유지하고 보듯이, 마음도 익숙해진 모든 것들을 좋든 나쁘든 일단 유지하고 본다. 가만히 그 상태를 유지하면 최소한 바로 죽지는 않는다는 게 보장되기 때문이다. 몸이 여러 물질로 항상성을 조절하듯 마음은 감정으로 항상성을 조절한다.

감정은 사실, 잘 살아남으라고 생긴 마음의 신호다. 감정은 쾌와 불쾌에 뿌리를 두고 있다. 살아남는 데 도움이 될 것 같으면 쾌감이, 위협이 될 것 같으면 불쾌감이 든다. 가장 원초적인 감정은 공포와 불안이다. 외부의 위험에 대해 맞서 싸울지, 도망칠지를 결정했던 것에서부터 감정이 시작되었다. 인간이 만나게 되는 외부 상황은 동물보다 더 복잡하고 미묘하기 때문에 이 뿌리 감정에서부터 뻗어 나와 다양한 감정들이 생겨났다. 특히 불쾌한 감정은 생존과 더 밀접하기 때문에 쾌감을 주는 감정보다 더 먼저, 그리고 강하게 나타난다.

따라서 다이어트로 목표하는 체중에 도달하고 유지하기 위해서는 불쾌한 감정을 잘 다룰 수 있어야 한다. 모든 변화는 그게 긍정적인 변화든 아니든, 죽지 않는다는 보장이 없어서 몸과 마음, 머리에서 거부 반응을 일으킨다. 다이어트를 할 때도 예외는 아니다. 즉, 살을 뺄 때 감정이 발목 잡는 건 아주 흔하고 일반적이다.

그런데 부정적인 감정이 체중 감량에 꼭 나쁘기만 할까? 모든 감정은 삶에 도움이 되도록 쓸 수 있다. 따라서 잘만 쓰면 다이어트를 할 때도 도움을 받을 수 있다. 감정을 단순하게 둘로 나눈다면 부정적인 감정은 잘못 살고 있다는 신호, 긍정적인 감정은 잘살고 있다는 신호라고 볼 수 있다. 오히려 잘못 살고 있다는 신호인 부정적 감정에서 정보를 얻어내고 잘못된 것들을 바로잡으면 원하는 목표에 빠르고 효율적으로 가까워질 수 있다. 그렇기 때문에 부정적인 감정 자체를 피하거나 무뎌지게 만드는 것은 바람직하지 않다. 나쁜 감정이 든다고 그 감정을 무시하거나 무뎌지게 만드는 건 불이 나서 화재경보기가 울리는데, 시끄럽다고 경보기를 꺼버리는 것과 같다. 불이 나서 화재경보기가 울리면 경보기를 끌 게 아니라 불을 꺼야 한다. 마찬가지로 잘못 살고 있다고 느껴서 나쁜 감정이 올라온다면 감정을 외면할 게 아니라 무엇이 잘못되었는지 제대로 알아보고 해결해야 한다.

수치심은 나의 존재 자체를 부정적으로 보는 고립의 감정이다. 죄책감은 나의 행동에 죄의식을 느끼는 감정이다. 무기력은 지속적으로 부정적인 결과를 겪으며 통제감을 잃어 새로운 시도나 노력을 포기하는 감정이다. 슬픔은 소중한 것을 잃은 느낌에서 오는 상실과 회복의 감정, 두려움은 현재 혹은 가까운 미래에 겪을 알 수 없는 위험에 대비하는 감정이다. 욕망은 부족함을 느껴 가지거나 누리기를 원하는 감정, 분노는 나의 영역을 침범당했다고 느꼈을 때 생기는 공격의 감정, 질투는 뛰어나고 싶은 영역에서 나보다 앞선 가까운 상대를 확인했을 때 느끼는 감정이다.

다이어트를 하다 보면 편안하고 좋은 감정만 생기지는 않는다. 다이어트는 새로운 몸과 마음이 되는 과정이어서 몸과 마음의 항상성이 깨지기 쉽기 때문이다. 불편한 감정을 다루는 방법을 배워 내 마음을 내 편으로 만들고 더 쉽게 살을 빼자. 실제로 여러 정신의학, 심리학 연구들에 따르면 무작정 긍정적으로 생각하는 것보다 마음에 부정적인 면과 긍정적인 면의 균형을 맞춰 고려하는 정신 대비법(mental contrasting)을 사용할 때 가장 좋은 성과를 낸다고 한다.

몸과 마음, 머리는 서로 동기화된다

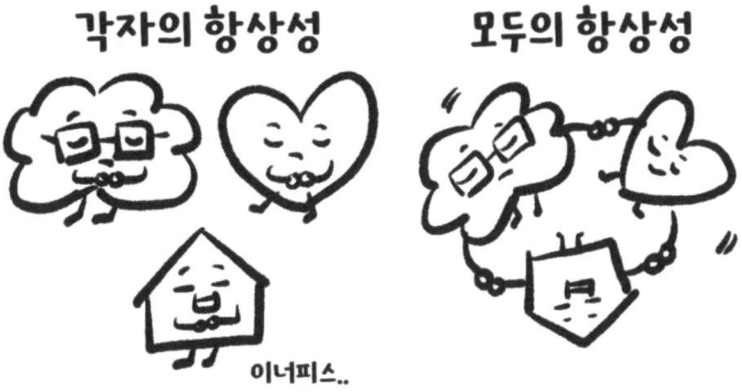

감정이 다이어트를 망치게도, 성공하게도 만든다는 것을 알게 되었다. 마음의 신호인 감정이 다이어트에 영향을 주는 근본적인 이유는 무엇일까? 바로 마음이 몸과 머리와 서로 연결되어 있기 때문이다. 그렇다. 몸과 마음, 머리는 각각의 항상성을 유지하려 하기도 하지만 몸과 마음, 머리끼리도 통합적인 항상성을 유지하려 한다.

그래서 무의식적이고, 자동적으로 몸과 마음, 머리의 상태는 비슷해지는 경향이 있다. 간단히 말해, 동기화(同期化 synchronization) 된다! 싱크가 안 맞는 영상을 보면 왠지 불편하고 맞춰주고 싶듯 몸과 마음, 그리고 머리의 신호도 항상성으로 균형를 맞추려 한다.

예를 들어보자. 몸 상태가 안 좋으면 머리를 쓰는 일도 잘 안 되고 좋은 생각도 들지 않는다. 거기다 짜증이나 우울함 같은 부정적인 감정이 들기 쉽다. 반대로 정말 귀찮았던 일도 막상 몸을 움직여 하다 보면 꽤 할 만하다는 생각이 들고 기분이 좋아지기도 한다. 또 화가 나거나 불안한 감정이 들면 극단적인 생각에 사로잡히고 두근거림, 혈압과 체온 상승 등 몸의 반응으로 나타난다.

감정과 생각, 그리고 몸이 어떻게 연결되어 있는지에 대한 이론은 크게 3가지가 있다. 자극으로 인해 생긴 몸의 변화를 알아차리면서 감정이 생긴다는 이론, 자극으로 인한 몸의 변화와 감정이 동시에 생긴다는 이론, 생각이 몸의 변화를 어떠한 감정으로 해석할지 결정한다는 이론이다. 각각 순서대로 제임스-랑게 이론, 캐넌-바드 이론, 샤흐터-싱어 이론이다. 현재는 3가지 이론 모두 어느 정도 받아들여지고 있다. 어떤 이론에서든 '어떻게' 연결되어 있는지에 대한 차이는 있지만, 몸과 마음, 생각이 '연결되어 있다'는 점은 같다.

이렇게 몸과 마음, 머리는 서로 연결되어 있기 때문에 한 가지를 더 잘 이해하게 될수록 나머지도 더 잘 다룰 수 있게 된다. 그렇다면 몸과 마음 그리고 머리는 왜 서로 동기화될까? 그 이유는 변화하는 외부 상황에도 나의 내부는 잘 작동하고 조절되어서 이전처럼 잘 살아남을 것이라는 안도감을 얻기 위해서다.

원하는 내가 되기 위해서는 3가지 모두를 잘 알수록 유리하다. 이번 장의 목표는 마음에 대한 이해도를 높여 더욱 효율적으로 살을 잘 뺄 수 있게 만드는 것이다. 인간은 동물과 다르게 외부 자극으로 인해 생겨난 감정을 어떻게 해석하고 사용할지 선택할 수 있다. 따라서 긍정적인 감정뿐만 아니라 부정적인 감정에서 오는 정보까지 두루 사용할 때 최고의 결과를 낼 수 있다. 이 중에서 주로 나쁜 감정 때문에 다이어트를 꾸준히 하지 못하게 되므로 부정적인 감정 8가지를 제대로 알고, 사용법을 익혀 살 빼는 데에 써먹어 보자.

가장 먼저 나를 이해하고 받아들이기

살 빠지는 마음의 가장 중요한 첫 단계는 당신의 어제와 스스로를 받아들이는 일이다. 당신의 어제는 모두 나름의 이유가 있다. 내 마음은 왜 내 마음인데 나를 따라주지 않을까? 그건 내가 나인데도 온전히 이해하고 받아들이지 않고 내 편이 되어주지 못했기 때문이다. 나에게 호의적인 사람에게 더 잘해주고 싶고 더 좋은 모습을 보여주고 싶듯이 몸과 마음도 똑같다. '아니, 못한 걸 못했다고 하는 것뿐인데 무엇이 문제인가요?'라고 생각할 수 있다. 실제로 다그치면 단기적으로 반짝 효과가 있을 수 있다. 노르에피네프린과 아드레날린이라는 몸의 신호가 목표에 집중하게 만들기 때문이다. 하지만 한 달 이상 몰아세우면 오히려 효율이 떨어진다. 살 빠지는 원리 부분에서 설명했던 것처럼 코티솔이 분비되어 몸 전체가 만성 스트레스 상태가 되기 때문이다. 이렇게 되면 몸은 오작동하고 살 빠지는 효율도 오히려 떨어진다. 더 잘하기 위한 피드백은 좋지만, 지나치게 책망하거나 스스로를 공격하지는 말자.

살을 빼고 건강해지는 일은 누구와 경쟁해서 이기고 지는 게임이 아니다. 바른 방법으로 실천하기만 하면 누구나 원하는 만큼 건강하게 살을 빼고 유지하며 살 수 있다. 따라서 비교보다 중요한 건 스스로의 마음과 몸을 움직이는 일이다. 어제보다 오늘 조금이라도 나아졌다면 잘하고 있는 거다. 세상에는 분명 다른 사람보다 뛰어나야 성과를 낼 수 있는 영역이 존재한다. 하지만 나를 잘 돌보고 건강한 몸과 마음으로 사는 일만큼은 경쟁이 필요 없다. 자신만의 속도로 어제보다 나아진 오늘의 나를 느끼며 나아가자.

이렇게 이야기를 해도 다른 사람의 자극적인 결과물들에 시선이 쏠리고 나쁜 감정이 들 수 있다. 이 책을 쓰고 있는 나도 그렇다. 뇌가 생존을 위해 태생적으로 부정적인 자극에 더 잘 반응하도록 진화했기 때문이다. 그런 생각이나 감정이 들어도 괜찮다. 뇌가 원래 그렇기 때문이다. 다만, 그런 생각들이 들더라도 다시 스스로를 토닥이며 내 편이 되어 주자. 다른 사람은 몰라도 오직 나 자신한테만은 항상 내 편이 되어 줄 수 있다. 내가 내 편이 되어 준다는 건 내가 결국엔 잘 헤쳐 나갈 거라고 믿는 것이다.

스스로 내 편이 되어 주어야 하는 이유

세상 모든 사람이 내 편이더라도 내가 나의 편이 되어 주지 않으면 온 시간을 적과 지내는 것과 같다. 나에게 위협이 된다고 생각하면 나쁜 감정이 들고 이는 편도체와 연결되어 몸 전체에 불쾌에 대항하는 신호들이 전해지기 때문이다. 뇌의 전두엽은 주로 인간의 이성과 생각하는 능력, 편도체는 스스로를 위험으로부터 지키기 위한 즉각적인 감정이나 본능과 연관된다. 그런데 이 두뇌 부위는 서로 소통한다. 그러니까 내가 내 편이 아니면 매 순간 기분이 좋지 않고 머리나 몸도 자기 기능을 잘 못한다.

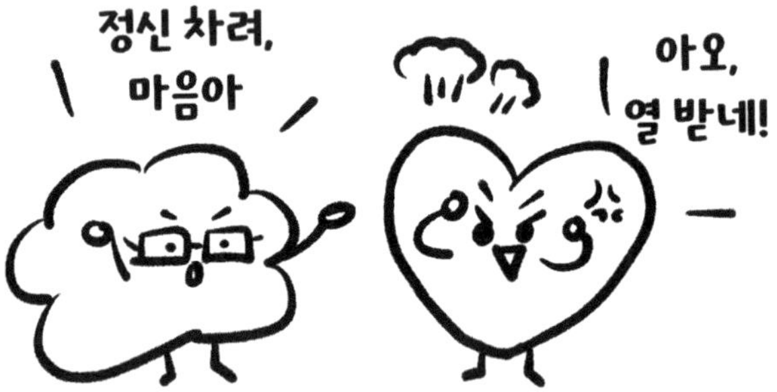

정서적, 신체적 스트레스 상황에서는 편도체가 과잉 작동한다. 이런 편도체의 과민한 활동을 전전두엽이 제어하는 역할을 하는데, 적절하게 조절하지 못하면 교감신경이 자극되어

몸이 스트레스 대비 모드가 된다. 호흡이 가빠지고, 심장은 빠르게 뛴다. 위험을 감지해 활성화된 편도체를 제대로 통제하지 못하는 이런 상황에서는 사고 기능이 마비된다. 이렇게 되면 뇌는 오로지 근시안적으로 생각하고 합리적인 판단을 하지 못하게 된다.

아는 것이 힘인 이유는 여기에 있다. 제대로 아는 것은 스스로를 적절하게 제어하고 올바른 결정을 하는 시작이 된다. 스트레스는 편도체가 과하게 활동하게 만들어 신경계를 통해 몸까지 오작동하게 만드는데, 이때 균형을 잡아주는 것이 전두엽이다. 전두엽은 새로운 자극에 대한 위험을 이성적으로 판단하여 교감신경을 진정시킨다. 제대로 알지 못하면 대뇌피질이나 전두엽 등이 담당하는 이성적 사고 과정을 거치지 못하고 좋고 싫음만을 성급하게 판단하는 편도체의 결정으로 살아가게 된다. 즉, 반사적인 반응만 하게 된다.

바르게 아는 것에서 나아가 스스로를 진정시키는 마법 스위치 같은 행동들을 여럿 만들어두면 더 효율적으로 불안과 편도체의 과민 반응을 완화할 수 있다. 이런 방법은 전전두엽이 원래의 기능을 잘할 수 있게 돕는다. 몇몇 연구에서도 3개월 이상 스스로를 컨트롤하는 훈련을 한 사람들의 경우 전두엽과 편도체가 소통하며 더 나은 선택을 하는 데 도움이 된다는 것이 밝혀졌다. 어떻게 하면 편도체의 과민 반응을 진정시키고 더 좋은 결정을 할 수 있는지는 이번 장의 뒷부분과 습관 스테이지에서 자세하게 다루도록 하겠다.

살아있는 것 자체가 대단한 일이다

오늘 당신이 살아있는 것만으로도 대단한 일이다. 갑자기 감성 에세이처럼 느껴질 수 있겠지만, 과학적인 근거를 가지고 하는 말이다. 왜냐하면 우리 몸과 마음, 머리의 제1과제는 살아남는 것이기 때문이다. '잘'살고 말고는 그다음 문제다. 가끔 문득 궁금하지 않은가? 연약하고 조그만 인간이 어떻게 몇십만 년 동안 살아남고, 심지어 생태계의 상위 포식자가 되어 번성했는지 말이다. 이유는 그 어떤 환경에서도 살아남고 발전해왔기 때문이다. 그리고 그 근간에는 유전자가 있다. 앞서 살 빠지는 원리 부분에서 설명한 저장하기 모드와 꺼내 쓰기 모드도 이런 유전자의 산물이다.

마음도 마찬가지다. 심지어 불안, 우울, 부정적인 정보에 예민한 것까지 모두 유전자 때문이고, 이런 감정과 마음 때문에 우리는 살아남았다. 그러니까 유전자 '때문'이 아니라 '덕분'이다. 인류의 기나긴 역사 동안 가장 큰 사망 요인 중 하나는 폭력에 의한 타살이었다. 그러니까 쉽게 말해 인류 조상 중 상당수는 맞아 죽었다. 연구 결과에 따르면 선사 시대의 비명횡사의 주원인은 사고가 아니라 살인 때문이었다고 한다. 인류는 내 편이 아닌 상대를 살해해서 먹고 마실 것을 확보하고 번식 가능성을 높여왔다.

살아남기 위해서 이런 공격성만큼이나 중요한 건 수비하는 능력, 즉 죽임 당하지 않는 능력이다. 살아남는 것에 초점을 맞춘다면, 남을 죽이는 능력보다도 살해당하지 않는 능력이 더 중요했을지도 모른다. 불안, 두려움, 슬픔 등의 감정은 비명횡사 당하지 않기 위해 생겨났다. 진화학적으로 보면 지금 우리를 힘들게 하는 불안이나 우울도 아주 효율적인 자기 보호 수단 중 하나였다. 그러니 우리가 불안하거나 우울한 건 지금까지 잘 생존해왔던 훌륭한 조상을 두었기 때문이다.

하지만 세상은 유전자 입장에서 정말 순식간에 변했다. 오늘날 갑자기 살해당할 경우는 거의 없고, 상대에게 맞으면 폭행죄로 고소할 수 있다. 웬만한 상황에서 살인과 폭력을 경험할 일이 없다. 하지만 이런 세상이 되었는데도 마음의 방어 기작은 여전히 존재한다. 유전자에 새겨져 있기 때문이다. 사실 200년 전까지만 해도 이런 사회적인 보호가 제대로 자리 잡지 못했다. 우리나라만 해도 200년 전이면 신분제도가 있던 조선 시대였다.

지금까지 인간이 살아남을 수 있게 도왔던 유전자가 급변한 현대 사회에서 공황과 우울증을 유발하고 심지어 자살로 목숨을 빼앗기도 한다. 우리가 때때로 우울하고 위축되는 건 유전자 탓이다. 하지만 우울과 불안에 빠뜨려온 유전자는 아이러니하게도 어떤 식으로든 지금의 우리를 존재하게 만들었다. 게다가 유전자는 바꿀 수도 없다. 그러면 타고난 유전자와 감정에 대해 잘 알고 써먹어 보는 건 어떨까? 심리전으로 살을 어떻게 더 잘 뺄지에 대한 전략은 앞으로 살 빠지는 마음 스테이지에서 계속 소개할 예정이다.

어제의 일들은 나름의 이유와 의미가 있다

살이 찌는 데는 다 이유가 있다. 하지만 살이 쪘다고 잘못된 인생을 산 건 아니다. 균형이 깨진 라이프 스타일로 살았을지언정 힘든 시간을 버텨온 것도, 그래서 지금 살아있는 것도 사실이다. 몸에 대해 잘 몰랐을 수도 있고, 알았더라도 먹는 것을 세심하게 신경 쓰거나 몸을 돌볼 수 있는 여러 여건이 안 되었을 수 있다. 괜찮다. 이제라도 제대로 알게 되었고, 마음과 몸을 돌볼 에너지가 생겨 이 책도 읽고 있지 않은가. 당신은 더 나은 삶을 살려는 의지가 있는 사람이고 그래서 잘 해낼 만한 잠재력이 누구보다 충분하다.

지금까지 여러 상황 속에서도 어떤 식으로든 삶을 이어온 나 자신과 나의 어제를 그대로 받아들이고 격려해주자. 나 역시도 나의 몸과 마음을 미워하고 지난날을 후회하던 때보다, 나를 있는 그대로 받아들이고 나의 어제를 나름의 의미가 있었다고 생각하게 된 후에 훨씬 더 빠르게 살이 빠지고 몸이 좋아졌다. 이유는 명확하다. 앞서 설명했듯 내가 내 편이어야 마음도 편하고 몸과 머리도 나를 도와주기 때문이다.

다른 사람이 내 편일지 어떨지는 내가 어떻게 할 수 없는 영역이다. 심지어 연인, 가족, 친구처럼 가장 가깝다고 생각하는 사람조차도 그렇다. 때로는 내 편이라고 생각했던 사람이 내 편이 아니어서 상처받기도 한다. 그러나 나 자신, 나 스스로만큼은 언제나 내 편이 되어 줄 수 있다. 당신이 그렇게 선택하기만 하면 된다. 지금 내 모습이 뚱뚱하든, 통통하든 이 삶에서 나로 살며 여러 가지 일을 해내온 존재다. 이제는 더 좋은 길로 나아가기 위해 새로운 선택을 하겠지만 어제의 내가 틀린 것은 아니다.

오늘까지 살아남은 나에게 감사하고, 나를 미워하거나 그대로 받아들이지 못했던 지난날의 나와 화해하자. 그리고 이제 새로운 꿈을 꾸자. 어제 어떻게 살았든 나름의 이유가 있었을 것이다. 과거의 나를 이해하고 받아들이고, 이제 새로운 선택으로 새로운 내가 되어 새로운 날을 살아가기를 선택하자. 지금은 더 건강하고 아름다운 내가 될 시간이다!

세상 어디에도 없는 완벽한 다이어트

새로운 몸과 마음을 만들기 위해 살을 빼기로 마음먹은 사람들이 빠지기 가장 쉬운 함정이 있다. 바로 완벽함의 함정이다. '오늘은 망했으니 내일부터 완벽하게 해야지! 그럼 내일부터 빡세게 다이어트할 거니까 지금은 좀 더 먹을까?' 하며 최후의 만찬처럼 먹어버리곤 하는 것이다. 그리고 같은 실수를 반복한다. 언뜻 생각하면 이런 심리는 당연한 것처럼 느껴진다. 하지만 여기에는 완벽함에 대한 비현실적인 집착이 숨어있다.

마음은 충분히 이해한다. 기왕 시작한 다이어트를 잘하고 싶어서 완벽한 타이밍과 상황을 기다리는 것이리라. 나도 그런 적이 있고 아직도 가끔 그런다. 하지만 그 완벽한 타이밍과 상황이 절대 오지 않는다는 게 문제다. 다이어트하기에 완벽한 타이밍, 완벽한 식단, 완벽한 운동 계획을 지키는 것이 당신의 목표였다면 그 목표는 이뤄진 적이 별로 없었을 거라 장담한다. 오랜 기간 동안이라면 특히 더 그렇다. 인간의 삶은 완벽할 수 없기 때문이다. 따라서 완벽한 다이어트는 세상 어디에도 없다.

완벽주의에 숨겨진 수치심: 완벽하지 않은 나는 잘못되었다

더 나아가 완벽주의는 수치심과 관련이 있다. 수치심은 간단히 말해 나의 존재 자체가 잘못되었다고 느끼는 감정이다. 거절당한 경험이 많이 쌓일수록 생기기 쉽고 결국 나조차 나를 받아들일 수 없어서 사회로부터 고립시키는 감정이다. 내가 잘못되었다는 생각은 '나는 ~해야 한다'는 생각에서 출발한다. 따라서 완벽주의는 일종의 수치심이다. 완벽해야 한다는 생각에서 시작해 완벽하지 않은 나를 잘못되었다고 생각하고 완벽을 계속 추구하기 때문이다. 수치심과 지나친 완벽주의가 더 나은 삶을 사는 데, 즉 완벽해지는 데 도움이 될까? 대답은 '아니오!'다. 오히려 살을 빼고 더 나은 내가 되는 데에 방해가 된다.

먼저 중독에 약해지게 만든다. 왜 완벽주의와 수치심이 음식, 관계, 약물 등에 중독되는 것과 관련이 있을까? 다양한 이유가 있지만 이미 자신이 잘못되었다고 생각하고 있다면 잘못된 것에 잘못된 것 하나쯤 더한다고 큰 문제라고 생각하지 않게 된다. 또 수치심을 느끼면 고립된 느낌을 받기 쉽기 때문에 어떤 대상에 지나치게 의존하게 되고 이런 의존이 중독으로까지 이어질 수 있다. 앞서 다이어트를 할 때 가장 먼저 자신을 다그치지 말고 자신의 편이 되어 주라는 이야기를 한 이유도 이 때문이다. 자신을 몰아세우면 수치심이 유발되기 쉽고, 이는 음식에 대한 집착으로 이어질 수 있다. 게다가 행동하지 못하게 방해하고 하더라도 쉽게 좌절하게 만든다. 결국 현실의 삶을 변화시키는 것은 행동이다. 완벽하지 않을까 봐 시작조차 안 한다면 아무것도 달라지지 않는다. 지킬 수 없는 완벽한 규칙을 세우면 실패와 좌절을 계속 겪게 된다. 이렇게 되면 수치심이 더 심화되고 더 행동하기 어렵게 된다. 악순환에 빠지는 것이다.

살 빠지는 수치심 공략법

그렇다면 이러한 수치심과 완벽주의를 내려놓고 살을 잘 빼기 위해서는 어떻게 해야 할까? 가장 먼저, 수치심과 완벽해지고 싶은 마음을 받아들여라. 수치심은 정도의 차이는 있더라도 인간이라면 누구나 느끼는 감정이다. 우리는 왜 수치심을 느낄까? 예전에는 무리로부터 추방되는 것이 곧 죽음이었기 때문에 강력한 감정으로 남아 있는 것이다. 완벽해지고 싶은 마음도 마찬가지다. 인간은 언제나 완벽을 동경해왔다. 그렇기 때문에 아주 오랜 옛날부터 신을 믿기도 했다. 수치심과 완벽주의는 인간이라면 겪을 수 있는 자연스러운 심리 과정의 일부다. 수치심과 완벽주의를 받아들여 보자. '내가 나 스스로를 잘못되었다고 생각하고 있구나, 내가 완벽해야만 한다고 생각하고 있구나' 하고 말이다.

수치심과 완벽주의에 대해서 알게 되었으니 이제는 그 마음을 당신이 괴롭지 않을 정도로 조절하면 된다. 사실을 말하자면, 당신만 괴롭지 않다면 지금 그대로도 괜찮다. 문제가 되는 경우는 오직 당신과 나아가 당신의 주변 사람이 불편하다고 느낄 때이다. 완벽주의는 잘 해내고 싶은 자기의식에서 온다. 잘하고 싶은 마음은 좋다. 다만, 그 기준이 너무 높아서 본래의 의도처럼 더 잘하는 데 방해가 된다면 조절할 필요가 있다. 이럴 때는 완벽을 조금 내려놓으면 더 완벽에 가까워질 수 있다고 자신을 타이르자. 타고난 완벽주의 성향이나 수치심을 모두 없앨 수는 없다. 다만 잘 다룰 수 있으면 된다.

두 번째는 다이어트가 원래 쉽지 않다는 것을 받아들이는 것이다. 다이어트를 하며 겪는 시행착오가 받아들이기 쉽지 않을 수 있다. 하지만 그건 조금은 오만한 생각이다. 만약 당신이 평생을 통통하거나 뚱뚱하게 살아왔다면 살은 당연히 단숨에 빠지지 않는다. 애초에 몸의 항상성이 그렇게 되지 못하게 방해하기 때문이다. 당신이 이미 정상 체중인데 더 날씬해지기 위해 살을 빼더라도 쉽지 않을 것이다. 오히려 비만인 사람보다 체중 감량이 더 어려울 수도 있다. 이미 정상 체중이라 좋은 상태인데 항상성을 좋아하는 몸이 그렇게 쉽게 변하고 싶겠는가?

다이어트는 원래 쉽지 않다. 몸과 마음의 항상성을 깨고 변화하는 과정이기 때문이다. 앞서 소개한 통계를 보더라도 그렇지 않은가. 잘 안 되는 게 오히려 당연하다. 이런 마음으로 임하면 오히려 조급한 마음이 편해지기도 한다. 나에게 맞는 다이어트 방법을 터득하고, 실수를 통해 더 좋은 방법을 찾아내고, 혼자 해결하기 어려운 부분은 도움을 받으며 나아가면 된다.

세 번째, 수치심과 완벽주의에 의문을 제기해보자. '내가 나 자신을 잘못되었다고 생각하는구나. 그런데 정말 내가 잘못되었나?' 이 질문에 대한 돌파구는 의외로 간단하다. '나만 그런가?' 나만 그런 게 아니라면, 다른 사람들도 보편적으로 그러하다면 나만 특히 잘못되었다는 생각도 타당하지 않다. 수치심은 고립의 감정이기 때문에 자신만 그런 게 아니라는 것을 알게 되면 수치심에서 벗어날 수 있다. 자신의 수치심과 완벽주의에 반론을 제기할 만한 증거들을 모아 말하거나 적어보자.

네 번째, 같은 목표를 가진 사람들과 함께하라. 수치심은 나 자신이 잘못되었다는 감정인 동시에 사회적 고립의 감정이다. 따라서 내가 받아들여진다는 느낌을 주는 환경에 오랫동안 나를 놓아두면 나아진다. 같은 목표에 집중하며 비슷한 경험이 있는 사람들과 공감과 이해를 받으며 살 빼는 과정을 공유하고 피드백을 받으며 나아가자. 모든 사람이 당신에게 공감하거나 긍정적인 피드백을 줄 수는 없다. 하지만 같은 목표를 가진 사람이라면 서로를 더 잘 공감하고 이해할 수 있다. 믿을 수 있는 타인과의 교류는 수치심을 치유한다. 혹시나 그럴 만한 여건이 안 된다면, 비슷한 상황이었지만 극복한 사람의 이야기를 꾸준히 접하는 것을 추천한다.

다섯 번째, 자신에게 부분 점수를 주어라. 모 아니면 도가 아니라 한 만큼 좋아진다. 수치심을 겪었을 때 빠르게 회복하는 사람은 완벽함보다 성장에 집중한다. 완벽은 영원히 도달할 수 없지만, 이전보다 나아지는 것에 초점을 맞추면 현실적으로 도달할 수 있기 때문이다. 자신의 실제 모습이나 능력을 무시한 비현실적인 목표는 수치심을 악화시킨다. 완벽을 목표로 하면 얻게 되는 건 무수한 실패뿐이기 때문이다. 반면, 성장을 목표로 하면 어떤 순간이라도 성공할 수 있다. 지금 당신의 모습에서 조금 더 나아지려면 어떻게 해야 할지에 집중해보자. 어제의 나보다 오늘의 내가 더 나은 행동을 했다면 결과는 더 나은 내가 된다.

성장을 목표로 계획을 세우는 가장 좋은 방법은 계획을 아주 잘게 쪼개어 달성한 만큼 부분 점수를 주는 것이다. 계획했던 하루 목표를 모두 지켰을 때를 100점이라고 했을 때, 하나를 지키지 못했다고 그 하루 전체를 실패한 날로 볼 것이 아니라 100% 지키지 못했더라도 잘한 만큼 부분 점수를 주어서 0점부터 100점 사이로 점수를 매겨보자. 모든 날을 100점 받으면서 살 수는 없다. 삶에는 예상할 수 없는 변수들이 생기기 때문이다. 만약 계획을 달성하는 정도가 너무 낮다면 조금 더 계획을 지키려 신경을 쓰거나, 난이도가 너무 높지 않은지 점검해 보아야 한다. 계획과 실천을 반복하면서 목표를 수정해 나가야 한다.

몸과 마음은 우리가 아끼고 신경 쓴 만큼 다 알게 모르게 차근차근 변한다. 100점 아니면 0점인 게 아니다. 몸과 마음은 그런 식으로 작동하지 않는다. 바른 방법이었다면 내가 신경 썼던 만큼 몸과 마음에 남는다. 100점을 목표로 했지만 80점 정도만 해도 몸과 마음은 당신에게 고마워하며 더 나아진 컨디션으로 보답할 것이다. 다이어트에 대한 비장한 완벽주의는 살을 빼려는 나 자신을 숨 막히게 하고, 다이어트를 지속할 수 없게 만든다. 다이어트를 지속하려면 다이어트를 하는 나 자신에게 틈을 주어야 한다. 80점 정도를 목표로 꾸준히 다이어트를 하고 스스로 점검해 보자.

평소보다, 계획한 것보다 조금 더 먹었다고 다이어트가 망하지 않는다. 계획이 조금 틀어졌나? 괜찮다. 사람이라면 누구나 그럴 수 있다. 삶은 원래 완벽과 거리가 멀다. 완벽을 바라는 것은 비현실적인 생각이다. 다만 꾸준히 최선을 다할 뿐이다. 당신이 계속하기만 한다면 어차피 살은 빠지게 되어 있다. 느긋하게 할 수 있는 만큼 즐겁게 살을 빼자. 오늘 조금 계획이 틀어졌다면 스스로 돌아보면서 원인을 찾고 다시 잘해 보려 하면 된다.

여섯 번째, 계획이 틀어졌을 때는 즉시 새로운 선택을 할 수 있다는 것을 기억하자. 생각하지 못한 변수 때문에 다이어트 계획이 틀어졌을 때 '오늘은 망했으니 내일부터'라고 생각하고 다음을 기약하곤 한다. 하지만 돌이켜보면 망쳤다고 생각했던 바로 그 순간부터 빠르게 마음을 다잡고 다이어트를 지속했더라면 충분히 좋은 결과를 냈을 날들이 많다. 체중을 감량하고 건강하고 가벼운 몸을 만들기 위해 필요한 것은 완벽한 계획이 아니라 계획이 틀어지더라도 빠르게 마음을 다스리는 회복력과 꾸준함이다. 아무리 철저한 계획도 항상 100% 지킬 수 없기 때문이다. 내일, 다음 주, 다음 달이 아니라 매초, 매 순간 우리는 더 나은 내가 되기 위한 선택을 할 수 있다.

완벽주의에 사로잡혀 있으면 잘하다가 하나 삐끗하면 안 하거나 더 망치려고 하기도 한다. 목표를 두고 정진해 나가되, 실수를 하더라도 '그럴 수 있지, 더 잘하려면 어떻게 해야 할까?'라고 생각하자. 목표를 다 지키지 못했다고 좌절하기보다, 지키지 못한 계획에서 배울 점을 찾아보자. 불완전함이나 실수는 더 나아지기 위해 꼭 필요한 과정이다. 실수가 생기는 건 당연하다. 한 번도 넘어지지 않고 걸을 수는 없다. 넘어졌다면 뭐라도 배워서 일어나면 된다. 무슨 일이 일어났든 삶에 도움이 되는 것 하나라도 얻었다면 성공이다.

당신의 식사와 운동에는 죄가 없다

체중 감량을 하다 보면 내가 하는 행동이 잘못되었다고 느끼는 경우가 많다. 운동을 하지 않는 것에나 먹는 행동 등에 죄책감을 느낀다. 죄책감은 자신의 '행동'이 잘못되었다고 느끼는 감정이다. 죄책감은 바로 앞에서 살펴본 감정인 수치심과 자주 혼동된다. 두 감정 모두 스스로를 나쁘게 평가하는 감정이기 때문이다. 차이는 수치심은 나의 '존재' 자체를, 죄책감은 나의 '행동'만을 부정적으로 판단하는 데 있다. 즉, 수치심은 '나는 나쁘다'라고 느끼는 감정이고, 죄책감은 '나는 나쁜 행동을 했다'라고 느끼는 감정이다.

자신 전체를 나쁘게 보는 수치심은 긍정적인 행동 변화를 방해하고 나쁜 행동을 부추기거나 아무것도 하지 못하게 만든다. 왜냐하면 나는 나쁘기 때문이다! 하지만 자신의 행동만을 나쁘게 보는 죄책감은 때때로 긍정적인 행동 변화를 이끌어 내기도 한다. 내 행동만 잘못되었다고 생각하기 때문에 행동을 고치려는 동기가 될 수도 있기 때문이다. 또 다른 차이도 있다. 수치심은 다른 사람의 눈으로 본 사회적인 평가와 관련이 깊은 감정이다. 반면 죄책감은 조금 더 개인적인 평가와 관련되는 감정이다. 죄책감은 자신이 만든 판단 기준에 어긋나는 행동을 했을 때 생긴다. 즉, 내가 지향하는 바에서 어긋난 행동을 했을 때 느끼기 쉽다. 사회적인 판단 기준과 개인적인 판단 기준이 일치하거나 맥락이 같을 때는 수치심과 죄책감을 동시에 느낄 수 있다.

예를 들어, 다이어트를 하는 사람은 혼자서 치킨 한 마리를 다 먹으면 죄책감을 느끼기 쉽다. 날씬해지려는 자신의 목표와 어긋나는 행동이라고 생각하기 때문이다. 하지만 따로 다이어트를 하지 않는 사람은 죄책감을 하나도 느끼지 않을 수 있다. 다른 예로, '학생은 과제물을 제때 제출해야 한다'라는 학교의 기준에 동의한다면 과제를 늦게 제출한 학생은 '내가 과제를 늦게 제출한 건 잘못했다'라는 가벼운 죄책감을 느낄 수 있다. 만약 자신에 대한 부정적인 생각에 사로잡혀 있는 학생이라면 '과제도 제때 제출하지 못하는 나는 정말 구제불능이다'라는 수치심까지 느낄 수 있다.

죄책감은 수치심보다는 덜 치명적이다. 자신의 존재 전체가 아니라 행동에 한정하여 부정적으로 느끼는 감정이기 때문이다. 하지만 무작정 내버려 두기엔 위험하다. 오랜 시간 죄책감을 느끼면 나 전체를 나쁘게 보는 수치심으로 진행될 수 있기 때문이다. 또한 행동 하나하나 잘잘못을 따지다 보면 즐거움이 줄어들고 위축된다. 지나치게 나의 탓이 아닌 일까지 내 탓으로 돌리면 오히려 문제 상황을 제대로 파악하고 해결하는 데 방해가 된다. 따라서 나쁘다고 생각했던 행동이 정말 나쁜 행동이 맞는지 검증할 필요가 있다. 음식을 먹는 것이나 각 잡고 운동을 하지 못한 게 정말 잘못되었을까?

살 빠지는 죄책감 공략법

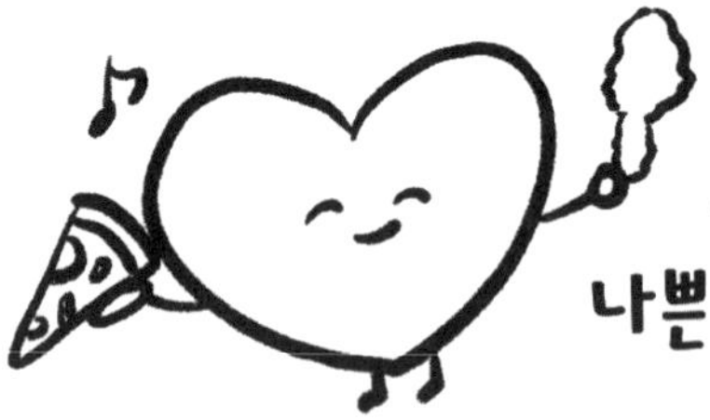

첫 번째, 세상에 나쁜 음식은 없다. 살 빠지는 원리를 꼼꼼하게 읽은 똑똑한 독자는 이렇게 생각할 수 있다. '밀가루도, 유제품도, 심지어 탄수화물, 단백질, 지방 모두 몸에 부담이 될 수 있다니… 와, 도대체 뭘 먹고 살아야 하나?' 그 음식들은 몸에 나쁘니 하나도 먹지 말아야 할까? 그렇지 않다. 당신에게 금지된 음식은 아무것도 없다. 적당히 먹으면 된다. 살 빠지는 원리 편에서 몸에 부담을 줄 수 있는 음식들에 대해 다룬 이유는, 좋거나 나쁜 음식을 무작정 나누기 위해서가 아니라 좋은 음식이라고 생각해 방심하고 먹었던 음식조차도 마냥 좋지만은 않을 수 있다는 것을 알려주기 위해서였다. 물론 몸에 부담을 주는 음식일수록 적은 양을 먹거나, 조절할 자신이 없다면 안 먹는 게 좋긴 하다.

하지만 먹었다고 해서 지나치게 죄책감을 느낄 필요는 없다. 가능한 한 몸에 부담이 적은 음식을 먹으려고 노력은 하되, 좋아하지만 몸에 부담을 줄 수도 있는 음식을 가끔은 적당히 먹어도 된다. 원래 모든 음식은 약으로도, 독으로도 작용할 수 있다. 약과 음식은 뿌리가 같고, 모든 약은 적정한 양이 아닐 때 독으로도 작용할 수 있기 때문이다. 의약품은 그 적정한 양이 식품보다 더 세밀하게 조정되기 때문에 보건의료인의 지도에 따라 사용하는 것이다. 그런데 음식도 약처럼 적정한 양이 있다. 의약품만큼 엄밀하지는 않아도 말이다. 건강하고 효율적으로 체중을 감량하기 위한 최적의 음식량은 살 빠지는 습관 부분에서 다루겠다.

그렇다면 몸에 부담이 되는 음식인지 아닌지에 대해서는 왜 알아야 할까? 몸에 부담이 덜 가는 방식으로 똑똑하게 먹기 위해서다. 어떤 것이, 왜 몸에 부담이 되는지도 모르면서 부담을 줄일 방법을 찾을 수는 없다. 최근에는 다이어트의 심리적인 요인을 가장 중요하게 다루기도 한다. 물론 심리적인 요인도 비만의 중요한 원인 중 하나다. 하지만 심리 하나만으로는 체중을 감량하기 어렵다. 그렇기 때문에 몸과 마음의 원리를 알고 습관으로 만드는 입체적인 해결책이 필요하다.

먹을 때 죄책감을 느끼지 말자. 식사에는 죄가 없다. 식사는 맛있는 식사와 지혜로운 식사 2가지뿐이다. 모두 즐거운 일이다. 하나는 맛있어서, 하나는 건강해져서 좋다. 매일매일 맛있기만 하거나 똑똑하기만 한 식사이지만 않으면 된다. 어떤 음식이든 나의 몸과 마음을 아끼는 방법으로 즐겁게 먹으면 된다. 잘잘못을 따지다 보면 먹는 즐거움이 달아난다. 죄책감을 짊어지고 다이어트를 하다 보면 지쳐서 꾸준히 하지 못하게 된다. 다 먹어도 된다. 당신은 그 어느 때라도 조금 더 지혜롭게 먹기를 선택할 수 있다.

두 번째, 밤에 특히 오르는 식욕도 죄가 없다. 밤만 되면 무언가 먹을 것이 당기는가? 괜찮다. 당신만 그런 것도 아니고 당신이 유달리 잘못하고 있는 것도 아니다. 식욕은 당신을 살아남게 해준 자연스러운 욕구다. 거기다 원래 아침보다 저녁에 식욕을 더 크게 느끼기 쉽다. 살 빠지는 원리에서 설명했듯이 아침에는 자연적으로 활동을 하기에 좋은 몸 상태가 된다. 사냥을 하거나 먹을 만한 것을 채집하러 나갈 시간이기 때문이다. 몸을 깨우는 신호들은 대체로 입맛을 떨어뜨린다. 아주 오랜 시간 동안 아침은 먹는 시간이 아니라 일하는 시간이었다. 날이 어두워지면 사냥과 채집을 마치고 집으로 돌아와 수확물을 나누어 먹고 잠에 들었다. 밤은 에너지를 저장하고 합성하는 시간이니 먹을 것이 귀했던 시기에는 효율적인 생활 방식이었을 것이다. 시대는 변해 먹을 것은 넘치고 잘 움직이지도 않게 되었지만, 조상들의 오랜 생존 방식은 여전히 유전자에 남아 있다. 그래서 신경 쓰지 않으면 저녁에 많이 먹게 된다. 저녁에 공복을 유지하는 건 습성에서 벗어나는 행동이라 원래 쉽지 않다. 그러니 가끔 야식을 먹게 되더라도 너무 자책하지는 말자. 일주일에 7번을 쉬지도 않고 장을 야근시키던 사람이 점점 횟수를 줄여나가는 건 대단한 일이다. 처음에는 어렵더라도 나중에는 적응된다.

세 번째, 각 잡고 운동하지 않아도 괜찮다. 따로 시간을 내어 운동하는 사람들은 멋있어 보인다. 그렇다고 해서 각 잡고 운동하지 않았다고 인생을 잘못 산 건 아니다. 자기 자리에서 역할을 다하느라 운동할 에너지가 없는 게 왜 잘못한 일이란 말인가. 지금부터 나아진다는 최소 기준점은 저 대단해 보이는 누군가가 아니라 어제의 나 자신이다. 오늘 어제의 나보다 나아졌거나 충전의 시간을 가졌다면 일단 잘했다고 스스로를 격려해주자. 당신이 평생 함께할 몸은 저 사람의 몸이 아니라 바로 당신의 몸이다.

또 어제보다 더 나아진 움직임들을 꾸준히 쌓아가는 장소는 꼭 헬스장이 아니더라도 괜찮다. 더 나은 컨디션으로 생활할 체력을 키우기 위해서라면, 당신이 견뎌야 할 무게는 당신의 몸이다. 가뿐하게 하루를 보내고 싶다면 당신이라는 무게를 치며 움직이는 시간을 늘리면 된다. 하루를 좋은 몸 상태로 보내기 위한 몸의 레벨을 80이라고 했을 때, 체력이 부치는 이유는 당신이 가진 몸의 레벨이 80보다 낮기 때문이다. 그러면 몸의 레벨은 어떻게 올릴까? 조금 더 움직여서 더 높은 레벨에 몸을 적응시키면 된다. 쉽게 말해 90, 100레벨 정도로 움직이고 회복하기를 반복해서 90, 100레벨에 익숙해지도록 만드는 것이다.

그런데 이렇게 높은 레벨에 몸을 적응시키는 건 꼭 몰아서, 각 잡고 하지 않아도 된다. 틈틈이 바른 자세를 잡고 조금 더 움직여 보자. 이런 움직임들이 모여 당신의 체력을 만든다. 그러니 조금만 더 의식적으로 움직여보자. 못할 것 같을 때는 딱 1초만 더 움직여보자. 움직였는가? 대단하다! 그 기세로 조금 더 움직여보자. 정말 꼼짝도 못하겠는가? 그렇다면 조금 쉬어주자. 한 번 빼먹었다고 지금까지의 노력이 물거품이 되지는 않는다. 운동이든 식단이든 더 잘 살려고 하는 거지, 나를 탓하려고 하는 게 아니다.

삶의 경로를 재탐색하게 하는 무력감

반복되는 다이어트 실패로 아예 살 빼기를 포기하기도 한다. 하지만 램프의 요정이 나타나 당신을 더 가볍고 건강한 몸으로 만들어 주겠다고 했을 때 거절할 게 아니라면 이대로 괜찮다고 말하는 사람도 사실은 날씬하길 원했던 것일 수 있다. 무기력은 내가 해봤자 달라지는 게 없다고 믿고 아무 시도도 하지 않는 감정이다. 무기력은 살을 빼는 데도 방해가 된다. 에너지가 없다고 아무것도 안 하면 정말 아무것도 안 바뀌기 때문이다. 무기력과 관련된 연구 결과들도 무기력하면 성취를 하거나 행복해지기 어렵다는 문제점을 짚고 있다. 이런 무력감은 학습된다. 사람은 언제 무기력해질까? 자발성과 이익을 지속적으로 박탈당했다고 느끼면 무기력해진다. 심리학자 마틴 셀리그만과 리치터의 연구에 따르면, 실험동물들은 피하고 싶은 상황을 극복하려는 노력과 시도를 했지만, 반복적으로 소용이 없었을 때 점점 아무 대응도 하지 않게 되었다. 이런 증상은 상황이 달라져 충분히 대처할 수 있게 되었을 때도 지속되었다. 무기력이 학습된 것이다.

그렇다면 무기력해지는 조금 더 근본적인 이유는 무엇일까? 원하는 삶과 지금의 삶이 너무 멀어졌기 때문이다. 당신이 에너지가 없는 이유는 원래 에너지가 없기 때문이 아니다. 행동할 열정이 사라진 이유는 내가 삶을 주도하고 있다는 통제감을 잃어버리고 삶이 원하는 방향에서 멀어졌다고 느꼈기 때문이다. 무기력을 유발하는 상황 그 자체보다, 앞으로도 상황을 해결할 수 없을 것이라는 통제감의 상실로 인해 무기력이 강해진다. 똑같이 힘든 상황이더라도 내가 나의 삶을 이끌고 있고 삶이 더 나아지고 있다고 느끼면 열정이 생긴다. 정신분석학자이자 수많은 지성인들의 연인이었던 루 살로메는 권태에 대해 이렇게 말했다.

"가장 크나큰 삶의 권태는 가장 크나큰 삶에의 욕망에서 생겨난다."

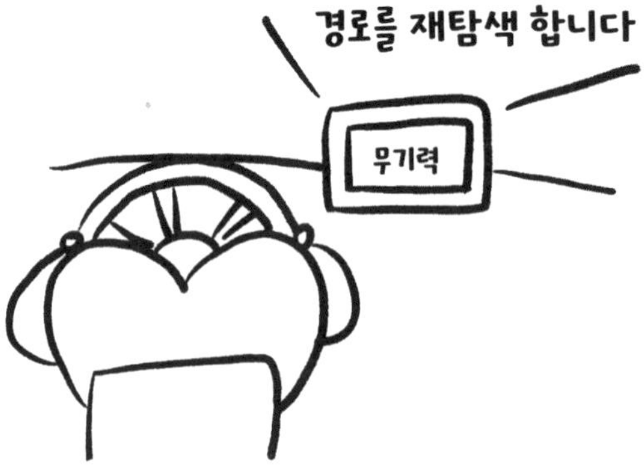

당신이 권태롭다면 당신이 욕망하는 삶과 너무 멀어진 것이다. 어쩌면 무기력이 커다란 바로 그만큼, 삶에 대한 욕망도 커다랄 수 있다. 그렇기 때문에 권태와 무기력은 삶의 경로를 재탐색하게 하는 감정이라고도 말할 수 있다.

지금 고뇌하고 있거나 무기력한 까닭은 살기 싫어서가 아니라 더 잘 살고 싶은 마음에서 생겨났다는 것을 깨달으라. 그러면 이제 어떻게 하면 될까? 간단하다. 점점 더 잘 살면 된다. 잘 살게 만드는 올바른 방법을 찾고 계속 행동하면 된다. 더 가뿐하고 건강한 몸과 마음을 원한다는 것을 바로 보았다면, 이제는 그 삶을 살아가기 위해 무기력을 타파해보자.

살 빠지는 무기력 공략법

무기력이 학습되듯, 무기력을 무력화하는 것 역시 배울 수 있다. 뇌과학적으로 보았을 때, 무기력은 내 문제가 아니라 뇌 문제다. 힘이 없는데 힘을 어떻게 내겠는가. 누구나 강압적인 상황에서 실패를 지속적으로 겪으면 무기력해진다. 패자의 뇌가 되는 것이다. 그렇다면 뇌를 승자의 뇌로 바꾸어주면 된다. 승자의 뇌를 만들려면 어떻게 해야 할까?

첫 번째, 자신에게 성공할 기회를 주자. 비현실적인 목표를 잡으면 실패할 확률이 크기 때문에 진 것 같은 느낌이 든다. 지는 건 기분 나쁘다. 그래서 중간에 그만두거나 자기합리화를 하기 쉽다. 더 심각하게는 무기력을 학습할 수도 있다! 그러지 말라. 나 자신과 이길 수밖에 없는 내기를 하고 매일 이긴 것처럼 살자. 작지만 강한 성공 경험을 쌓으면 뇌가 승자의 뇌로 바뀐다. 목표를 세울 때는 2가지 기준을 만들자. 첫 번째는 아주 쉽고 간단하지만 내가 이루고자 하는 나의 모습에 부합하고 설득되는 기준이다. 첫 번째 기준에 해당하는 행동을 매일 하라. 매일 하려면 쉬워야 한다. 두 번째는 여기까지 해내면 아주 훌륭하다고 생각되는 기준이다. 중요한 것은 첫 번째 기준만 넘어도 되고자 하는 모습에 가까워진 것이므로 잘했다고 스스로 격려하는 것이다. 두 번째 기준을 넘겼다면? 매우 훌륭하다! 이렇게 하면 당신의 매일은 잘했거나 매우 훌륭했거나 둘 중 하나뿐이게 된다.

두 번째, 기운이 없어도 아무 생각 없이 일단 하자. 무기력은 행동하지 않게 만든다. 반대로, 행동하지 않으면 무기력이 찾아오기 쉽다. 몸과 마음과 머리는 서로 연결되어 있기 때문이다. 일단 움직이자. 뇌가 무기력의 상태가 아니라고 인식해 그 감정에서 벗어나기 쉬워진다. 에너지가 없을 때는 딱 1분만 속도감 있게 움직여보자. 뇌의 기저핵은 몸의 균형을 잡는 곳일 뿐만 아니라 도파민이 분비되는 장소다. 몸을 속도감 있게 움직이면 이 기저핵이 자극되어 도파민의 분비 또한 자극된다. 도파민은 신경전달물질 중 하나로, 열정과 의욕과 관련된 몸의 신호라 에너지를 생기게 한다. 살 빠지는 습관 스테이지에 있는 행동을 매일 하자. 난이도가 쉬운 것도 있고, 상대적으로 어려운 것도 있을 것이다. 괜찮다. 아무거나 골라잡고 하루에 최소 하나씩만 하자. 이런 날들이 쌓이면, 내가 가볍고 건강한 몸을 위해 노력하고 있고 자신을 소중히 하는 사람이라는 믿음이 생긴다. 무엇을 하면 좋을지는 30kg 빼 본 약사인 내가 알려드리겠다. 당신은 당신만의 속도로 꾸준히 하기만 하면 된다.

세 번째, 내 안의 자발성을 깨우고 이익을 추구하자. 무기력은 내가 원치 않는 강압적이고 손해를 보는 상황이 지속될 때 생긴다. 따라서 무기력에서 벗어나려면 내가 자발적으로 원하고 이익이 되는 상황을 만들어 무기력이 지속되지 않도록 하면 된다. 앞서 말했듯 무기력은 욕망과 닿아있다. 스스로에게 관심을 갖고 자신을 돌보는 일은 의욕 있는 삶을 만드는 시작이다. 나의 욕망을 발견하고 만족시켜 보자. 욕망에 대해서는 살 빠지는 마음 뒷부분에서 좀 더 자세히 다루도록 하겠다.

자발성은 중요하다. 지속성과 연관되기 때문이다. 억지로 하면 장기적으로 지속하기 어렵다. 자발성을 높이는 방법 중 하나는 이해시키는 것이다. 납득이 가게 만든다는 거다. 스스로 선택할 힘을 가지기 위해서는 제대로 아는 것이 중요하다. 앞서 살 빠지는 원리에 대해 제대로 알아보았다. 자발성을 높이는 다른 방법은 즐거움과 의미를 찾는 것이다. 같은 일이라도 재미와 의미를 찾아 놀이처럼 하면 성과와 성취감이 올라간다. 이러한 심리 현상을 톰 소여 효과(Tom Sawyer effect)라고도 부른다.

네 번째, 커다란 무기력함을 작게 만들자. 학습된 무기력을 연구한 심리학자 마틴 셀리그만은 무기력에 빠진 사람이 가진 사고방식의 특징을 3가지로 정리했다. 무기력할 때는 지금의 문제가 영원히 계속될 것이라는 영속성, 잘못된 일부분을 다른 일에서까지 확장시키는 파급성, 문제를 나만의 문제로 받아들이는 개인화의 특성이 나타난다. 따라서 지금, 이 일에 한해서만 그런 것이고 누구나 그럴 수 있다고 생각하면 무기력에서 벗어날 수 있다. 체중 감량을 하며 어려움에 부딪힐 때는 이렇게 생각하자.

'나는 단지 지금 이 부분이 조금 안 될 뿐이야. 이건 나만 그런 것도 아니고 곧 적응하게 되어서 잘하게 될 거야.'

삶의 통제감을 가져오는 궁극기

살다 보면 정말로 내가 어쩔 수 없는 상황들도 있다. 이럴 때도 통제감을 높일 수 있는 의외로 간단하고 역설적인 방법이 있다. 바로, 바꿀 수 없는 건 깔끔하게 받아들이는 것이다. 어쩔 수 없는 일은 '내가' 받아들인 것으로 다시 정의해보자. 마이크로소프트의 창업자이자 대부호인 빌 게이츠도 이 궁극기와 관련된 명언을 남겼다.

"삶은 원래 불공평하다. 익숙해져라."

중요한 포인트는 '내가 받아들이기를 주체적으로 결정했

다'는 의식이다. 겉으로 보이는 모습은 동일하더라도 마음에 미치는 영향은 하늘과 땅 차이가 난다. 다른 누구도 아닌 내가, 신경 쓰지 않기로 결정했기 때문에 통제권을 가져오는 마인드가 된다. 정말 어쩔 수 없는 것은 쿨하게 수용해보자. 오히려 스트레스나 무기력함이 나아진다.

잃어버렸다는 생각이 슬픔을 불러온다

우리는 이전과 달라지기 위해 살을 빼면서 때때로 무언가 잃어버린 느낌을 받기도 한다. 좋아하는 음식을 아무런 생각 없이 먹었던 기억이나, 꼼짝도 하지 않고 가만히 쉬었던 시간을 돌이켜보면서 말이다. 무슨 부귀영화를 보려고 이러나 하는 생각에 오래 빠지다 보면 괜히 슬퍼진다. 슬픔은 소중한 무언가를 잃어버렸다는 느낌에서 오는 감정이다.

슬픔은 과거와 관련이 깊다. 현재의 상실을 느끼기 위해서는 좋았던 예전 기억이 있어야 하기 때문이다. 그런데 그거 아는가? 결국 슬픔의 감정은 너무 똑똑해서 생긴 것이다. 만약 우리가 3초마다 기억을 잃어버렸다면 슬퍼할 겨를도 없이 모든 일을 잊었을지도 모른다. 그렇기 때문에 슬프려면 우선 기억이 있어야 한다. 따라서 슬픔은 기억력이 좋아서 느끼는 감정이라고도 볼 수 있겠다.

상실로 인한 슬픔이 반복되면 앞서 살펴본 감정인 무기력으로 발전한다. 정신의학적으로는 이런 무력감을 슬픔의 일부로 보기도 하는데, 일상생활에 불편함이 있을 정도로 연속 2주 이상 슬픔을 느끼는 상태를 우울증으로 정의한다. 이런 슬픔, 우울은 체중과 관련이 있다. 가장 흔한 우울증 유형인 비정형 우울증(atypical type depression)은 많이 먹고 많이 자고 과체중인 경향을 보인다. 불면과 체중 감소는 이보다 훨씬 적게 나타나 우울증의 약 10%를 차지하는 멜랑꼴리형에서 주로 나타난다. 우울증까지 가지 않더라도, 우리는 슬플 때 먹고 자는 것에 영향을 많이 받는다. 슬픔은 의욕을 사라지게 만들고, 쉽게 피로를 느끼고 너무 많이 혹은 적게, 먹거나 자게 만든다. 따라서 슬픔에 오래 잠겨있으면 살 빼는데 방해가 된다. 하지만 모든 감정이 그렇듯, 슬픔도 잘만 쓸 수 있다면 오히려 다이어트에 도움이 될 수도 있다. 살을 잘 빼려면 슬픔을 잘 다루어야 하고, 슬픔을 잘 다루려면 슬픔의 특징과 역할에 대해 알 필요가 있다.

슬픔은 우리를 쉬게 하고, 돌아보게 만들며, 도움을 청한다

우리는 왜 슬플까? 학문적으로 밝혀진 슬픔의 기능은 크게 3가지다. 먼저 슬픔은 쉼이 필요하다는 마음의 신호다. 슬픔의 감정이 상실, 특히 건강을 잃어서 생긴 고통에서 비롯되었다는 이론이 있다. 그래서 슬픔의 표현에는 '가슴이 찢어질 듯한' 같이, 통증과 관련된 것이 많다. 최근 연구에서 진통제 아세트아미노펜이 심리적 고통에도 효과가 있는 것으로 밝혀졌다. 몸의 아픔과 마음의 아픔을 느끼는 뇌 부분이 유사하기 때문이다. 통증은 휴식이 필요하다는 몸의 신호다. 마찬가지로 슬픔은 쉬면서 회복하고 자신을 돌보라는 감정 신호다.

슬픔은 또한 지난날을 돌아보며 상실의 이유를 찾게 한다. 잃어버린 데에 대한 책임을 다른 사람에게 돌리면 분노가 되고 나에게로 돌리면 슬픔이 된다. 만약 다른 사람이 아니라 내가 잘못해서 소중한 것을 잃었다고 가정해보자. 만약 이런 상태인데 에너지가 많으면 넘치는 기력으로 잘못된 행동을 계속하며 삶을 더 엉망으로 만들었을 것이다. 이는 살아남는 데 결코 유리하지 않았을 것이다. 그렇기 때문에 슬픔은 힘을 빠지게 만든다. 실제로 슬픔은 근력을 약화시켜 아래로 향하게 만들고 느려지게 만든다. 슬픔은 쉬면서 천천히 나를 돌아보며 잘못을 바로잡아 삶을 더 잘 살 수 있게 만든다.

마지막으로 슬픔은 밖으로 약함을 드러내고 도움을 구한다. 슬플 때 몸에서 나타나는 특징들은 다른 사람의 적개심을 줄이고 동정이나 연민을 유발한다. 인간은 사회적 동물이기 때문에 슬픔에 빠진 사람이 있으면 도우려 하고, 누군가 그 사람을 공격하면 저지하려 한다. 나아가 슬픔을 공감한 서로는 친밀감이 생기고 결속력이 높아진다. 따라서 슬픔은 약자가 살아남을 수 있게 만들었다.

그런데 슬픔의 감정에 너무 오래 머물면 슬픔이 본래 역할을 오히려 못하게 된다. 슬픔이 지나치면 에너지가 너무 없어져 오히려 잘못을 제대로 고치지 못한다. 우울해지면 이미 어쩔 수 없는 과거의 상실을 계속 반추하게 되고 같은 잘못을 계속 반복한다. 그래서 도와주려던 사람들을 포기하게 만들고, 심지어 다른 사람의 공격을 받게까지 만든다. 이렇게 되면 문제를 해결하는 데에도, 나 자신에게도 도움이 되지 않는다. 슬픔을 살 빼는 데 도움이 되도록 쓰려면 어떻게 해야 할까?

살 빠지는 슬픔 공략법

첫 번째, 슬픔을 재발견해보자. 상실은 익숙함에 속아 잃어버린 소중함을 일깨워준다. 우리는 때때로 잃었을 때에서야 비로소 소중함을 깨닫기도 한다. 무언가 잃어버려 슬플 때 내가 그것을 소중히 여겼다는 것을 깨달아보자. 만해 한용운 시인의 시 '님의 침묵'에는 이런 구절이 있다. '제 곡조를 못 이기는 사랑의 노래는 님의 침묵을 휩싸고 돕니다.' 시의 화자는 님의 부재에서 님을 향한 깊은 사랑을 알아차린다.

슬픔은 또한 기쁨을 의미 있게 만든다. 슬픔의 반대는 무엇일까? 바로 기쁨이다. 잃어서 오는 상실감이 슬픔이라면, 사는 데 도움이 되는 것을 얻어서 생기는 즐거움은 기쁨이다. 슬픔과 기쁨은 서로 반대되는 감정이지만 마치 동전의 양면처럼 함께 온다. 슬픔을 전혀 느끼지 못한다면, 즐거움도 없을 것이다. 그 어떤 것도 살아가는 데 도움이 되거나 소중하다고 느끼지 못하기 때문이다. 따라서 부재는 존재를 더욱 또렷하게 만들고, 슬픔은 기쁨을 더욱 의미 있게 만든다. 내가 무엇을 아끼고 사랑하는지, 또 무엇에 기뻐하는지 슬픔을 통해 확인하자. 살을 빼면서 무엇이 가장 슬프고 힘들었는가? 식단을 하느라 다른 사람들을 자주 만나지 못한 것? 내가 좋아하는 음식을 먹지 못한 것? 헬스장에서 운동하느라 다른 것들을 할 시간이 부족해진 것? 이렇게 얻은 정보를 나의 다이어트에 적용하여 계획을 보완하자.

두 번째, 아픔과 슬픔은 성장통처럼 나를 성장시킨다는 것을 깨닫자. 슬픔은 상실에서 온 마음의 통증이다. 그렇다면 앞으로 잃지 않을 방법을 찾으면 된다. 살이 쪄서 건강이 안 좋아졌는가? 잘못된 다이어트로 열심히 뺀 체중이 다시 불어났는가? 소중한 건강을 지키기 위해 앞으로 잘하면 된다. 아픔은 위기이지만 곧 기회다. 변화하기에 딱 좋은 때라는 것을 알려주기 때문이다. 잘못은 그저 고치면 된다. 니체는 나를 죽이지 못하는 고통은 나를 더 강하게 만든다고 말했다. 잃었다면 잘못을 바로잡고 되찾으면 된다. 심지어 이전보다 더 좋은 것을 가지게 될 수도 있다. 필요하다면 다른 사람의 도움도 받아보자.

세 번째, 금붕어에 빙의해 어제의 일들을 잊어라. 당신의 어제가 어두웠는가? 괜찮다. 잊자. 새로운 오늘과 내일이 있다. 당신의 어제가 찬란했는가? 마찬가지로, 잊자. 과거의 영광이 당신의 발목을 붙잡아 나아가지 못하게 한다면 말이다. 굴욕이었든 영광이었든 과거에 계속 사로잡혀 있으면 우울해진다. 이미 어쩔 수 없이 흘러간 시간이기 때문이다. 예전에는 날씬해서 미모로 이름 좀 날렸는데 지금은 살을 빼야 하니 속이 상한가? 속상할 수 있다. 그런데 거기에 머물러 있으면 살 빼는 데 방해가 된다. 어떻게 할 수 없는 것에 집중하면 마음이 병든다. 과거는 지나갔다. 지금 이 순간과 나아갈 내일로 고개를 들어 시선을 옮기자.

네 번째, 얻은 것과 미래에 얻을 것에 집중하며 '땡큐, 넥스트' 하자. 잃은 것과 과거에 집중하면 슬픔행 급행열차를 타게 된다. 그러지 말고 잃어버린 것보다 얻은 것에 집중해보자. 단순히 잃어버리기만 하는 일은 세상에 없다. 잃은 것이 있으면 얻는 것도 있기 때문이다. 내게 무엇이 남았는지 살펴보자. 젊은 날을 아름답고 날씬하게 살 기회를 놓쳤다고 생각하는가? 그때 몸에 미처 신경을 쓰지 못했던 다른 이유가 있었을 거다. 그것을 이루지 않았는가. 거기다 지금 이렇게 건강하고 가벼운 몸과 마음의 중요함을 깨닫고 공부하고 있지 않은가. 아마 이런 시간이 있을 수 있는 건 과거의 내가 이미 해 놓은 일들 때문에 여유가 생겼기 때문일 것이다. 그런 지난날에 감사하고 나아가자. 아직 우리는 살아있고 인생은 남아 있다.

슬픔은 과거에 집중하는 감정이기 때문에 현재를 살고 미래를 그리면 슬픔이 달아난다. 과거 말고 현재와 미래로 눈을 돌려보자. 살 빼고 무엇을 하고 싶은지 계획을 세워보자. 입고 싶었던 옷을 미리 사두어도 좋다. 여행 계획을 세우고, 티켓을 끊어라. 무엇을 하고 싶은지 주변 사람들과 이야기를 하거나 적어보아라. 앞으로 얻을 수 있는 것들을 떠올려보자. 새로 얻을 것을 바라보자. 아무 때나 먹다가 먹지 않는 시간이 생겨서 힘든가? 먹는 시간은 줄어들었지만, 더 좋은 컨디션과 건강하고 날씬한 몸을 얻게 될 것이다. 현재에 집중하는 방법은 바로 다음 글에서 다루겠다.

다섯 번째, 몸에 신경 쓰자. 앞서 설명했듯 몸과 마음의 아픔을 느끼는 뇌 부위는 서로 비슷하다. 따라서 오랫동안 몸이 아프면 감정적으로도 우울해진다. 슬픔이 당신의 다이어트를 방해하지 않도록 몸을 아끼자. 아플 정도로 운동하지 말고, 몸을 혹사시키지도 말자. 너무 힘들어서 괴로우면 슬퍼진다. 그리고 움직이자. 슬프면 움직임이 줄어든다. 그런데 반대도 성립한다. 몸과 마음은 연결되어 있기 때문이다. 너무 안 움직이면 슬픔의 감정이 올라온다. 슬픔의 감정에 너무 오래 붙잡혀 있는 느낌이 든다면 몸을 움직여보자.

제대로 알면 두려움이 잠잠해진다

살을 빼다 보면 제대로 된 방법이 맞는지, 또 내가 제대로 하고 있는 게 맞는지에 대한 의문이 들기도 한다. 두려움은 나아가고 싶지만 잘 몰라서 겁이 나는 감정이다. 주로 잘 모르는 상황에서 생기기 때문에 낯선 것에 무서움을 느끼기 쉽다. 제대로 알지 못하면 필요 이상의 불안과 두려움에 빠지게 된다. 그래서 계속하지 못하고 중간에 그만두게 된다. 살이 빠지는 데는 시간이 필요하기 때문에 중간에 그만두거나 피하지 않도록 두려움을 잘 다뤄야 한다.

몸과 마음의 항상성을 깨뜨리는 낯선 상황을 마주하면 보통 두렵거나 화가 난다. 앞서 설명했듯이 항상성이 깨지는 건 곧 죽음과 관련이 있기 때문에 몸의 반응과 감정이라는 마음의 신호가 함께 올라온다. 그래서 대부분의 사람은 낯선 것을 불편해하고 피한다. 무서워할지, 화가 날지를 결정하는 것은 힘에 대한 스스로의 인식이다. 내가 힘이 세다고 느끼면 주로 화가, 약하다고 느끼면 주로 겁이 난다.

두려움을 느끼는 핵심 부위는 뇌의 변연계에 속한 편도체(amygdala)다. 편도체는 낯선 상황에 대해 두려움 혹은 분노의 정서를 처리하고, 공포 반응 혹은 공격성을 나타나게 한다. 두려움이 만들어지는 길은 크게 2가지다. 하나는 시상과 편도체가 직접 연결되어 무의식적으로 만들어지는 방식이고, 다른 하나는 대뇌피질을 거쳐 두려움의 대상을 알 수 있는 시상-대뇌피질-편도체 방식이다. 대뇌피질을 거치지 않아 두려움의 이유를 알 수 없는 첫 번째 경우를 제외하면, 나머지 두려움은 대뇌피질을 거치기 때문에 공포의 대상을 제대로 아는 것으로 무서움의 감정을 풀어낼 수 있다는 것을 알 수 있다.

두려움을 느끼면 몸에서는 교감신경계가 자극되어 심장이 빨리 뛰고 숨이 가빠진다. 두려움은 내가 힘으로 밀린다는 순간적인 느낌에서 비롯된다. 따라서 몸이 도망치기 좋게 바뀐다. 빠르게 움직이기 위해 다리 근육을 비롯한 근육들이 활성화된다. 잘 보고 들어서 외부 정보들을 수집하고 잘 판단하기 위해 감각기관들과 뇌에 혈액이 집중된다. 반면 위장으로 가는 혈액은 줄어들어 소화 기능이 저하된다. 느긋하게 밥이나 먹고 있을 상황이 아니기 때문이다.

그런데 커다란 두려움에 빠졌을 때는 오히려 감각 정보를 의식하는 지각능력이 저하된다. 시야가 좁아지고, 소리도 잘 들리지 않게 되는 등 외부 자극에 대한 정보를 주의 깊게 받아들이는 능력이 떨어진다는 뜻이다. 정보가 부족해지기 때문에 종합적으로 상황을 판단하는 능력도 나빠진다. 얼른 도망쳐야겠다는 생각만 든다. 문제는 이것이다. 낯설고 잘 알지 못해서 두려움이 생겼는데 두려움 때문에 더 잘 모르게 된 것이다. 그렇다면 우리는 왜 두려움을 느낄까? 우리는 두려움을 잘 느껴서 살아남았다. 만약 인류 조상들이 겁이 하나도 없었다고 생각해보자. 그랬다면 자연 곳곳에 도사린 위험들에 계속 무방비로 노출되어 멸종하고 말았을 것이다. 인류가 지금까지 살아남을 수 있었던 건 위험할 수도 있는, 잘 모르는 것들을 피하게 만든 두려움이라는 감정이 있었기 때문이다. 그래서 정도의 차이는 있어도 누구나 두려움을 느낀다. 왜냐하면 우리는 두려움을 잘 느껴서 살아남은 인류의 후손이기 때문이다.

하지만 세상은 문명화되어 야생일 때보다 훨씬 안전하게 바뀌었다. 오히려 두려움을 너무 느껴서 피하기만 하는 게 더 손해가 되었다. 조절되지 않는 걱정과 불안으로 6개월 이상 지속적으로 일상에서 불편함을 겪으면 불안증(Anxiety disorder)으로 진단하기도 한다. 낯선 상황을 지나치게 두려워하면 살도 잘 뺄 수가 없다. 당연하게도, 살던 대로 살면 계속 살던 대로만 살게 되기 때문이다. 새로운 내가 되고 싶다면 두려움을 잘 지나가야 한다. 두려움을 잘 다뤄서 살을 잘 빼려면 어떻게 해야 할까?

첫 번째, 안 하던 짓을 하면 원래 겁이 난다. 당신만 그런 게 아니다. 원래 안 하던 짓은 무섭고 불편하다. 오죽하면 안 하던 짓을 하면 혹시 죽느냐고 물어보겠는가. 당신이 대단하다고 생각하는 그 누군가조차도, 안 해봤거나 익숙하지 않은 일을 할 때는 두려움을 느낀다. 겁이 하나도 없는 사람은 편도체에 손상을 입은 뇌 질환자뿐일 것이다. 낯선 것에 도전하는 사람과 하지 않는 사람의 차이는 딱 하나다. 두려움보다 새로 얻을 기회와 달라질 날들을 더 크게 보는 것이다. 두려움이 없어서가 아니라, 결국 잘 해낼 수 있을 거라는 생각으로 해나가는 것이다.

대부분의 사람이 무서워하는 건 인류가 겪어온 과거의 위험과 관련된 것일 확률이 높다. 끼니를 거르는 것은 굶어 죽는 게 흔했던 인류에게는 엄청난 일처럼 보이는 게 당연하다. 잘 움직이지 않던 사람이 움직이려 하면 몸이 찌뿌둥하고 썩 내키지 않을 거다. 그런데, 살던 대로 살아서 원하는 나로 살고 있는가? 아니라면 바뀔 때다. 현대 사회는 생각보다 안전하다. 지금과 다르게 산다고 안 죽는다. 불편함과 두려움 너머에, 되고 싶은 나의 모습이 있다.

두 번째, 아는 것은 힘이다. 두렵다면 충분히 알아보자. 제대로 알면 두려움이 사라진다. 철학자이자 과학자였던 프랜시스 베이컨이 남긴 말처럼 아는 것은 힘이다. 두려움을 넘을 수 있기 때문이다. 이 책은 사실 나의 두려움의 결과물이다. 내가 하려는 다이어트 방법이 몸과 마음의 건강을 나빠지게 만들거나 효과가 없을까 봐 걱정됐다. 그래서 약사이면서 심리상담사인 내가 타당한 근거들을 바탕으로 체중 감량의 방법들을 수집하고 정리한 것이다. 다이어트를 하면서 잘하고 있는지 두렵거나 불안한 마음이 들 때는 이 책을 다시 읽어보아라. 제대로 알게 되면 실천으로 옮기는 데 방해가 되는 두려움이 잦아든다. 책의 가장 앞에 원리를 배치한 이유도, 잘 모르면 심리적으로 두려움을 느껴 시작 자체를 못할 수 있기 때문이다. 한 번에 이해할 필요는 없다. 이해와 납득이 될 때까지 여러 번 보고 익숙해지게 만들자. 나는 이 방법들로 건강하게 원하는 만큼 살을 뺐다. 당신도 할 수 있다.

세 번째, 막연하게 생각만 하지 말고 언어로 구체화해보라. 언어로 표현하면 위협을 느끼는 대상이 더 명확해진다. 두려움과 비슷한 감정으로 불안이 있다. 차이는 각각의 '대상'과 '지속 시간'에 있다. 두려움은 주로 특정 대상이나 상황에 공포를 느껴서 그 대상이 사라지면 금방 사라진다. 반면 불안은 대상이 모호하여 정확히 어떤 것 때문인지 알지 못한 채 지속적으로 위협을 느끼는 상태다. 불안은 다루기 어렵지만 두려움은 다룰 수 있다. 정확히 어떤 것이 무서운지 알게 되면, 대처할 수 있게 된다.

네 번째, 정신줄 붙잡고 현재에 집중하라. 정신줄을 붙잡지 않으면 뇌는 뇌 멋대로 한다. 게임의 자동 플레이 모드처럼 뇌에도 디폴트 모드 네트워크라는 자동 조종 기능이 있기 때문이다. 디폴트 모드 네트워크는 뇌 활동 상태의 일종으로, 흔히 말해 공상이나 예전 생각을 하며 멍때리는 상태라고 보면 된다. 이런 상태로 깨어있는 시간 동안 뇌 에너지의 최대 약 절반 정도를 사용한다. 이런 뇌 활동 모드의 주된 특징은 지금 현재에 집중하는 것이 아니라, 알 수 없는 미래를 상상하거나 이미 지난 과거에 마음이 방랑(mind-wandering) 한다는 점이다.

디폴트 모드 네트워크는 기억력과 창의성을 올라가게 만든다. 하지만 나쁜 감정 상태에서 작동하면 이미 바꿀 수도 없는 과거와 일어나지도 않는 미래를 생각하느라 현재에 집중하지 못하고 에너지를 낭비하게 만든다. 우울은 과거와, 불안은 미래와 관련이 있다. 이렇게 현재가 아닌 다른 시간을 생각하는 시간이 길어지면 뇌가 지친다. 몸은 현재를 살고 있는데 정신이 다른 시간에 있으니 멀미가 나는 것이다. 뇌가 피로해지면 몸도 마음도 머리도 제대로 기능하지 못한다. 그래서 현재에 온전히 집중하게 해서 뇌를 쉬게 하고, 문제를 제대로 파악해서 해결하도록 만들어야 한다.

과거의 기억에 후회와 슬픔이 몰려오고, 알 수 없는 미래가 두렵고 불안할 때는 꼭 기억하자. 이런 감정은 우리가 너무 똑똑해서 생긴다는 것을. 그리고 지금 벌어지고 있는 일에 온 신경을 집중하는 연습을 하자. 감각에 집중하고 충분히 음미해보자. 과거와 미래로 둥둥 떠다니는 마음을 현재에 잡아둘 수 있다. 두려움과 불안, 후회의 감정을 다루기도 좋고, 지금을 온전히 느끼고 즐기는 데에도, 문제를 잘 해결하는 데에도 도움이 된다. 현재의 감각에 집중하는 것은 명상과 마음챙김(mindfulness) 훈련의 기본이 된다.

다섯 번째, 자율신경계를 역이용하자. 자율신경계는 우리의 의지와 상관없이 조절되는 신경 시스템이다. 자율신경계에는 교감신경계와 부교감신경계가 있다. 무섭거나 화나는 낯선 상황은 교감신경계를 자극한다. 그런데 몸과 마음은 서로 연결되어 있다. 따라서 겁과 화를 가라앉히려면 교감신경이 자극되었을 때의 몸 상태와 반대로 만들어 주면 된다. 가장 쉬운 방법은 심호흡으로 교감신경계를 풀어주는 것이다. 자세한 방법은 살 빠지는 습관에서 다루도록 하겠다. 또 다른 방법도 있다. 운동 등을 통해 의도적으로 교감신경계를 자극하는 상황을 꾸준히 만들어서 교감신경계의 반응에 무뎌지도록 몸과 마음을 적응시키는 것이다.

욕망을 인정하자

욕망은 있으면 좋을 것 같다고 느껴 가지거나 누리기를 원하는 감정이다. 지금 우리가 살을 빼려는 것도 욕망이라고 볼 수 있다. 욕망의 정의는 얼핏 단순해 보인다. 하지만 생각보다 많은 정보가 들어있다. '있으면 좋을 것 같다'라는 생각은 지금 부족하다고 느껴 '미래'에는 원한다는 거다. 그리고 '가지거나' 혹은 '누리기'를 원한다는 건, 가지는 것과 누리는 것이 다르다는 것을 암시한다. 실제로 뇌과학적으로 가지기를 원하는 것과 누리기를 원하는 것은 서로 다르다. 2가지 상황에서 작용하는 뇌의 경로가 다르기 때문이다.

서로 다른 뇌신경 회로: 가지고 싶거나 누리고 싶거나

강화(reinforcement)는 심리학적으로 생물체를 어떤 자극에 반응하게 만들어 미래의 목표 행동에 의미 있는 영향을 주는 것을 말한다. 아주 간단히는 특정 행동을 하거나 하지 않게 만들고, 자세히는 행동의 빈도나 강도, 지속 시간을 조절한다고 생각하면 된다. 어떤 자극이 목표 행동을 더 자주, 많이, 강하게 하게 만들면 포시티브 강화(정적 강화)라 하고 보상과 같은 개념이다. 반대로 어떤 자극이 목표 행동을 더 가끔, 적게, 약하게 하게 만들면 네거티브 강화(부적 강화)라 하고 처벌과 같은 뜻이다. 쉬운 개념으로 당근과 채찍을 생각하면 된다. 포시티브 강화는 보상 혹은 당근이고, 네거티브 강화는 처벌 혹은 채찍이다.

그런데 특정 행동을 강화하는 보상은 대부분 즐거움을 주지만, 꼭 그렇지 않을 수도 있다. 대표적으로 중독 현상이 그러하다. 중독이 심화될수록 초반의 쾌락은 무뎌지고 더 많은 행위를 갈망하며 신체적, 정신적 건강을 해친다. 중독은 마약류나 알코올 등의 물질에만 한정된 것이 아니라 SNS 중독, 쇼핑 중독처럼 특정 행동이나 조건에도 중독될 수 있다. 섭식장애 중 하나인 신경성 대식증, 다시 말해 폭식증도 음식에 대한 중독으로 볼 수 있고, 심지어 운동에도 중독될 수 있다.

즐거움이 스러져도 계속 행동하는 것이 중독이라면 그 반대도 가능할까? 가능하다. 특정 행동을 즐기지만 계속 행동하려 하지는 않을 수 있다. 마우스의 시상하부 바깥쪽을 지나는 도파민 신경을 차단하는 연구를 진행했을 때, 도파민 신경이 차단된 마우스는 음식을 찾는 행동은 하지 않았지만 음식을 먹여주었을 때는 맛있게 먹는 반응을 보였다. 반대로 도파민 신경의 작용을 높이면 음식을 먹으려는 행동은 활발해졌지만 맛있게 먹는 반응은 줄었다. 이런 연구 결과는 행위를 좋아하는 것과 하려는 것은 다른 경로에 의한 것임을 보여준다.

어떤 행동을 좋아하고 즐기게 하는 뇌 부위와 그 행동을 하게 하는 뇌 부위는 서로 다르다. 좋아함 시스템(liking system)은 엔도르핀과 엔도카나비노이드 계열 물질들에 의해 조절되며 행동을 자체를 즐기고 현재에 집중하게 만든다. 반면, 도파민에 의한 욕망 시스템(wanting system)은 미래에 가지거나 누리기를 원하는 기대감으로 행동을 늘리게 한다. 두 시스템을 최초로 구분한 미시간대학교의 생물심리학자 켄트 베리지 교수는 욕망 시스템은 강력하고 영향력 있지만, 좋아함 시스템은 약해서 깨우기 어렵다고 했다.

사회심리학자 에리히 프롬은 저서 『소유냐 존재냐』에서 소유하려는 욕망을 내려놓고 존재를 즐거워하는 삶을 선택하자고 말한다. 우리의 삶에서도 존재를 온전히 느낄 틈도 없이 무작정 더 가지는 데에만 몰두하지는 않았는지 생각해볼 필요가 있다. 기대하는 동안이 실제로 그 행동을 하게 됐을 때보다 지나치게 더 즐겁다면, 욕망 시스템이 과잉 작동한 건 아닌지, 좋아함 시스템은 너무 적게 작동한 건 아닌지 살펴봐야 한다. 음식도 마찬가지다. 충분히 즐기고 맛보는 시간 없이, 계속 음식을 먹고 싶고 허겁지겁 먹고 나서 생각보다 기분이 좋지 않다면, 도파민 시스템이 자극된 중독의 결과물일 수 있다.

그렇다면 계속 행동하게 만드는 도파민 시스템이 꼭 나쁘기만 할까? 그렇지 않다. 도파민 회로가 있었기 때문에 인류는 살아남았을 것이다. 앞서 소개한 연구에서 도파민 신경이 차단된 마우스는 음식을 앞에 두고도 먹지를 않아서 굶어 죽었다. 세상 모든 사람들이 부처님의 마음으로 무소유했다면 인류는 진작 멸종했을지도 모른다. 다만, 나에게 진정으로 도움이 되지 않는다면 불필요한 중독을 풀어내고 현재의 즐거움에 의식적으로 집중할 필요도 있다.

그렇다면 우리가 살을 빼려는 것은 과연 단순히 좋아 보여서 맹목적으로 타인의 욕망을 욕망하는 것뿐일까? 아니면 정말로 좋아서 하는, 좋아함 시스템에 의한 것일까? 물론 어느 정도는 다른 사람들에 의해 날씬해지고 싶은 욕망이 자극될 수 있다. 그런데 꼭 다른 사람을 의식해서가 아니더라도 실제로 건강하고 가벼운 몸으로 살면 즐거울 일이 많다. 자신을 더 긍정적으로 생각하고 돈도 더 많이 벌 확률이 높다.

외모 프리미엄은 엄연히 존재한다

미모는 무기다. 인생을 사는 데 외모가 전부는 아니지만 아름다운 외모는 강력한 무기 중 하나가 된다. 외모가 경쟁력이지 않았던 적은 인류 역사상 존재하지 않았다. 왜냐하면 인간은 시각적인 동물이기 때문이다. 인간은 5가지 감각 중 시각으로 정보를 받아들이는 비중이 가장 크다. 그래서 낯선 상황에 처하면 다른 감각들보다 시각과 관련된 반응이 빠르게 일어난다. 다른 가치들도 물론 중요하다. 인품이 좋고 사람들과 잘 지내는 것, 자신의 일에 프로페셔널한 것, 돈에 대해 잘 알고 잘 버는 것은 삶을 잘 살 수 있게 만든다. 그런데 잘 관리된 외모도 인생을 더 잘 살게 만든다.

이는 학문적으로도 증명되었다. 하버드에서 수행한 국가차원 연구의 데이터를 분석한 응용심리학 연구에서 신체적 매력, 학업적 성취(학위), 인지능력, 핵심자기평가가 각각 소득과 어떤 상관관계가 있는지 조사했다. 연구에서는 연구 참여자들의 사진을 6가지 기준으로 평가하여 매력적인 사람과 평균적인 사람, 매력적이지 않은 사람의 세 그룹으로 나누었다. 사진으로 평가했기 때문에 간단히 '외모'라고 보면 된다.

연구에서는 학업적 성취를 학위와 거의 동일한 개념으로 측정하여, 초등학교 중퇴부터 박사 학위까지 12단계로 나누어 평가했다. 쉽게 '가방끈' 내지는 '스펙'이라고 생각하면 된다. 인지능력은 9가지의 인지 기능 시험을 통해 종합적으로 평가했고, 일반적으로 생각하는 '능력'이라고 이해하면 된다. 핵심자기평가는 자존감과 자기 효능감을 포함하여 '자신을 얼마나 긍정적으로 생각하는지'를 평가한다. 이 연구에서 사용한 핵심자기평가 문항은 총 15개로, 일반적인 핵심자기평가 12개의 문항에 3문항을 더 늘려 정밀하게 평가했다.

연구에 따르면, 인지능력이 좋으면 학업적 성취(학위)와 자기평가에 각각 51%, 19%만큼 긍정적인 영향을 준다. 즉 능력이 좋으면 학위도 높고 자기를 긍정적으로 생각할 가능성이 높다. 여기까지는 당연해 보인다. 그런데 외모가 훌륭해도 학업적 성취(학위)와 자기평가에 각각 21%, 23%만큼 긍정적 상관관계를 보인다. 외모가 탁월하면 그렇지 않을 때보다 가방끈도 더 길어지고 스스로를 더 좋게 생각할 가능성이 높다는 거다. 심지어 자기평가에 대해서는 외모가 매력적일 때(23%)가 인지능력이 좋을 때(19%)보다 더 영향을 많이 주었다.

더욱 놀라운 것은 이것이다. 학업적 성취(학위)와 소득과의 직접적인 관련 정도는 18%다. 신체적 매력(외모)과 소득과의 직접적인 관련도는 13%였다. 그런데 외모는 간접적인 영향 8%가 더 있어서 소득과의 총 관련 정도는 21%가 된다. 외모 프리미엄이 학위 프리미엄을 종합적으로는 앞지를 수도 있다는 뜻이다! 그렇다면 외모만이 전부일까? 그렇지는 않다. 인지능력과 소득과의 직접적인 영향은 41%, 간접적인 영향은 11%로, 능력과 소득의 연관 정도는 총 52%였다. 자기평가와 소득도 23% 직접적인 연관 관계가 있었다. 요약하면, 능력(52%) > 자기평가(23%) > 외모(21%) > 학위(18%) 순으로 소득과 관련이 있었다.

이 연구의 결론은 무엇일까? "역시 능력이 최고다!"일까? 꼭 그렇지는 않다. 압도적인 실력 차이는 당연히 소득의 차이를 만들어낸다. 하지만 만약 능력이나 학위의 차이가 거기서 거기라면? 자기평가나 외모에 의해서 의미 있는 차이를 만들어낼 수 있다. 게다가 앞서 설명했듯 긍정적인 자기평가에는 매력적인 외모가 인지능력이 좋은 것보다 더 도움이 된다. 상황이 이러하다 보니 정치경제대학교 사회학 교수직을 거쳐 런던의 정책연구센터 연구위원으로 재직 중인 캐서린 하킴은 아름다운 외모, 신체적 건강함을 포함한 매력이 경제, 문화, 사회적 자본처럼 자본이 된다는 '매력 자본' 연구를 발표했다. 연구에 따르면 건강하고 생기 있는 몸과 마음은 원래 가진 능력과 특징에 프리미엄을 붙여 더욱 돋보이게 만든다. 특히 아직 이렇다 할 능력이나 자본이 없는 18~30세의 젊은 나이에서 이런 경향이 심해진다.

매력 자본 연구에 따르면, 보통 사람들이 100만 원을 벌 때 비만인 사람은 86만 원을 번다. 또한 매력적인 남성과 여성은 각각 그렇지 않을 때보다 최대 28%, 20%를 더 번다. 여러 연구를 종합했을 때 외모 프리미엄은 약 15% 정도 작용한다. 만약 당신의 외모가 평균 아래라면 평균까지 끌어올렸을 때 지금보다 약 15% 정도 프리미엄이 붙는다. 만약 매력적인 외모까지 도달한다면 지금보다 30% 넘게 외모로 이득을 보게 될 것이다. 이 연구 결과들은 당연히 당위와는 관련이 없다. 그냥 현상이 그러하다는 것을 보여주는 것일 뿐이다. 연구에서는 하나의 특성이 다른 특성에 미치는 순수한 영향이 어느 정도인지 알아보기 위해 여러 요인을 세심하게 통제한다. 하지만 실제 우리가 사는 인생은 다르다. 꼭 어느 하나만 고를 필요는 없다. 똑똑하면서 학벌도 좋고 자기평가도 긍정적이면서 외모도 훌륭하면 안 되는 법이 있는가? 거기다 만약 능력이 다른 사람보다 부족하다면 외모를 가꾸는 편이 소득을 올리거나 자기 자신을 긍정적으로 생각하는 데에, 심지어 학위에도 도움이 될 수 있다.

사는 데 도움이 되는 아이템은 가지면 좋다. 꼭 하나만 가져야 하는 것도 아니다. 우리는 매력적이면서 동시에 실력도 있을 수 있다. 인생에 도움이 되는 다른 아이템들도 물론 있다. 미모가 지구상에 존재하는 단 하나의 무기는 아니다. 그렇다고 해서 미모가 무기가 아닌 것은 아니다. 능력으로 더 할 수 있는 게 없다면 마지막 치트키는 외모를 포함한 매력일 수 있다.

가려진 욕망에 눈을 떠라

아름다운 외모는 좋아 '보이기'만 하는 게 아니라 실제로도 좋았다! 건강하고 매력적인 몸과 마음이 정말로 삶에 득이 된다. 그런데 욕망에 관해서는 생각보다 흔한 상황이 있다. 사실은 욕망이 있는데 욕망을 알아차리지 못하거나 외면하는 경우다. 견물생심은 물건을 보면 마음이 생긴다는 뜻의 사자성어다. 그렇다면 오랫동안 눈과 귀가 향해 있는 건 그것에 마음을 쓰고 있는 것, 즉 욕망이 있다는 것이라고 볼 수 있다. 꼭 좋은 마음이 들지 않더라도 마찬가지다. 왜냐하면 당신이 실제로 그것에 대해 좋다고 느끼지 못하도록 마음의 항상성이 욕망을 가릴 수도 있기 때문이다.

아마도 당신은 약사가, 더군다나 30kg를 빼고서 체중 감량의 기술을 알려준다고 하니까 이 책을 읽고 있을 것이다. 당신의 욕망을 인정하라. 그리고 그것을 쟁취하고 누려라! 제대로 된 방법으로 꾸준히 하면 당신도, 더 건강한 몸과 마음으로 살며 즐거움을 누릴 수 있다. 할 수 있는데 안 할 이유가 있는가? 과도했던 체중을 뺀다는 건 단지 날씬해지는 것 이상으로 삶에 긍정적인 영향을 준다.

오직 나만의 욕망은 파급력이 작다. 타인이 욕망하는 것이면서 동시에 나의 욕망이기도 한 것은 영향력이 세다. 건강하고 가벼운 몸과 마음을 가지는 것도 그중 하나다. 여러분들은 이 책을 통해 몸과 마음이 작동하는 원리를 바탕으로 살 빠지는 습관을 만들어 갈 것이다. 당신의 욕망은 실현될 수 있다.

살 빠지는 욕망 공략법

첫 번째, 대식가 말고, 미식가 하자. 계속 먹고 싶어만 하지 말고 음미하며 먹어보자. 지나치게 식탐을 부리며 무작정 많이 먹는 것과 맛을 골똘히 느끼며 음미하며 먹는 것은 다르다. 막상 먹을 때는 음식을 제대로 즐기지 못하고 먹고 나서 오히려 몸과 마음이 좋지 않다면 도파민 욕망 시스템이 과하게 작동하는 일종의 중독일 수 있다.

계속 먹고 싶은 생각이 들더라도 죄책감을 느낄 필요는 없다. 원래 좋아함 시스템을 작동시키는 것은 도파민 욕망 시스템을 작동시키는 것보다 쉽지 않다. 그저 내가 음식에 대한 욕망이 지나치다는 것을 알아차리고 음식을 무작정 빨리, 많이 먹기보다 어떻게 음미하며 먹을지를 더 고민하는 시간을 충분히 가져보자. 방법론은 살 빠지는 습관에서 자세하게 다루겠다. 만약 정도가 심각하다면 전문가의 도움을 받는 것도 생각해보자.

두 번째, 진짜 배고픔과 가짜 배고픔을 구별하자. 욕망은 결핍에서 시작된다. 결핍을 제대로 채워줘야 욕망이 반복되지 않는다. 가짜 배고픔은 실제로는 배가 고프지 않은데 심리적 이유로 배고픔을 느끼는 일종의 착각이다. 우리는 진짜 배고프지 않아도 너무 자주, 또 많이 먹는다. 맛있어 보여서, 스트레스 받아서, 심심해서, 슬퍼서 먹고 있다면 정말 배가 고파서 먹는 게 아니라 가짜 배고픔이라는 마음의 허기로 먹는 것이다. 만약 마음의 허기 때문에 계속 먹고 있다 해도 그 마음의 허기는 어차피 음식으로 달랠 수 없다. 욕망의 진짜 원인을 찾고 그 결핍을 채우자.

세 번째, 먹는 게 인생을 사는 낙의 전부라면 살찐다. 먹는 게 낙이라는 말도 있지만, 너무 당연하게도 인생에 즐거운 게 먹는 것 하나뿐이라면 먹는 행동이 강화되어서 살이 찔 수밖에 없다. 당신의 즐거움을 먹는 것 한 바구니에 담지 말아라.

먹는 즐거움 말고 다양한 즐거움을 찾아보자. 즐거움은 어떻게 찾으면 좋을까? 이제까지 해보지 않았던 새로운 상황에 나를 놓아보고 '이건 좀 괜찮네?' 하는 것들을 늘려 가면 된다. 먹는 것 말고 즐거운 일이 많이 생기면 먹는 즐거움이 인생의 즐거움에서 차지하는 비율이 점차 줄어들고, 식욕을 조절할 수 있는 능력도 더 자라날 것이다.

네 번째, 나만의 살 빼는 이유에 대해서 생각해보고 목표를 적어보자. 'HOW(어떻게)'는 방법을 찾아보면 다 있기 마련이다. 그보다 더 중요한 것은 당신만의 'WHY(왜)'이다. 당신은 왜 살을 빼고 싶은가? 질문을 듣고 떠오르는 답을 바로 적어보자. 이유는 단순해도 좋다. 그냥 몸 컨디션이 안 좋아서, 예뻐지고 싶어서, 건강해지고 싶어서, 누군가에게 잘 보이고 싶어서 등 이런 단순한 이유도 충분한 행동의 동기가 된다.

중요한 것은 어떤 동기나 이유로 시작을 했든 최종적으로 자기 자신을 꼭 포함해야 한다는 점이다. 부끄러운 목표는 없다. 마음에 드는 목표와 이유를 만들고 계속 스스로의 마음에 새기자. 내가 어떤 이유로 살을 빼려 하는지, 구체적으로 나에게 어떻게 좋은지를 떠올리며 꾸준히 몸과 마음을 아끼고 건강하게 만들다 보면 진짜 어느 순간 목표를 이루게 된다. 터무니없든 아주 현실적이든, 나의 마음에서 우러나오는 이유와 목표를 적어보자.

다섯 번째, 결핍은 성취의 어머니라는 것을 깨닫자. 무엇이든 잘 쓰면 약이 된다. 내 안의 결핍과 욕망도 그러하다. 결핍이 있어 욕망이 생기고, 욕망이 있어 성취가 생긴다. 결핍을 느끼기 때문에 채우려고 행동하는 것이기 때문이다. 이것을 이해하면 결핍이 꼭 나쁜 것만은 아니다. 괴롭다고 욕망을 없애버리면 속세를 벗어난 스님이 된다. 많은 성취를 이룬 사람들은 의도적으로 결핍을 만들어내기도 한다. 세계적인 기업 애플을 창업한 스티브 잡스는 "Stay hungry, Stay foolish(항상 갈망하고, 우직하게 나아가라)"라며 끊임없는 갈망과 배움에 대한 중요성을 강조했다. 그런데 이 말은 자기계발적으로도 의미 있는 말이지만 몸의 시스템적으로도 말이 된다. 살 빠지는 원리에서 설명했듯, 성장호르몬은 혈당이 낮은 상태, 즉 공복 상태에서 분비된다. 잘 모르는 새로운 상황에 놓이면 우리는 바보가 된 것 같고 스트레스를 받게 된다. 그러나 바로 그때, 우리의 몸과 마음은 살아남기 위해 몸과 마음을 새롭게 만들고 적응한다. 극단적이고 장기적으로 그런 상황에 놓여있는 것이 아니라면 굶주리고 바보가 된 것 같은 상황은 우리를 더 성장시킨다.

또 다른 근거도 있다. 뇌를 각성시키는 호르몬 오렉신(orexin)은 식사를 해서 인슐린이 분비되면 줄어든다. 그래서 인슐린 분비를 많이 자극하는 식사를 할수록 더 졸리고 집중력이 떨어진다. 반대로 배가 고플 때 분비되는 그렐린은 허기를 느끼게 하는 호르몬이기도 하지만 뇌신경의 연결을 촉진하고 집중력을 올리기도 한다. 무조건 채우는 게 능사는 아니다. 원래 등 따숩고 배부르면 난관을 헤쳐 나갈 지혜는 얻기 어렵다.

결핍의 이런 면을 제대로 알고 결핍까지도 즐겨보자. 지금 당장 결핍을 사랑까진 못하더라도 받아들여 보자. 배고픔이 있기 때문에 배가 따뜻하게 부른 상태의 행복을 더 잘 알 수 있다. 잃어서 슬픈 감정이 있기 때문에 소중함을 깨닫고 가졌을 때의 기쁨을 더 잘 누릴 수 있다. 새로운 것을 익히는 낯선 상황이 있기 때문에 우리는 더 성장하여 만물의 영장이 되었다. 나의 약점 덕분에 그 모자람까지도 품어지는 듯한 사랑을 느낄 수 있다. 모자람을 급하게 채우려 하지 말고, 결핍을 오롯하게 느껴보자. 그리고 결핍을 제대로 채울 바르고 좋은 방법에 대해 차근히 생각하고 그것으로 채우자.

능동적으로 다이어트의 주도권을 잡아라

마음먹고 책상 앞에 앉아 딱 공부하려던 참인데 벌컥 문이 열리며 "왜 공부 안 하냐"는 잔소리에 반발심이 생겨 공부고 뭐고 하기 싫어진 경험이 있을 거다. 다이어트를 할 때도 비슷한 일들이 많이 일어난다. 내가 하려던 식단이나 운동에 왈가왈부하는 사람들이나 내 마음과는 다르게 계획에서 어긋나는 상황들을 마주하게 된다. 이런 상황에서 화가 나 다이어트를 그만둘 수도 있지만, 어떻게 하느냐에 따라 다이어트를 계속 잘 해나갈 수도 있다.

화는 내 것을 지키기 위해 즉각적으로 뇌가 발동시키는 긴급 경보의 감정이다. 내 마음대로 안 되는 상황이 나의 영역을 부당하게 침범한다고 느끼면 화가 난다. 화가 나는 상황과 겁이 나는 상황은 거의 비슷한데, 상황과 나 사이의 힘에 대한 인식 차이가 분노와 두려움의 차이를 만든다. 상황보다 내가 더 힘이 세다고 생각하면 화가 나 공격을 하게 되고, 상황이 나를 압도한다고 생각하면 두려움을 느끼고 도망가게 된다. 분노는 나에게 힘이 있다는 무의식적 혹은 의식적인 인식에서 나타나는 감정이기 때문에 이전의 다른 감정보다 긍정적인 면이 있다. 그렇지만 이러한 힘에 대한 인식은 정말 그럴 수도 있지만, 항상 맞지 않을 수도 있다. 하룻강아지 범 무서운 줄 모르고 덤벼들 때, 한 살배기 강아지가 정말 범보다 세지는 않기 때문이다. 술을 마시고 평소보다 과격한 행동을 하는 것도 마찬가지다.

분노에 따른 몸의 반응도 두려움을 느낄 때와 비슷하다. 화가 날 때도 겁이 날 때처럼 주로 교감신경이 자극되어 몸을 각성시키는 호르몬이 분비되고 상황에 빠르게 대처하게 만든다. 두려움을 느낄 때는 이런 몸의 변화들로 36계 줄행랑을 친다. 화가 날 때는 활성화된 근육들, 깨어난 뇌와 감각기관들을 싸우는 데, 즉 공격 행동에 사용한다.

공격성은 상대를 적으로 보고 피해를 입히려 파괴적인 행동을 하는 성질을 말한다. 공격성에는 2가지가 있는데, 하나는 상대에게 위협을 주기 위해 행동하는 적대적(정서적) 공격이 있고, 나머지는 무언가를 얻기 위한 수단으로 공격을 사용하는 도구적(약탈적) 공격이다. 공격의 종류에 따라 교감신경이 자극되는 정도에 차이가 있다. 적대적 공격은 감정적으로 자극되었을 때 나타나므로 교감신경계의 작용이 활성화되지만, 도구적 공격에서는 이성이 제대로 작동해야 하기 때문에 교감신경계가 거의 자극되지 않는다.

분노의 감정에서도 두려움에서처럼 편도체가 중요한 역할을 한다. 강한 분노나 공포를 느끼면 감정이 뇌 전체를 장악하여 이성적인 판단을 하지 못하게 된다. 이를 편도체 납치(amygdala hijack) 현상이라고 하며, 감성 지능(EQ) 개념을 만든 심리학자 다니엘 골먼이 이름 붙였다. 앞서 제대로 아는 것이 두려움에서 벗어나는 방법 중 하나라고 했다. 마찬가지로 분노도 제대로 알면 벗어나기 쉽다. 내 영역을 침범할 의도가 없었다는 것을 알게 되면 분노가 가라앉는다. 따라서 납치된 편도체를 되찾아 이성적인 판단을 할 수 있는 상태가 되는 게 먼저다.

분노는 진짜 내 것을 지키는 에너지다

그렇다면 분노는 왜 있을까? 나에게 소중한 것을 나의 힘으로 지키기 위해서 존재한다. 대응할 만한 힘이 충분한데도 내 것에 대한 권리를 제대로 주장하지 않는다면 다른 사람에게 빼앗겼을 것이다. 지겹게 반복하고 있지만, 분노도 인류가 잘 살아남도록 도왔을 것이다. 여러 연구에서도 이러한 분노의 역할을 뒷받침해준다. 원숭이 연구에서 편도체 흥분에 의한 정서적 공격이 무리 내의 서열과 밀접한 관련이 있다고 밝혀졌다. 우두머리 원숭이의 편도체를 제거했더니 가장 낮은 서열로 밀려났다.

그러면 분노가 무작정 좋을까? 당연히 그렇지 않다. 공격성은 세로토닌에 의해 조절된다고 알려져 있는데, 여러 연구에서 세로토닌이 낮은 동물들은 많이 싸우기는 하지만 서열이 높지 않았기 때문이다. 반대로 무리 중 하나에게만 세로토닌이 늘어나도록 만들면 우두머리가 된다. 세로토닌이 증가하면 무분별한 공격 행동은 줄어들고, 우호적인 관계를 쉽게 만들어 함께 하는 활동을 잘하게 된다. 동물들도 적이 많으면 우두머리가 될 수 없었던 것이다.

요약하면, 편도체가 없어져 공격성이 사라져도 서열이 내려가고, 세로토닌을 감소시켜 공격성을 잘 조절하지 못하게 되어도 서열이 내려간다. 잘 조절되는 분노는 권력이 된다. 그렇다면 분노의 감정을 잘 써서 다이어트를 잘하려면 어떻게 하면 좋을까?

살 빠지는 분노 공략법

첫 번째, 자기주도적으로 다이어트하라. 다이어트의 주도권은 나에게 있다. 나 자신을 소외시킨 다이어트는 나의 자발성이나 주도성을 침해한다는 느낌을 주기 때문에 반발심이 들고 지속하기 어렵다. 반면, 나의 주도로 한 선택들이라면 화가 나지 않는다. 체중 감량하는 방식들에 자신을 적극적으로 참여시키고 '나' 전문가가 되자. 살을 빼려는 사람은 다른 사람이 아닌 바로 나이기 때문에, 나 맞춤형 해결책이 필요하다.

다이어트 보조제나 의약품, 전문가의 다이어트 방법들은 말 그대로 보조다. 나를 잘 알면 알수록 다이어트에 유리하다. 공부 잘하는 학생들은 학원에 끌려다니지 않고 학원을 자신의 필요에 따라 이용한다. 마찬가지로, 살을 뺄 때도 다이어트 보조제나 의약품, 혹은 무조건적인 식단이나 생활 방식에 의존하는 것이 아니라 주도적으로 나를 참여시켜 나에게 맞게 조절해야 한다.

취향을 발견하고 모으자. 주관이 뚜렷해야 내가 정말 좋아하는 것을 사수하기 쉽다. 몸이 제대로 기능하기 위해서는 무한정 많이 먹을 수는 없다. 따라서 정말 좋아하고 싫어하는 음식이 무엇인지, 그 이유는 무엇인지, 또 어떤 음식이 건강에 좋고 나쁜지를 알고 지혜롭게 먹어야 한다. 공복 속에서 나의 미각을 효율적으로 채워줄 음식을 찾고 신나거나 운동 효과가 좋은 운동법을 찾아보자. 나는 어떤 것을 더 좋아하고 좋아하는 이유는 무엇인가?

두 번째, 자율 근무제처럼 자율 다이어트제를 도입하자. 내가 자유롭게 할 수 있는 영역과 아닌 영역을 구분하자. 살 빠지는 습관을 참고해서 할 수 있는 범위에서 자유롭게 식사하고 운동하자. 하고 싶은 것을 하고, 먹고 싶은 것을 먹어라. 대신 몸을 회복시키는 것부터 먼저 해 놓고 나서 하자. 그렇게 하기로 결정하는 건 온전히 당신의 몫이다. 내 욕구를 솔직하게 마주하고 적절하게 충족 받아야 좋은 마음 상태로 여러 가지 일을 해낼 수 있게 된다. 삶의 에너지는 뇌가 만들고, 뇌의 주인은 바로 나이기 때문이다.

이 책에서 다루는 체중 감량의 기술들은 과학적으로 연구된 결과들이고, 근거가 탄탄하다. 하지만 그것을 적용하는 주체는 결국 당신이다. 무엇이든 자신에게 맞게 조정해서 적용하면 된다. 내 마음이 진짜 원하는 것, 더 중요하고 덜 중요한 것들이 무엇인지 잘 살펴보고 나에게 맞는 방식을 찾자. 이 책은 당신이 스스로 당신에게 맞는 방법을 찾을 수 있게 도우려 쓴 책이다. 이렇게 당신의 다이어트를 당신의 선택들로 쌓아간다면 더 지키기도 쉽다. 왜냐하면 '못' 하는 게 아니라 '안' 하는 것이기 때문이다.

세 번째, 진짜 내 영역을 찾자. 분노는 나에게 무엇이 중요한지를 알려주는 감정이다. 다이어트를 하면서 짜증이 나고 화가 난다면 왜 그랬는지 살펴보자. 화가 많이 나면 날수록 중요하게 생각한다는 뜻이다. 내가 더 중요하다고 생각하고, 내 영역이라고 생각하는 것은 무엇인가? 식단을 내 마음대로 할 수 없는 게 화가 났는지, 운동에 시간이 많이 빼앗기는 게 싫었는지, 사람들과 함께 식사를 못하는 게 불편했는지, 사람들이 내가 다이어트 중이란 걸 알게 되는 게 싫었는지 등을 점검해보자. 그렇지만 세상만사 온갖 것들이 다 내 영역일 수는 없다. 넘어갈 수 있는 사소한 문제는 신경을 꺼서 다이어트할 에너지를 아끼자. 자기 인생을 주도하려는 건 좋지만 그것도 지나치면 해가 된다. 오히려 너무 사소한 것까지 힘을 쓰면 진짜 중요한 것에 쓸 에너지가 부족해진다. 화가 날 때는 생각해보자. '나에게 뭣이 중한가?' 하고.

네 번째, 박탈감을 자극하지 말자. 다이어트를 할 때 무언가 빼앗겼다는 느낌을 많이 느끼면 슬프거나 화가 나서 실패할 가능성이 높아진다. 박탈감이 들지 않게끔 뇌를 달래가며 살을 빼야 한다. 기본적으로 잃는다는 기분을 최소화하고, 얻을 것은 커다랗게 느낄 수 있도록 내 다이어트를 경영해나가자. 중요한 포인트는 마음은 손해 보는 것을 더 크게 느끼기 때문에 다이어트를 하는 것이 손해라고 느끼지 않게 설계하는 것이다. 앞서 내가 중요하다고 여기는 게 무엇인지 발견했다면, 그걸 최대한 존중해주는 방식으로 다이어트 계획을 세우자.

다섯 번째, 위대한 것은 하루아침에 이루어지지 않는다는 걸 기억하자. 어서 빨리 날씬해지고 더 나은 모습이 되고 싶은 당신의 마음을 충분히 이해한다. 나 역시 그랬다. 하지만 조금 속도를 늦춰보자. 마음이 조급하면 금방 지치기 쉽다. 열정을 지나치게 불사르다가 당신이 불탈 수 있다. 니체는 이렇게 말했다.

"언젠가 날고자 하는 사람은 먼저 서고, 걷고, 달리고, 기어오르고, 춤추는 것을 반드시 배워야 한다. 처음부터 나는 법을 배울 수는 없다."

목적의식도 적당해야 한다. 목적의식이 지나치면 충동성이 올라가고 원래 하려던 본질을 잊을 수 있다. 체중을 줄이는 데만 너무 집중하다 보면 건강이라는 본질을 잊고 올바르지 않은 방법으로 무리수를 두거나 건강을 해치면서까지 체중에만 집착하게 될 수 있다. 바른 방법으로 꾸준히 지속하기만 한다면 결국 도달할 일이다. 빠른 답보다 바른 답을 내는 것이 더 중요하다.

부러운 사람이 있다는 건 축복이다

타고나길 날씬해 보이는 사람이나, 나보다 먼저 다이어트에 성공한 사람을 보면 괜히 뒤처진 것 같고 질투가 나기도 한다. 잘난 사람이 눈에 들어왔는가? 게다가 주변 사람인가? 축하한다! 당신은 방금 당신이 잘될 희망의 증거를 본 것이다. 당신이 어떻게 하느냐에 따라 결과는 달라질 테지만 말이다.

질투는 내가 잘하고 싶은 영역에서 앞서고 있는 주변 사람에게 느끼는 불편한 감정이다. 관심 없는 영역이나 넘을 수 없는 사차원의 벽이 있는 먼 사람에게는 질투를 느끼지 않는다. 여러 문화에서 질투를 금기시하는데 동양의 칠거지악에도, 서양의 7대 죄악에도 질투가 있다. 그런데 금기시하는 것 치고 질투는 너무 흔하다. 우리나라 속담에 '사촌이 땅을 사면 배가 아프다'라는 말이 있고, 독일어에는 다른 사람의 불행에 묘한 기쁨을 느끼는 감정을 표현하는 샤덴프로이데(schadenfreude)라는 단어도 있다.

질투의 감정에는 정보가 있다. 내가 어떤 영역에서 잘하고 싶은지, 그리고 그 영역에서 앞서간다는 건 어떤 것인지를 알려준다. 질투가 느껴졌다면 사실은 그 질투를 느낀 그 영역에서 내가 더 뛰어나고 싶은 마음이 있는 것이다. 또, 다른 감정과 다르게 질투는 반드시 비교에서 시작된다. 즉, 대상이 없으면 질투의 감정도 없다. 질투는 비교우위를 알아차리는 능력에서 비롯된다. 따라서 서열이 있고 지능이 높은 동물 집단에서는 흔하게 나타난다. 어린아이들은 다른 사람들과의 관계 속에서 자신을 볼 수 있는 능력이 생길 때부터 질투를 느낀다. 심지어 질투는 인류의 진화에 중요한 역할을 했다. 비교에 대한 감각이 아예 없으면 발전도 없다. 항상 똑같은 모습으로 살 테니까! 인류학자 크리스토퍼 보엠은 질투를 '자신의 운명을 바꾸려 하는 강력한 충동'이라고까지 표현했다. 질투의 감정이 생긴 것 자체는 문제가 아니다. 문제는 질투를 너무 오래 느껴 혐오나 경멸로 이어질 때 생긴다.

혐오는 쉽게 말해 싫어하고 미워하는 감정이다. 질투가 깊어지면 미움이 된다. 미워하는 대상은 절대 자신이 될 수 없다. 왜냐하면 몸과 마음에는 항상성이 있어서 자기를 보호하려 하기 때문에 스스로를 미움을 살 만한 사람으로 몰아가지 못하기 때문이다. 싫은 이유 때문에 혐오가 시작되지만, 일단 혐오의 감정에 빠지면 그 싫은 감정을 정당화한다. 옳고 그름에 대한 판단과 관련된 혐오는 경멸을 일으켜 깔보고 낮게 본다. 그런데 역겨운 음식을 먹을 때와 싫은 상황에서 혐오가 느껴질 때 모두 뇌의 같은 부위가 활성화된다. 뇌가 느끼기에 두 상황은 서로 같다는 뜻이다. 따라서 미워하면 꺼리고 피하게 된다.

질투가 더욱 진행되면 같은 편에게서 느낄 수 있는 공감, 이해, 연민 의식이 차단되고 공격하게 된다. 반대로 이야기하면, 같은 편이라는 생각을 전혀 하지 못한 사람만이 질투를 일으키는 사람에게 적대적으로 대한다. 조금이라도 비슷하다고 느낀다면 공격할 때 죄책감을 쉽게 느끼기 때문이다. 그런데 질투가 날 정도로 잘나고 배울 점이 있는 사람을 멀리하고 공격하면 나만 손해다. 왜냐고?

거울 뉴런 시스템: 다른 사람의 능력을 복제하는 능력

만화 영화에서는 다른 등장인물의 능력을 복제하는, 상대하기 어려운 캐릭터가 흔하게 등장한다. 그런데 인간이라면 누구나 다른 사람의 능력을 거울처럼 복제하는 타고난 능력이 있다. 바로 거울 뉴런 시스템이다. 거울 뉴런은 1990년대, 신경생리학자 리촐라티에 의해 원숭이의 전두엽(이마엽)에서 처음 발견되었다. 이후 연구에서 운동 명령을 내리는 전두엽뿐만 아니라 감각 정보를 통합하는 두정엽(마루엽) 등에서도 거울 뉴런이 발견되었다. 거울 뉴런은 따라서 단일한 신경이 아니라 감각 정보를 수집하여 행동하게 만드는 시스템이다.

뇌의 전두엽에는 근육에 움직임을 지시하는 운동피질이 있다. 운동피질에는 움직임을 계획하고 지휘하는 전운동영역과 보조운동영역이 있다. 이 부위는 단순한 자극 때문에 생기는 움직임이 아니라, 내가 하려는 의지를 발휘해 움직일 때 작동한다. 즉 '나 이렇게 해야지' 하고 움직일 때 활성화된다. 그런데 연구에 따르면, 이 부위는 다른 누군가가 이런 행동을 하는 것을 알아차렸을 때도 활성화된다.

거울 뉴런 시스템의 역할은 계속 연구 중이지만 지금까지 크게 4가지 정도로 밝혀졌다. 거울 뉴런 시스템은 행동 자체를 파악하고, 그 의도를 이해하며, 따라 하고, 공감하게 만든다. 인간은 거울 뉴런 시스템에 들어온 정보를 통해 주로 두정엽에서 어떻게 하는지 노하우를, 전두엽에서 왜 그렇게 하는지 행동의 목표나 이유를 파악한다. 따라 하기는 인간이 발전하며 가장 흔하게 사용하는 학습 방법 중 하나인데, 시행착오를 줄여 시간을 아낄 수 있는 아주 효율적인 방법이다. 거울 뉴런 시스템이 공감 능력과 연관된다는 사실은 비교적 최근에 알려졌는데, 뇌섬을 통해 감정 신호를 처리하는 변연계와 연결되어 타인의 감정을 나의 감정처럼 느낀다. 거울 뉴런 시스템 덕분에 다른 사람의 행동을 보고만 있어도 뇌가 마치 내가 그 행동을 하는 것처럼 작동한다. 이때 활성화되는 신경은 직접 같은 행동을 할 때와 정확히 동일하다. 더욱 놀라운 건 이 시스템이 다른 사람의 행동을 심지어 보지도 않고 듣기만 해도, 전체 과정 중 일부만 인식하더라도, 내가 그렇게 하려고 애쓰지 않아도 작동한다는 점이다. 세상에!

그런데 이런 거울 뉴런 시스템은 기계가 아닌, 살아있는 생명체의 행동만을 정보로 받아들인다. 직접 보고 배우는 것이 기계를 통해 영상으로 배우는 것보다 학습에 더 유리한 이유가 바로 이 때문이다. 인터넷 강의는 실제 강연보다 학습 효율이 떨어진다. 코로나 이후 학생들의 학업 성취도가 떨어진 것도 이런 이유 때문이다. 따라서 비대면 진료나 투약도 함부로 허가하기에는 무리가 따른다. 인간의 거울 뉴런 시스템은 의미 없는 움직임까지도 복제할 수 있을 정도로 다른 영장류보다 훨씬 고도화되어 있다. 인류학자들은 호모 사피엔스의 이런 능력이 지능이 비슷하고 육체적으로 더 우수했던 네안데르탈인을 넘어서게 만든 이유 중 하나라고 설명한다. 유약하고 말랑한 인간이 먹이사슬의 정점에 올라서게 된 이유는 바로, 따라 배워서다. 다른 사람이 일궈놓은 성과를 따라 배워서 지혜를 쌓아왔기 때문이다.

자기계발서에서 자주 인용되는 기업가이자 동기부여가인 짐 론의 "당신은 함께 가장 많은 시간을 보내는 5명의 평균이다"라는 말은 과학적으로 거울 뉴런 시스템을 통해 증명됐다! 이쯤 읽으면 여러분들은 질투를 활용해 살을 잘 빼는 방법을 말하지 않아도 알 것 같다.

살 빠지는 질투 공략법

첫 번째, 질투하는 나를 받아들이고, 관찰하라. '비교하지 말라, 질투하지 말라'라는 말이 흔하지만 그건 그만큼 비교하거나 질투하지 않는 게 어렵다는 반증이기도 하다. 질투가 나는가? 괜찮다. 질투는 누구나 느끼는 감정이다. 질투를 나에게 손해가 되지 않게만 하자. 먼저 나를 관찰하자. 나에게 생긴 질투라는 감정을 들여다보고 쓸모 있는 정보를 찾아내자. 내가 뛰어나고 싶은 영역은 무엇인가? 그 영역에서 잘한다는 것은 어떤 것일까? 어떻게 하고, 왜 그렇게 해야 할까?

또, 질투 나게 만든 사람을 관찰하자. 내가 잘하고 싶은 영역에서 더 잘하기 위해서는 이미 잘하고 있는 사람의 방법에서 배우는 게 가장 빠르다. 나도 모르는 사이 자연스럽게 배우려면, 멀리할 게 아니라 가까이 지내야 한다. 날씬한 친구들을 관찰하자. 이 책의 살 빠지는 습관은 과학적으로 타당한 근거들을 바탕으로 조사한 결과물이지만 동시에, 글쓴이 주변의 날씬한 사람들을 관찰한 결과물이기도 하다. 당신도 주변의 날씬한 사람을 관찰해보라. 그리고 내가 질투를 느껴 꼴 보기 싫다고 그 사람의 장점까지 나쁘게 보고 있는 것은 아닌지 가슴에 손을 얹고 물어보자. 모든 인간은 완벽하지 않다. 누구에게나 단점도 있고 장점도 있다. 장점을 배울 기회를, 그 사람의 다른 일부인 단점 때문에 놓치지 말라. 배울 점과 아쉬운 점을 낱낱이 분해하라. 배울 부분만 배우면 된다.

두 번째, 거울 뉴런 시스템으로 먼저 앞서간 사람을 따라가자. 게임 속 자석 아이템을 쓴 것처럼, 질투의 대상을 끌어내리지 말고 나를 끌어올리자. 먼저 살 뺀 친구가 있는가? 같이 다녀라. 닮아가는 건 거울 뉴런 시스템이 도와줄 것이다. 그리고 따라 해라. 인간은 오래전부터 따라 하기를 통해 빠르고 효율적으로 성장해왔다. 이미 뛰어난 사람이 깨서 세이브해놓은 스테이지를 불러오라. 질투 나는 사람을 벤치마킹하고 나의 해석과 디테일을 더해 나의 방식대로 훌륭해져라. 같이 성장하라. 모습이 서로 닮을수록 거울 뉴런 시스템이 더 효율적으로 작동한다. 따라서 나와 비슷한 상황에서 먼저 앞서간 사람에게서 배우는 것이 나와 너무 다른 상황이었던 사람보다 효율이 더 높다. 전문가의 말도 반드시 참고하라. 친구 따라 강남도 가지만 잘못하면 친구 손을 붙잡고 함께 엉뚱한 곳으로 갈 수도 있다. 당신이 되고 싶은 모습으로 이미 살고 있는 사람들이나 같은 목표를 가진 사람들과 시간을 많이 보내되, 바른길인지 아닌지 짚어줄 전문가도 있어야 한다.

세 번째, 공격을 멈춰라. '아군'이라는 의식을 가지고 앞서 설명했듯이 같은 편이라는 의식은 공격하지 못하게 한다. 만약 당신이 질투를 느껴 공격까지 하는 중이라면 당신은 그 사람과 정말 먼 사람이라는 것을 온 세상에 알리고 있는 것이다. 질투 때문에 공격까지 하는 건 '저 사람처럼 될 수 없다'라는 생각이 깔려 있다. 그래서 그런 감정으로 오랜 시간을 보내는 건 스스로에게 안 된다는 생각을 주입하는 것과 같다. 지금부터 건강하고 날씬한 사람은 같은 편이다. 당신도 곧 그렇게 될 것이기 때문이다.

네 번째, 진짜 친구가 되어라. 심리학자 조던 피터슨은 '좋은 소식을 전했을 때 진정으로 축하해주는 친구'가 함께할 만한 좋은 친구라고 말한다. 다른 사람의 좋은 일을 내 일처럼 기뻐하고 즐거워하라. 그래서 좋은 친구가 되어라. 주변 사람의 좋은 일은 정말 기뻐할 일이 맞다. 앞서 설명했지만, 주변 사람이 잘되는 건, 당신의 잘될 가능성이 높아졌다는 희망적인 증거이기 때문이다. 거울 뉴런 시스템을 통해 당신이 의식하든 하지 못하든 잘된 그 사람을 닮아갈 것이다. 그 친구는 진정한 친구를 얻었고, 당신은 배울 점이 있는 친구를 얻었다. 얼마나 좋은가! 그렇게 당신이 배울 점이 많은 친구와 지내며 성장하다 보면 또 깨닫게 될 것이다. 생각보다 당신처럼 축하해주는 사람이 적다는 것을. 앞서가는 사람은 외롭다. 왜냐하면 탁월한 사람의 비율이 원래도 적은 데다, 온갖 사람들의 질투의 대상이 되기 때문이다. 다른 사람의 좋은 일을 진정으로 축하한다는 건 말처럼 쉽지 않다. 원래 인간은 비교하는 동물이기 때문이다. 사촌이 땅을 사면 배가 아픈 게 일반적이다. 하지만 당신은 사촌이 땅을 사면 함께 임장을 다니는 사람으로 살라.

따지고 보면 다른 사람이 잘된다고 갑자기 당신이 뒤처지는 것도 아니고, 다른 사람이 잘 안 된다고 당신이 앞서가는 것도 아니다. 당신은 그냥 그대로 당신의 자리에 있을 뿐이다.

더 엄밀하게는 거울 뉴런 시스템이 있기 때문에 주변에 잘된 사람이 있는 편이 그 반대보다 당신에게 더 이롭다. 타인의 좋은 일을 축하하라. 쉽지 않다면, 최소한 깎아내리지는 말자. 그 잘된 일의 어두운 면을 굳이 입에 올리지 마라.

다이어트는 마음먹기에 달려 있다

'일체유심조(一切唯心造)'라는 말이 있다. 모든 것은 오직 마음이 지어낸다는 뜻이다. 과학적인 근거가 있을까? 또, 다이어트에서도 적용될까?

영양과 호르몬 분비는 마음의 영향을 받는다

"맛있게 먹으면 0칼로리! 치킨은 단백질이니까 살 안 쪄!"

다이어트하는 사람들의 부담을 덜어주는 마법의 문장이다. 그런데 즐겁고 맛있게 먹으면 정말로 살이 덜 찔 가능성이 높다. 마음가짐과 믿음이 호르몬 분비에 영향을 주기 때문이다. 살 빠지는 원리에서 소개한 공복 호르몬 그렐린은 심리 상태나 믿음에 따라 분비되는 양이 달라질 수 있다. 예일대학교 심리학과 교수 알리아 크룸 연구팀의 논문에 따르면 음식에 표시된 정보로 인해 심리적으로 영향을 받을 수 있고 이로 인해 몸의 호르몬 분비까지 달라지게 만들 수 있다.

참가자들은 밀크쉐이크의 맛 평가 연구에 참여한다는 안내를 받고 전날 저녁 식사를 거른 상태로 다음 날 아침에 실험에 참여했다. 연구 참가자들은 일주일 간격을 두고 총 두 번 밀크쉐이크를 제공받았다. 한 번은 '미각적 즐거움'이라고 쓰인 620칼로리, 지방 함량 30g으로 영양 성분이 표시된 밀크쉐이크를 받았다. 일주일 후 두 번째 실험에서는 '죄의식 없는 만족감'이라고 쓰인 140칼로리, 무지방으로 표시된 밀크쉐이크를 받았다. 연구팀은 밀크쉐이크를 마신 참가자들의 피 검사를 해서 그렐린 호르몬의 수치 변화를 기록했다. 공복 호르몬인 그렐린 수치가 높으면 배고픔을 느끼고, 낮아지면 배고픔이 줄어든다.

연구 결과는 뻔한 것처럼 보였다. 칼로리가 높게 표시된 맛있는 첫 번째 밀크쉐이크를 마셨을 때 참가자들의 그렐린 수치는 급격히 떨어져 배고픔이 사라졌다. 반면, 무설탕 저칼로리로 표시된 두 번째 밀크쉐이크를 마셨을 때는 그렐린 수치가 비슷하게 유지되어 배고픔이 사라지지 않았다. 심지어 고칼로리 밀크쉐이크로 표기된 첫 번째 실험 때는 저칼로리 무설탕으로 표기된 밀크쉐이크를 마신 두 번째 실험 때보다 더 적게 먹었는데도 말이다. 그런데 반전이 있었다. 두 밀크쉐이크가 사실 380칼로리의 동일한 밀크쉐이크였고, 표시만 달랐을 뿐이라는 점이다. 같은 밀크쉐이크였기 때문에 몸도 똑같이 반응할 것이라는 예상과 달리, 다르게 쓰여 있었다는 이유 하나로 공복 호르몬 그렐린의 수치가 두드러지게 달라진 것이다. 고칼로리 라벨이 붙어있던 밀크쉐이크를 마신 참가자들의 그렐린 수치는 저칼로리 무설탕으로 적힌 밀크쉐이크를 마셨던 참가자보다 무려 약 3배 감소해 포만감을 더 잘 느꼈다.

이 연구는 실제로 무엇을 먹는지보다 어떤 마음가짐과 믿음으로 음식을 먹는지가 몸에 더 큰 영향을 줄 수도 있음을 알려준다. 실험 참가자들의 포만감은 실제로 섭취한 영양분이 아니라 먹었다고 생각한 심리적 요인에 의해 결정되었다. 또한 식품 라벨 표시 같은 정보도 심리나 믿음에 영향을 주어 몸의 실제 대사에까지 영향을 줄 수 있다는 점도 시사한다. 맛있게 먹으면 0칼로리까지는 아니더라도 살 빼는 데에 도움이 된다. 같은 음식을 먹더라도 식사를 즐겁고 만족스럽게 먹으면 포만감을 더 잘 느끼고 덜 먹게 된다. 그래서 다이어트가 더 잘 된다. 체중 감량을 하기 위해서는 살 빠지는 원리도 물론 중요하다. 그렇지만 동시에 어떤 마음과 태도로 다이어트하는지 또한 체중 감량하는 데 생각보다 큰 영향을 미칠 수 있다. 먹는 행위에 대한 마음가짐을 조금만 바꿔도 살을 더 잘 뺄 수 있게 된다.

살 빠지는 원리에서 설명했듯 헬스장에 가서 각 잡고 하는 운동만 운동이 아니라, 일상 속 모든 움직임이 모두 운동이 된다. 실제로 운동 역설 연구에 따르면 원시인과 유사한 생활을 하는 아프리카 하드자족의 에너지 소비량과 현대인들의 에너지 소비량은 비슷하다. 그런데 왜 하드자족의 신체 기능이 현대인들보다 더 좋을까? 이는 심리적 요인의 영향 때문일 수 있다. 움직임에 집중하고 알아차리는 것의 유무가 몸의 반응을 달라지게 만들 수 있기 때문이다.

하버드대학교의 심리학자 엘런 랭어 교수가 진행한 연구에 따르면 생활 속 움직임이 운동 효과가 있다는 것을 알아차리는 것만으로도 다양한 건강 지표들이 개선될 수 있다. 호텔 청소부를 대상으로 한 이 마인드풀 운동(Mindful Exercise) 연구는 '「뉴욕타임스」의 올해의 아이디어'에 선정되기도 했다. 호텔 객실 청소원 84명을 대상으로 연구가 진행되었는데, 건강 상담을 요청한 연구 참가자 청소부들은 살이 찌고 혈압이 올라 건강이 걱정되지만, 따로 운동을 하기엔 피곤하고 시간도 부족하다고 했다. 호텔 방을 청소하고 관리하느라 바쁘게 움직였지만 대부분 과체중이었고 혈압이 높았으며, 건강 상태가 좋지 않았다.

실험에 참여한 건강 상담원은 청소부들을 두 그룹으로 나누어 한쪽 그룹에게만 호텔을 관리하는 활동이 구체적으로 얼마나 운동 효과를 내는지 자세하게 설명했다. 침대 시트를 갈기 15분에 40kcal, 청소기 돌리기 15분 50kcal, 화장실 청소 60kcal 등 모두 계산해보면 하루 운동 권장량보다 많이 운동을 하고 있다고 구체적으로 안내했다.

그 후 눈에 띄는 변화가 생겼다. 호텔을 관리하는 일들이 건강에 도움이 되고 살이 빠지는 운동이라는 설명을 들은 청소부들은 한 달 뒤 체중, 체지방률, 허리둘레, 혈압 등의 건강 지표가 놀랍도록 개선되었다. 호텔 청소부들의 생활 패턴은 그대로였다. 먹던 대로 먹었고, 일과도 동일했다. 달라진 것은 딱 하나, 생각뿐이었다. 자신이 매일 하는 일이 살이 빠지고 건강에 좋은 운동이라는 걸 알게 된 것뿐이었다. 반면, 호텔을 관리하는 일의 운동 효과에 대해 알지 못한 다른 호텔의 청소부들에게는 건강 지표의 변화가 없었다.

이 연구로 움직임에 대한 긍정적인 알아차림이 건강에 실제로 도움이 된다는 것이 과학적으로 증명되었다. 똑같이 청소를 하더라도 청소를 힘든 일이라고 생각했을 때는 건강에 도움이 되지 않았지만 몸에 좋은 운동이라고 생각했을 때는 건강해지고 살이 빠졌다. 스탠퍼드 경영대학원의 옥타비아 자르트 박사가 진행한 연구에서도 비슷한 연구 결과가 나왔다. 미국 국가 연구 데이터를 분석한 결과, 신체 활동량이 비슷한 사람을 대상으로 설문 조사를 했을 때 활동량이 많은 편이라고 답변한 사람은 활동량이 적은 편이라고 답변한 사람보다 관찰 기간 동안 사망 확률이 71% 낮았다.

두 연구를 종합해보면 실제로는 활동량이 비슷해도 어떻게 생각하고 믿는지가 건강 지표와 수명에 영향을 주었다. 지금부터 몸을 움직일 때마다 살이 빠진다고 생각하자. 운동할 때도 몸의 움직임에 집중하며 운동 효과가 잘 나타날 거라고 긍정적으로 생각해보자. 과학적으로 체중이 줄어들고 건강해지는 데 도움이 된다. 우리의 생각과 마음가짐에 따라 몸은 다르게 반응한다. 마음과 생각을 바꿀 수 있다면, 몸도 바꿀 수 있다.

스트레스로 인한 사망률도 마음에 달려 있다

스트레스를 어떻게 해석하는지에 따라 몸에 미치는 영향도 완전히 달라질 수 있다. 미국 위스콘신대학의 아비올라 켈러(Abiola Keller) 연구팀은 스트레스 자체보다 스트레스를 어떻게 받아들이는지가 건강과 사망률에 더 많은 영향을 줄 수 있다는 연구 결과를 발표했다. 연구팀은 미국의 성인 3만 명에게 지난 1년 동안 스트레스를 얼마나 겪었는지, 그리고 스트레스가 얼마나 건강에 나쁘다고 생각하는지 인터뷰했다. 8년간 추적하여 연구한 결과, 사망률이 가장 높았던 그룹은 스트레스를 많이 받았다고 답변한 사람 중 스트레스가 건강에 나쁘다고 생각한 그룹이었다. 다른 그룹보다 사망률이 43%나 더 높았다.

주목할 점은 사망률이 가장 낮았던 그룹이다. 스트레스를 많이 받았다고 답변한 그룹 중 스트레스를 긍정적으로 받아들인 그룹의 사망률이 가장 낮아, 스트레스를 받지 않는 그룹보다 오히려 사망률이 17%나 더 낮았다. 또한 스트레스가 건강에 나쁘다고 생각하지 않는 사람은 스트레스를 얼마나 받았는지 관계없이 사망률에 거의 차이가 없었다. 반면 스트레스가 건강에 해롭다고 생각한 그룹의 사망률은 다른 그룹보다 뚜렷하게 높았다.

연구 결과는 지금까지 스트레스가 건강과 수명에 무조건 부정적인 영향을 줄 것이라는 생각을 뒤집었다. 왜 이런 결과가 나왔을까? 스트레스는 몸에 나쁘기만 한 게 아닌 걸까? 스트레스는 분명 몸에 부담을 줄 수 있다. 하지만 스트레스 반응이 지금 인류에 남아있는 건 삶에 도움이 되는 면도 분명히 있기 때문이다. 스트레스를 아주 간단하게 설명하면 '항상성이 깨진 상태에 대한 몸과 마음의 저항감'이다. 스트레스는 호르몬 반응과 신경계 반응을 일으키고 몸은 스트레스 상황에 적절하게 대처해 안정된 상태로 돌아가려 한다. 다르게 이야기하면 변화하기 위해서 스트레스는 함께 따라올 수밖에 없다.

실제로 스트레스는 몸의 일부 기능을 일시적으로 올리기도 한다. 스트레스 상황에서 교감신경과 부신수질은 신경계 반응을 통해 빠르게 싸우거나 도망가는 반응에 적합한 몸 상태로 만든다. 스트레스는 학습과 기억에도 관여한다. 뇌신경간의 연결 부위인 시냅스에서 신호 전달이 증가하는 현상인 장기 강화(LTP, long-term potentiation)는 스트레스 호르몬 코티솔에 의해 향상된다. 코티솔이 이러한 현상과 관련이 있는 이유는 코티솔 수용체가 변연계, 특히 해마와 편도체, 전두엽 피질에서도 발견되기 때문이다. 또한 코티솔은 도파민성 뉴런과 관련된 보상 회로를 촉진할 수 있다.

정리하면, 스트레스가 장기적으로 지속되면 몸의 대사를 흐트러지게 만들어 병의 근원이 되지만, 동시에 단기적으로는 몸을 깨우고 기능을 올리는 각성제 역할을 하기도 한다. 스트레스가 너무 적거나 많지도 않아야 몸의 기능과 학습, 기억 및 인지 능력이 최적화된다. 따라서 스트레스를 무작정 무서워하고 피하기보다 오히려 스트레스를 마주하고 긍정적으로 받아들이면 오히려 건강에 도움이 될 수 있다. 무조건 나쁜 스트레스는 없다. 다만 어떻게 해석하고 관리하느냐의 문제일 뿐이다.

그렇다면 지금까지 왜 스트레스가 건강에 나쁘다고만 알려졌을까? 그 이유는 스트레스 연구가 주로 동물들을 대상으로 진행되었기 때문일 수 있다. 우리가 일상적으로 겪는 스트레스 상황과는 다른 극심한 조건에서, 상황에 적절히 대처할 수 없는 동물이 받은 스트레스에 대한 자료이기 때문에 스트레스의 나쁜 측면이 더 부각되었을 가능성이 있다. 따라서 사람에게 스트레스가 무조건 나쁘다고만 볼 수는 없다.

우리는 살면서 다양한 스트레스를 겪게 된다. 태어나 괴로운 순간 한 번 없는 인생은 없다. 하지만 그럼에도 불구하고, 우리는 고난과 역경, 스트레스를 삶에 유리하게 사용할 수 있다. 원래 스트레스 반응도 위기 상황에서 몸을 지키기 위한 해결 방법 중 하나이기 때문이다. 인생의 스트레스를 살아있다는 증거로 기꺼이 받아들여 보자. 잘 해결하면 보상이 있는 퀘스트라고 생각하고 나 자신과 세상을 이해하는 도구로 써먹어보자. 그런 마음을 가진다면 우리의 몸과 마음은 더욱 건강해질 것이고, 살도 더 잘 빠질 것이다.

중요한 건 꺾이지 않는 마음

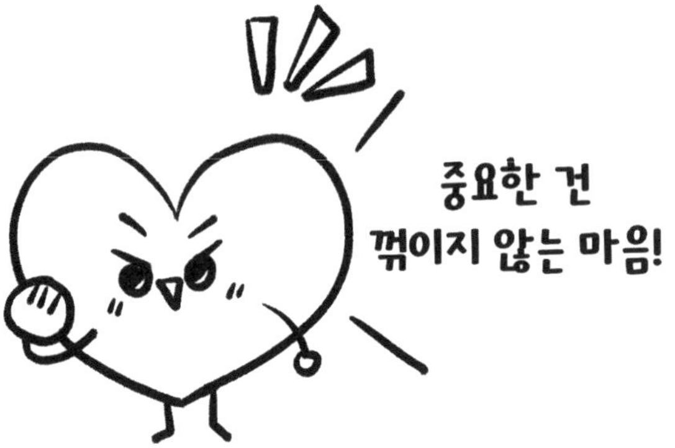

'중요한 건 꺾이지 않는 마음'은 게임 리그오브레전드의 2022년 월드 챔피언십 우승팀 선수 데프트의 인터뷰 영상 썸네일에, 쿠키뉴스 문대찬 기자가 붙인 문구에서 유래되었다. 국내 꼴찌 팀이 세계 대회 우승을 할 수 있었던 이유는 꺾이지

않는 마음 때문이었다. 살 빠지는 마음을 한마디로 정의하면 역시 '꺾이지 않는 마음'이다. 몸의 원리를 모르면 몸을 가볍고 건강하게 만들 수 없다. 하지만 방법을 알아도 마음이 꺾여버리면 체중 감량하는 여정을 계속 이어나갈 수 없다. 몸과 마음이 작동하는 원리를 알았으니 이제는 실전이다!

보상

퀘스트의 답, 마음이, 다음 스테이지 이동

이제 여러분들은 퀘스트에 대한 답을 할 수 있다.

1. 몸과 마음과 생각은 어떻게 연결되어 있는가?
몸, 마음, 생각은 각각의 항상성이 유지되려는 경향도 있지만 몸과 마음, 생각끼리도 통합적인 항상성을 이루려 한다. 다양한 심리 이론들에서 연결되는 방식에 대한 설명은 조금씩 다르지만 연결되어 있다는 점은 모두 동의하고 있다. 이를 통해 나의 내부가 잘 조절되어 앞으로도 잘 살아남을 것이라는 안정성을 얻는다.

2. 마음의 항상성은 어떻게 유지되고 있으며 살 빼는 데 어떻게 이용할 수 있는가?
마음은 외부 변화에 대해 감정을 일으켜 행동으로 반응하게 하여 항상성을 유지하려 한다. 감정 신호에는 정보와 에너지가 있으므로 이를 살 빼는 행동에 유리하게 사용하면 된다.

3. 이 책에서 다루는 8가지 감정의 정의는 무엇인가?
수치심: 나 자신이 잘못되었다고 느끼는 고립의 감정
죄책감: 나의 행동이 잘못되었다고 느끼는 죄의식의 감정
무기력: 지속적으로 좌절해왔기에 해 봤자 달라질 게 없다고 느끼는 감정
슬픔: 잃어버린 것에 아파하며 돌아보게 하고 도움을 요청하는 감정
두려움: 나아가고 싶지만 알 수 없는 상황 때문에 주저하는 감정

욕망: 미래에 가지거나 누리기를 원하는 감정
분노: 내 영역이 부당하게 침범당했다고 느꼈을 때 생기는 공격의 감정
질투: 내가 뛰어나고 싶은 영역에서 앞선 사람을 알아차렸을 때 생기는 불편한 감정

4. 자발성은 어떻게 유도할 수 있는가?

1. 충분히 이해하고 납득이 가게 해 은근하지만 꾸준히 행동하게 한다.
2. 욕망을 자극해 열렬하고 빠르게 행동하게 한다.

5. 살 빼는 일이 마음먹기에 달려 있다는 근거는 무엇인가?

식사, 운동, 스트레스 상황에서 어떤 마음으로 임했는지에 따라 몸과 생각의 반응이 다르게 나타나 다른 결과를 낼 수 있기 때문이다.

우리는 '우리의 마음과 살을 빼는 데 방해가 될 수 있는 감정을, 어떻게 살 빼는 데 유리하게 바꿀 수 있는지'에 대해 알게 되었다. 머리로는 알아도 마음이 움직이지 않아 행동하지 못했던 사람에게 마음이는 꼭 필요하다. 마음이 움직이지 않으면 행동하기 어렵기 때문이다. 이제 다음 스테이지로 넘어갈 준비를 마쳤다. 다음은 살 빠지는 습관 스테이지다.

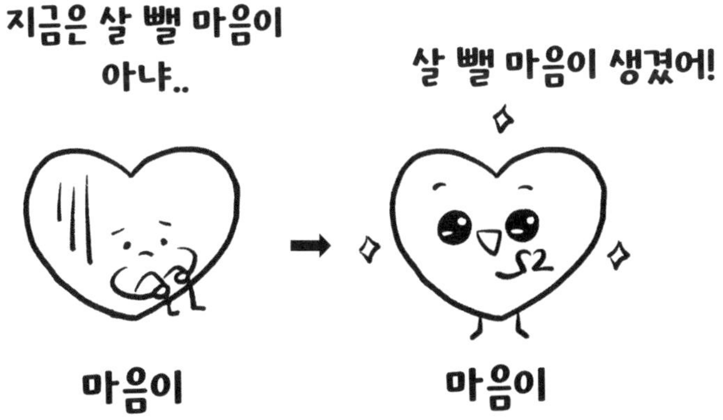

스테이지

3

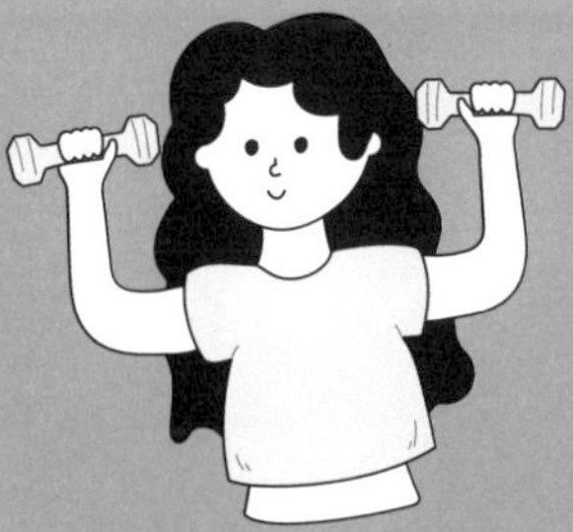

살 빠지는 습관

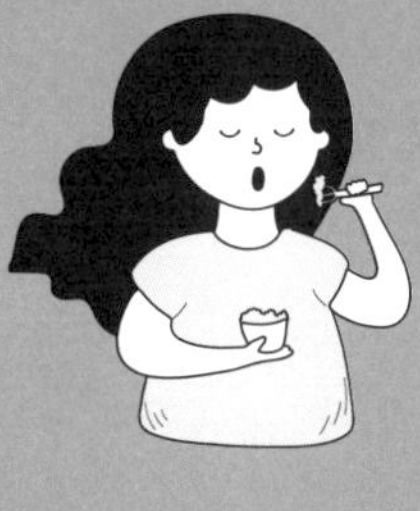

튜토리얼

살 빼기 전 알아야 하는 우리 **습관**의 5가지 기본 원리

마음도 내 편으로 만들었다. 그런데 행동하지 않으면 현실은 바뀌지 않는다. 노오력을 들여야만 몸과 마음이 움직인다면 현실을 바꾸는 건 쉽지 않을 것이다. 이 스테이지에서는 그냥 별 생각 없이 하는 행동인 습관을 다루어 애쓰지 않고도 저절로 살이 빠지게 만들어 보자.

1. 살이 잘 빠지는 식단은 따로 있다

인슐린 저항성을 낮추고, 적당히 완만하게 인슐린이 분비되게 하는 탄수화물-단백질-지방 식단 비율이 있다. 아무거나 마시면 살찐다. 무엇을 마실지도 신경 써야 한다.

2. 살 잘 빠지는 생활 방식도 따로 있다

어떻게 사는지에 따라 살이 잘 빠질지, 안 빠질지가 결정된다. 어떻게 먹어야, 또 어떻게 먹지 않아야, 어떻게 지내야 살이 잘 빠질까?

3. 더 효율적인 호흡법, 스트레칭법, 운동이 있다

살을 잘 빠지게 하고 건강에 도움이 되는 호흡법과 스트레칭법에는 키워드가 있다. 그리고 살 잘 빠지는 데 특히 도움이 되는 운동에는 3가지가 있다.

4. 마음을 다스리는 방법에는 요령이 있다

감정이 일어나는 외부 상황과 감정이 주는 정보에 대해서 알았다면, 이제는 내가 마음을 주도하는 방법에 대해서 알아야 한다.

5. 습관을 만드는 방법에도 전략이 있다

습관을 만들려면 어느 정도 시간이 필요하다. 또 어떤 방식으로 습관을 만들면 더 효율적으로 만들 수 있다.

퀘스트

다음 5가지 질문에 대한 답을 찾는다.

1. 1-2-3 식단은 어떻게 요약할 수 있는가?
2. 어떻게 살아야 살이 잘 빠지나?
3. 가성비 좋게 살을 빼게 하는 운동은 무엇이 있나?
4. 마음은 어떻게 다스려야 효율적인가?
5. 습관을 만드는 전략은 어떻게 정리할 수 있는가?

보상

습관이, 퀘스트의 답, 보너스 스테이지 이동

날씬해지는 습관 패치를 설치하라

앞서 살 빠지는 원리와 마음에 대해 배웠다. 하지만 생각과 마음만으로는 현실의 그 어떤 것도 바꿀 수 없다. 생각과 마음은 에너지가 되지만 아무리 커다란 에너지를 가지고 있어도 몸뚱이를 움직이지 않으면 아무 소용이 없다. 현실을 바꿀 수 있는 건 오직 행동뿐이다. 오직 행동만이 나를 만든다. 다만, 생각과 마음은 행동하려는 우리의 발목을 잡는다. 그래서 우리는 먼저 살 빠지는 원리와 마음으로 납득이와 마음이를 얻었다. 이제 행동만 하면 된다.

그런데 살면서 한 번이라도 제대로 노력을 해보았다면 너무 잘 알겠지만, '노오력'은 말 그대로 정말 힘들다. 그렇게 힘든 상태로 평생을 살 수는 없다. 오랫동안, 평생 할 수 없다면 유지할 수가 없다. 당신의 다이어트는 '평생' 할 수 있는가? 그럴 수 없다면 어차피 몸은 되돌아갈 것이다. 다이어트에 성공하고 유지하는 비율이 그토록 적은 이유는 바로 이 때문이다.

행동만이 현실의 나를 만드는데, 엄청난 열정과 노력이 드는 행동은 지속할 수가 없다.

그렇다면 노력하지 않고 행동하는 방법은 없을까? 물론 있다. 바로 습관이다. 습관의 사전적인 정의를 살펴보면 '반복', '저절로', '고정된'이라는 핵심 단어들이 있다. 여러 심리학 연구에서도 우리는 많은 선택의 순간에 거의 잠자고 있는 것과 비슷한 무의식 상태로 정하고 행동한다고 한다. 요약하면, 습관은 생각 없이 그냥 하는 행동이다. 따라서 생각 없이 반복하는 행동, 즉 습관이 삶을 만들고 고정시킨다. 티끌 모아 태산이듯 습관 모아 현실의 내가 된다. 그래서 습관을 제2의 천성이라고까지 말하는 것이다. 결국, 살을 빼고 평생 건강하고 날씬하게 살려면 살 빠지는 습관을 나의 습관으로 만들어야 한다.

비만은 살찌는 습관 때문이다

상당한 체중을 감량한 보건의료인으로서, 비만도 2형 당뇨처럼 주로 생활 습관을 물려받아 생긴 병이라고까지 생각하고 있다. 참여자들의 평균 비만 비율이 약 30%였던 연구에 따르면, 부모 모두 비만이 아닌 경우 자녀가 비만일 확률은 10% 미만이었다. 부모 모두 비만이면 70%가 넘게, 부모 중 한 사람만 비만이면 자녀가 비만일 확률이 40%가 넘었다. 한편 형제, 자매 중 비만이 있으면 평균 비만 비율과 비슷하게 30%대 정도가 비만이었다.

유전학적으로, 부모와 자식 사이에서 유전자가 일치할 확률과 형제, 자매끼리 유전자가 일치할 확률은 같다. 이를 '유전적 근연도'라는 개념으로 부르기도 하는데, 이 값이 두 경우에서 0.5로 동일하다. 그렇기 때문에 유전만 생각하면 부모님이 비만이었을 때 자식인 내가 비만일 확률과 다른 형제, 자매가 비만이었을 때 내가 비만일 확률이 비슷해야 한다. 그런데 10% 정도로 의미 있는 차이가 나는 이유는 유전이 아닌 영향, 즉 환경 영향이 있었다는 뜻이다. 비만은 유전자를 물려받은 면도 있지만, 습관을 물려받아서도 생긴다.

유전자는 어쩔 수 없다. 이번 생은 글렀다. 하지만 습관은 어쩔 수 있다. 날씬한 습관을 물려받지 못했는가? 나 또한 그러하다. 그렇지만 너무 억울해할 필요는 없다. 그런 좋은 습관을 물려받았던 사람이 어떤 이유로 나쁜 습관에 물들게 되면 영문도 모르고 살이 찌기 때문이다. 가장 노래를 잘하는 가수 중 하나로 알려진 가수 나얼은 고음을 어떻게 내는지에 대해 이렇게 설명한 적이 있다.

"고음에는 길이 있다. 그런데 길을 자꾸 잘못 든다. 5번 버스를 타야 하는데 3번 버스를 탄다. 그런데 어떻게 그 길로 가는지는 나도 모른다."

타고난 사람들은 왜 그런지 설명하거나 가르치기 어렵다. 그들의 입장에서는 굉장히 당연하고 쉽기 때문이다. 왜 못하는지 이해를 못한다. 체중에 대해서도 똑같다. 날씬한 사람들은 왜 뚱뚱해지는지 이해조차 못할 수 있다. 나는 이렇게 애쓰는데, 저 날씬한 사람은 별로 힘들어 보이지도 않아서 억울할 수 있다. 나 역시 그랬다. 그런데 애초에 노력하고 있다는 자체가 잘못되었을 수 있다는 거다.

날씬한 사람들은 날씬한 이유가 있다. 제대로 설명하지 못할 뿐이다. 나는 후천적으로 날씬해지는 습관을 발견하고, 과학적인 근거들을 검토하여 정리했다. 그리고 몸으로 익혀 날씬해졌다. 날씬한 사람들은 어떻게 살기에 엄청난 노력 없이도 날씬할까? 이 질문에 대한 답이 바로 이번 장을 통해 내가 하고자 하는 이야기다. 여러분들에게도 나의 관찰과 연구한 결과들이 도움이 될 것이다. 낯선 습관을 새로 만드는 게 쉽지는 않겠지만, 할 만한 가치가 분명히 있다.

제대로 배워서 후천적으로 날씬해지는 습관을 내 것으로 만들자. 패치(patch)는 프로그램에서 오류나 장애가 있는 부분을 수정하거나 업데이트하는 것을 말한다. 당신은 아무 잘못이 없다. 단지 날씬한 습관 패치가 깔려있지 않았기 때문에 체중이 늘어난 것뿐이다. 단순히 이 패치만 새로 깔면 된다. 살이 너무 찌는 오류가 발생했으므로 '날씬한 습관' 패치를 새로 설치하는 거다. 나는 여기에 '건강한'이라는 조건 하나를 더 붙였다. 나는 당신이 그냥 날씬하기를 바라지 않고, 건강하게 날씬하기를 바란다. 지금부터 살 빠지는 원리와 마음을 바탕으로 '건강하고 날씬한 습관 패치'를 깔아보자.

1-2-3 식단으로 저장하기 모드 끄기 〈당질 편〉

다이어트를 시작하면 식단부터 주문하곤 했는가? 그런데 그 식단을 평생 유지할 수 있는가? 그럴 수 없다면 살은 어차피 다시 찔 수밖에 없다. 물론 철저하게 계획된 식단은 빠르게 원하는 목표에 도달하는 데 도움을 줄 수 있다. 하지만 다시 살찌고 싶은 게 아니라면 일반 음식으로도 체중 감량하는 방법을 알아야 한다. 단도직입적으로 말해서, 일반식으로도 다이어트를 할 수 있다. 그것도 생각보다 쉽게. 바로 1-2-3 식단만 지키면 된다. 당신이 닭가슴살이나 고구마를 미친 듯이 좋아하는 마니아가 아니라면 지금 당장 냉동실에 얼려 놓은 그것들을 갖다 버려도 좋다.

1-2-3 식단의 1: 탄수화물, 정확히는 당질

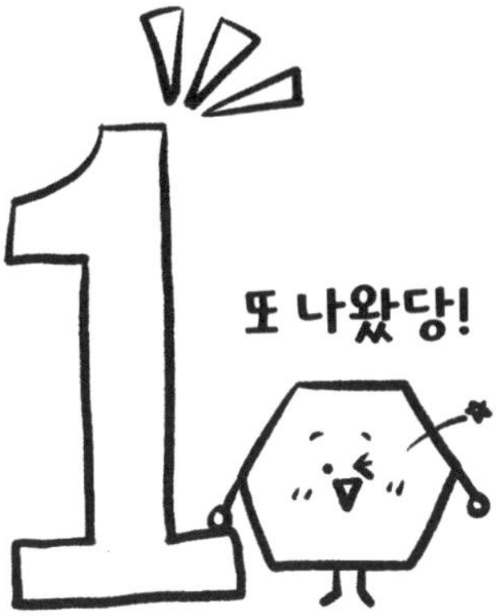

저장하기 모드는 인슐린 분비가 ①많이 ②자주 ③급하게 올라가서 켜진다. 그렇다면 인슐린을 ①적게 ②드물게 ③완만하게 분비되게 하면 저장하기 모드를 끌 수 있다. 살 빠지는 원리에서 설명했지만, 인슐린 분비는 탄수화물, 정확히는 당질이 가장 많이 올린다. 당질이 뭐냐고? 복습해보면 탄수화물에서 섬유질을 제외한 것이 당질이다. 1-2-3 식단 중 가장 중요한 게 1-2-3 식단의 1에 해당하는 탄수화물의 양이다.

저탄수화물 식이를 하겠다고 탄수화물을 아예 안 먹어본 사람들은 알 것이다. 처음에는 효과가 탁월하지만 지속하기도 어렵고, 그 효과도 떨어진다는 것을. 앞서 살 빠지는 원리에서 설명했듯이, 우리 몸은 저장 탄수화물과 지방 모두를 에너지원으로 꺼내 쓸 수 있다. 그럼 탄수화물을 아예 안 먹으면 되는 거 아닌가 하고 생각할 수 있다. 물론 어느 정도는 맞는 말이다. 실제로 의사의 지도하에 1년 넘게 단식해 100kg 넘게 뺀 사람도 있다. 하지만 이렇게 관리받는 경우가 아니라면, 지방을 꺼내 쓰는 케토시스 상태와 포도당을 사용하는 상태 그 경계에서 줄타기를 했을 때 가장 살 빼기에 유리하다.

먼저 몸에서 사용되는 기준 에너지원은 포도당이기 때문에 결국 포도당을 만들어내는 대사가 일어나야 한다. 그런데 당질 섭취가 너무 적으면 이 중간 과정이 삐걱거려서 오히려 지방을 잘 못 꺼내 쓰게 된다. 또 다른 이유로는 지방을 꺼내 쓰면서 생긴 물질이 몸에 너무 많아지면 그 물질들이 몸의 대사를 방해하기 때문도 있다. 꺼내어진 지방산(유리지방산)과 케톤체는 최종당화산물, 즉 독소의 원인 물질이 될 수 있다. 마지막으로, 현실적으로 탄수화물을 아예 안 먹기가 쉽지 않다. 우리나라 음식에 탄수화물이 많기 때문이다.

그렇다면 당질을 어느 정도 먹어야 저장하기 모드가 켜지지 않을까? 결론부터 말하면, 지방을 에너지로 꺼내 쓰게 만들면서도 케토시스가 지나치게 일어나지 않게 하는 당질의 양은 50~100g이다. 탄수화물을 먹는 방법에는 크게 2가지가 있다. 첫 번째는 이 적정 당질만큼을 매일 동일하게 먹는 것이다. 식단 짜기가 간편하고 식사량을 줄이기 쉽다는 장점이 있다. 다른 방법은 탄수화물 사이클링을 응용한 방법으로, 평상시에는 당질을 30g 정도 먹고 일주일에 한 번 내지 두 번 정도 100g의 당질을 먹어서 조절하는 방법이다. 이렇게 하면 인슐린 분비가 저하되어 있는 시간이 더 길어져 체중 감량 속도가 더 빠르다.

여기까지 읽고 "그래서 당질 50g이 도대체 얼마만큼인데?"라는 궁금증이 생길 수 있다. 먼저 영양성분표를 볼 수 있는 음식이라면 탄수화물에서 식이섬유를 뺀 값이 당질의 양이다. 식이섬유 양이 표시되어 있지 않다면 거의 무시할 수 있는 양이라는 뜻이므로 탄수화물의 양이 곧 당질의 양이라고 보면 된다.

영양성분표가 없는 음식은 어떻게 할까? 탄수화물은 곡류와 채소과일류, 유제품으로 공급하는데, 상당한 양을 곡류로 섭취하게 구성하는 것이 일반적이다. 여기에 속하는 대표적인 음식으로 밥, 빵, 면, 떡 등 곡물로 된 음식과 감자, 고구마처럼 녹말이 풍부한 채소, 그리고 과일을 포함한다. 답부터 말하면, 곡류 기준으로 1회 분량만큼 먹으면 당질 양 50~100g 이내로 먹을 수 있다. 예를 들어, 밥 1공기 200g은 약 60g의 당질이 포함되어 있고, 식빵 2~3쪽(100g), 시리얼 90g 등으로 바꿔서 식단을 짤 수 있다. 영양사가 식단을 계획할 때 그 기준을 따르기 때문이다.

일반식을 했을 때의 문제는 이것이다. 한국인 영양 섭취 기준에 따르면 하루 권장 탄수화물 양은 약 250~320g이고, 영양사는 탄수화물이 풍부한 곡류군을 2~4회 포함되도록 식단을 짠다. 따라서 이런 식단으로 세끼를 먹었다가는 저장하기 모드가 켜진다. 필수 탄수화물이란 개념은 없다. 몸에서 만들어지기 때문이다. 하지만 탄수화물 섭취량이 너무 적으면 오히려 장기적으로 대사율을 떨어뜨릴 수 있으므로 당질 50~100g, 약 1회 섭취량만큼의 탄수화물을 일종의 필수 탄수화물 양이라고 생각하면 편하다. 살을 빼려면 탄수화물의 종류보다 양을 지키는 게 더 중요하다. 도정이 덜 된 현미나 섬유질이 많이 포함되었다고 알려진 다른 곡류들도, 생각보다 빠르게 분해되어 혈당을 올리고 인슐린 분비를 자극하기 때문이다. 오히려 소화 기능이 약한 사람에게는 천천히 먹어서 인슐린을 완만하게 분비되게 할 수만 있다면 소화가 잘 되는 흰 쌀밥이나 흰 빵 종류가 나을 수도 있다.

섬유질은 충분히 먹어주자. 소화력이 떨어지는 게 아니라면 소위 말하는 풀때기 잎채소는 먹고 싶은 만큼 먹어도 된다. 섬유질은 탄수화물에 속하기는 하지만 우리 몸에서 거의 흡수되지 않는다. 우리가 초식 동물이 아니라는 증거 중 하나다. 초식동물은 섬유질을 분해하는 효소를 통해 에너지원으로 사용할 수 있다. 식이섬유 하루 권장량은 20~25g이며, 상한 섭취량은 없다. 이 권장량이 어느 정도냐면 양배추 큰 것 반 통, 큰 배 2개, 사과 3~4개, 고구마 큰 것 3개, 오트밀 1kg을 먹어야 권장량을 채울 수 있다. 의외로 식이섬유계의 다크호스가 미역이나 김인데, 건미역은 무게의 약 90%, 김은 무게의 30% 정도가 섬유질이다.

주의해야 할 점은 과일과 채소가 다르다는 점이다. 단맛이 나면 무조건 먹는 양을 조절해야 한다. 과일에는 과당이 많고,

생각보다 섬유질은 적다. 식이섬유가 많은 대표 과일인 배도 큰 것 하나에 10g, 중간 크기 사과에 6g이 들어있고, 바나나 큰 것에 4g 정도 들어있다. 과일로 식이섬유 권장량을 채우려 했다가는 저장하기 모드가 켜진다. 따라서 섬유질을 채울 목적으로는 과일보다는 잎채소나 미역, 김을 먹어라.

정리하면, 당질을 종류에 상관없이 하루에 한 끼 분량을 먹으면 저장하기 모드를 확실하게 끌 수 있다. 영양 섭취 기준의 절반 정도 양인 한 끼 반에서 두 끼 정도의 탄수화물도 저장하기 모드를 많이 켜지는 않는다. 처음부터 탄수화물을 줄이기 어렵거나 다이어트 유지기라면 밥, 빵, 면, 떡을 지금 먹던 것의 절반 정도까지 줄이고 과일 양도 제한하라. 당신이 세 끼를 먹는다면 주 탄수화물 공급원을 절반으로 줄이면 딱 1.5회 분량이 된다.

바로 실전에 응용해보자. 예를 들면, 점심때 밥 반 공기를 먹은 사람은 하루 동안에 과자 0.5회 분량 정도를 더 먹더라도 저장하기 모드가 켜지지 않아 다이어트가 된다. 날씬한 사람이 음식을 특별히 가리지 않고 먹는데도 날씬할 수 있는 이유는 어떤 이유에서든 저장하기 모드를 켜지 않을 정도의 당질만 먹었을 가능성이 높다. 유명 유튜버 샨토끼의 다이어트 식단에 하루 식빵 2~3쪽이 포함되었던 것도 비슷한 맥락이다. 하루에 식빵 세 쪽을 먹으면 약 60g 정도의 당질을 먹게 되어 저장하기 모드를 끄는 범위 안에 들어온다.

1-2-3 식단으로 저장하기 모드 끄기 〈단백질과 지방 편〉

1-2-3 식단의 2: 단백질

살 빠지는 원리에서 단백질도 탄수화물만큼은 아니지만, 인슐린 분비를 자극할 수 있다고 했다. 따라서 저장하기 모드를 끄기 위해서는 단백질의 양도 고려해야 한다. 여러 연구 결과들을 종합했을 때, 단백질 권장 섭취량은 대략 체중 kg당 1g 정도이며, 체중 kg당 약 2g까지의 단백질은 케토시스를 깨뜨리지 않는다. 정리하면, 체중 kg당 1~2g의 단백질을 먹으면 된다. 만약 60kg의 성인이라면 순수 단백질로 60~120g까지 섭취하면 된다는 뜻이다.

그게 얼마큼이냐고 물으신다면 대답해드리는 게 인지상정이다. 먼저 식품영양표에 있으면 그 수치를 보면 된다. 식품영양표가 따로 없는 식품 중 동물성 단백질은 실제 먹는 무게를 4로 나눈 값이 먹게 되는 순 단백질량이라고 보면 된다. 소고기, 돼지고기, 닭고기, 양고기, 물고기, 새우 등이 동물성 단백질 음식이라고 보면 된다. 즉, 240g의 고기를 먹으면 약 60g의 순 단백질량을 섭취하게 된다. 더 쉽게는 음식점 1인분에 해당하는 만큼이 약 체중 kg당 1g 정도의 단백질량이라고 보면 된다. 동물성 단백질은 하루 동안 음식점 기준으로 2인분 정도까지 먹으면 된다.

식물성 단백질인 콩 단백질은 계산이 조금 다르다. 노란콩(대두)는 가장 흔한 콩이며 주로 두부, 식용유, 두유를 만들 때 사용된다. 검은콩(서리태)은 밥에 넣어 먹거나 검은콩 두유로 먹는다. 노란콩과 검은콩은 직접 콩으로 먹으면 무게를 2.5로 나눈 무게만큼, 다른 콩들은 5로 나눈 값이 순 단백질량이다. 그러면 꽤 좋은 거 아닌가 싶겠지만 꼭 그렇지도 않다. 노란콩과 검은콩에는 여성호르몬과 닮은 이소플라본이 많이 들어있다. 다이어트는 몸의 기능을 정상화해 표준 범위의 체중으로 만드는 것이 목표인데 굳이 성호르몬과 닮은 외부 물질을 많이 먹을 필요가 없다. 심지어 여성호르몬은 저장하기 모드 호르몬이다.

거기다 단백질의 품질도 그닥 좋지 않다. 식물성 단백질은 대부분 부분적 불완전 단백질이다. 특히 콩류는 필수 아미노산인 메티오닌이 적다. 동물성 단백질이 대부분 완전 단백질인 것과는 대조적이다. 다만, 콩을 두부로 만들면 부피에 비해 포만감이 크다. 그래서 다이어트에 많이 쓰일 뿐이다. 두부 무게를 15로 나눈 값이 대략적인 순 단백질량이다. 당신이 콩

마니아가 아니라면 다이어트를 하며 굳이 식물성 단백질만을 고집할 필요가 없다. 우유는 수분이 많기 때문에 마시는 양을 20으로, 달걀은 무게를 7로 나누면 대략적인 순 단백질량이 된다. 달걀 하나 무게는 약 70g이므로 달걀 하나로 10g 정도의 단백질을 먹을 수 있다.

식단으로 고기를 고를 때는 양도 양이지만 질이 더 중요하다. 상태가 안 좋은 단백질은 몸에서 면역 반응을 일으켜 염증을 만들고, 지방은 독으로 작용하는 물질이 쌓여 있을 확률이 높기 때문이다. 동물성 고기를 고를 때는 소, 양 등의 초식동물의 고기가 돼지, 닭 등의 잡식동물의 고기보다 대체로 우수하다. 여기에 지방의 비율까지 고려한다면 지방질이 적은 살코기가 지방이 많은 부위보다 낫다. 물고기도 비슷하게 먹이사슬의 아래일수록, 지방이 적을수록 좋다. 그런데 이런 것 하나하나 따지면 너무 어려우므로, 고기는 되도록 좋은 환경에서 자란 것으로 고르자.

단백질 파우더는 갖다 버려라

유독 단백질은 다이어트 식단에서 따로 많이 챙겨 먹는다. 단백질 파우더를 비롯해 단백질 쿠키, 단백질 케이크 등 온갖 단백질 음식들이 많다. 근손실을 걱정하기 때문이다. 하지만 살 빠지는 원리에서 설명한 것처럼 생각보다 근손실은 잘 일어나지 않는다. 현금과 적금, 골드바도 많은데 무턱대고 부동산부터 팔지 않는 것처럼 말이다. 정말 근조직의 양이 줄었다기보다는, 근육의 수분이 빠져서 무게가 줄었을 가능성이 높다. 또, 3일 정도의 단식은 몸에서 쓸모없고 고장난 단백질을 먼저 처리하므로 오히려 몸에 좋을 수 있다.

단백질의 품질을 평가하는 기준에는 여러 가지가 있다. 그 중 하나는 아미노산이 골고루 들어있는지를 평가하는 아미노산가다. 살 빠지는 원리에서 설명했듯 시멘트, 철근, 벽돌들이 골고루 있어야 건물을 올릴 수 있다. 마찬가지로 여러 가지 아미노산들이 종류별로 충분히 있어야 몸의 구조물을 만들 수 있다. 시멘트만 잔뜩 있다고 건물을 올릴 수 없듯 마찬가지로 아미노산 비율이 맞지 않는 과잉의 단백질은 근육이 되지 못

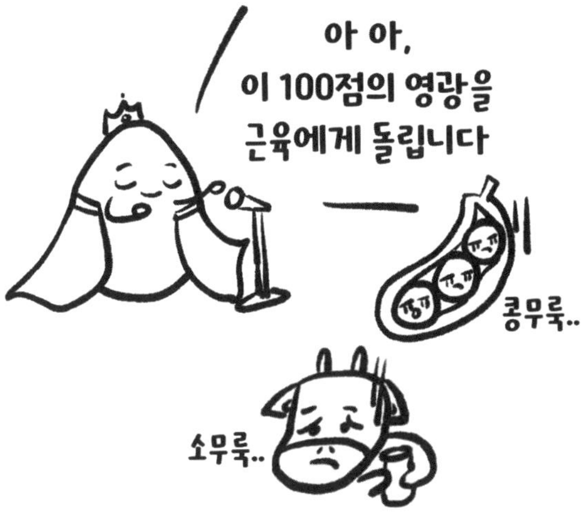

하고 에너지원으로 쓰이거나 지방이 된다. 단백질 효율은 몸을 성장시키는 데, 즉 주로 구조물로 쓰이는 데 얼마나 사용되는지, 생물가는 단백질이 어떤 식으로든 얼마나 몸에 남아 있는지를 나타낸다.

그런데 영양학적으로 100점짜리 단백질이 있다. 콩 단백질은 아니다. 우유? 고기? 모두 아니다. 바로 달걀이다. 달걀은 모든 단백질을 평가하는 기준이 된다. 그런데 단백질 보충제의 재료는 주로 콩 아니면 우유다. 달걀은 쉽게 상해서 유통하기 어렵기 때문이다. 단백질 보충제는 주재료의 질이 딱히 좋지도 않을뿐더러 알레르기를 일으키기 쉽다. 거기다 가루로 만들어서 독성물질이 쌓여 있을 확률이 높다. 한편 밀가루에 단백질이 많다고 파스타를 먹으라는 경우가 있는데 안타깝게도 밀가루에 들어있는 단백질은 아미노산가, 생물가, 단백질 효율이 좋지 않다. 특히 단백질 효율이 안 좋은데, 어느 정도냐면 달걀의 4분의 1토막이다.

그래서 달걀을 유달리 싫어하는 게 아니라면 단백질 보충은 달걀로 하면 된다. 이상한 프로틴 어쩌구들은 다이어트에 딱히 도움이 되지 않는다. 품질도 좋지 않은 단백질을 많이 먹었다가는 근육이 되는 게 아니라 살이 된다. 우리는 동물이기 때문에 동물 단백질이 몸에서 더 잘 쓰인다. 성장기가 지난 성인의 경우 신념에 따라 채식을 할 수 있지만, 최소한 성장기에는 동물성 단백질을 먹어주어야 잘 클 수 있다. 영양에는 타이밍이 존재하기 때문이다.

1-2-3 식단 2의 실전 예시를 들어보자. 75kg인 사람이 음식점에서 1인분에 200g씩인 소고기를 5인분을 먹었다. 600g을 4로 나누면 순 단백질량이 150g이며, 1-2-3 원칙의 단백질량 범위 이내여서 다이어트 식단이 된다. 즉 몸무게가 꽤 나간다면 하루에 고기 1근(600g)까지도 다이어트 식단이 될 수 있다. 50kg인 사람이 구운 순살치킨 반 마리(300g)를 먹었다. 순 단백질량이 약 75g이므로 1-2-3 식단의 단백질량 이내라 다이어트 식단이라고 볼 수 있다. 물론 당질 양을 1회분 만큼이 아니라 2회분 정도를 먹고 있다면 체중 kg당 1g 정도의 단백질을 먹는 것이 저장하기 모드를 자극하지 않는데 더 유리하기는 하겠다.

1-2-3 식단의 3: 그렇다면 지방은?

어떤 독자는 3이라는 숫자에 설렐 수도 있겠다. 1이 탄수화물(당질) 1인분, 2가 단백질 2인분까지였으니까 3은 지방 3인분을 말하는 건가 싶어서 말이다. 안타깝게도 그렇지는 않다. 1-2-3 식단의 3은 오메가-3 지방산을 말한다. 저탄수화물 고지방식, 일명 저탄고지 케토시스 식단에서는 일부러 추가로 포화지방을 섭취한다. 하지만 보건의료인이자 다이어트로 30kg을 빼 본 사람으로서 말하자면 굳이 포화지방을 추가로 더 먹을 필요까지는 없다. 저탄고지 케토시스 식단에서 추가로 지방을 섭취하는 이유는 케톤체를 더 잘 만들어내게 하기 위함이다. 그런데 앞서 말했지만, 과도한 케토시스 상태는 일반적으로 몸의 대사를 더 엉키게 할 수 있다. 거기다 우리의 목표는 이미 저장된 지방을 꺼내 쓰는 것이지, 케토시스를 무작정 더 많이 일으키는 게 아니다.

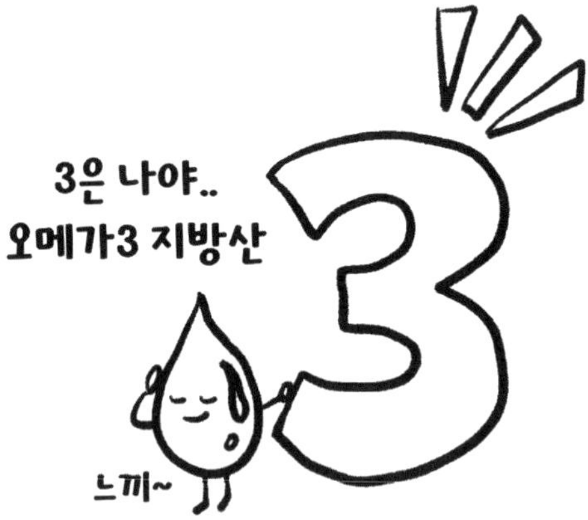

쉽게 설명하면 이러하다. 우리가 남아돌아서 쓸모가 없어진 땔감을 태워서 없애기로 마음먹었다. 땔감이 타면서 나는 연기를 보고 땔감이 잘 타고 있다는 것을 확인할 수 있다. 그런데 어떤 사람이 '그럼 연기가 많은 게 무조건 좋은가 보다!' 하고 땔감을 더 가져다 태워 연기를 더 만들면 무슨 생각이 드는가? 중요한 건 연기를 많이 만드는 게 아니라, 있던 땔감을 태우는 일이다. 마찬가지로 우리 몸에 쌓여 있던 지방을 꺼내 쓰는 게 중요하지, 케톤체 자체를 많이 만드는 게 목표는 아니다.

앞서 설명한 단백질로 1인분에서 2인분 정도를 먹으면 이미 포화지방이나 오메가-6 지방산은 하루 권장량만큼을 먹고도 남는다. 그런데 오메가-3는 의식적으로 챙겨 먹지 않으면 필요량을 채우기 쉽지 않다. 오메가-3 지방산을 2~4g 먹어주자. 오메가-3 지방산은 몸에서 염증을 줄이고 기름과 친한 독성물질의 배출을 돕는다. 기름 얼룩을 지우기 위해서는 드라이클리닝을 해야 한다. 마찬가지로 몸에 쌓인 독성물질이 물보다 기름과 친하다면 기름으로 닦아야 한다. 또한 지방질과 단백질이 대부분인 뇌의 기능을 올리기 위해서도 필요하다.

어떤 기름을 쓸 것인가?

요리할 때는 올리브유를 쓰고, 오메가-3는 영양제로 먹거나 들기름과 참기름을 섞어 먹어라. 다른 식용유는 굳이 쓰지마라. 올리브유를 제외한 다른 식용유 대부분은 오메가-6 지방산이 풍부하다. 그런데 오메가-6 지방산은 앞서 설명한 단백질들을 섭취할 때도 이미 많이 먹게 된다. 오메가-6는 필수지방산이기는 하지만 몸에 너무 많으면 피를 굳게 만들고 염증반응을 일으킨다. 그럼 오메가-3로 요리하면 되는 거 아닌가 생각할 수 있는데 오메가-3는 높은 온도에 약하고 변하기 쉽다. 그래서 오메가-9이 풍부하고 열에 강한 올리브유로 요리를 하면 된다. 오메가-3는 영양제로, 혹은 참기름을 섞은 들기름으로 먹으면 된다.

1-2-3 식단을 최종 정리하면, 하루 동안 1인분의 탄수화물, 2인분까지의 단백질, 오메가-3 지방산을 먹으면 된다. 처음부터 이 식단을 칼같이 적용할 필요는 없다. 최종 목적지로 두고 지금의 식단에서 점차 적응시켜 나가면 된다. 탄수화물 양을 줄이면 단백질과 지방을 더 충분히 먹고, 반대로 탄수화물 양을 늘린다면 단백질과 지방은 줄이면 된다.

단식으로 꺼내 쓰기 모드 켜기: 어떻게 안 먹을 것인가

결론부터 말하면 최소 16-8 간헐적 단식은 지키고, 가능하다면 일주일에 이틀 정도 단식하는 루틴을 만들어라. 아니 세상에! 무슨 일주일에 이틀을 굶으라고? 반발하는 독자들의 모습이 눈에 선하다. 그런데 몸속 장기들 입장에서 생각해보자. 당신이 일반적인 근무 조건에서 일하고 있다면 오전 9시부터 오후 6시까지 주 5일 근무를 하고 있을 것이다. 그런데 몸속 장기들은 하루도 쉬는 날 없이 연중무휴다. 거기다 늦은 식사로 소화 기관에게 야근까지 시키고 있다면? 말 그대로 살기 힘들 거다.

주 5일 근무에 빗대어 표현하기는 했지만, 과학적으로도 말이 된다. 살 빠지는 원리에서 확인했듯, 평소에 1-2-3 식단에 따라 잘 먹어왔다면 48시간까지의 단식은 대사량을 떨어뜨리지 않고 오히려 올리기 때문이다. 성장기 이후 욜로족이 된 우리 몸이 적금(글리코겐), 현금(포도당), 골드바(지방)가

충분하다면 이틀 정도의 휴가에 돈(에너지원)을 안 쓸 리가 없다.

당신은 당신의 몸과 마음의 전문 경영인이다. 올바른 경영 전략으로 좋은 CEO가 되어주어라. 소화 장기들의 근무시간을 지켜주고, 열심히 일한 위장에게 단식으로 휴가를 주어라. 당신은 9~6시 주 5일을 지켜가며 일하면서 소화 장기들은 매일 쉼 없이 12시간 넘도록 일을 시킨다면 장기들이 당신을 악덕 경영인이라고 부르지 않을까? 당신이야 여차하면 일을 그만두고 이직을 하거나 은퇴할 수 있지만, 장기들은 꼼짝없이 일해야 한다. 몸속 장기들을 이루는 세포와 조직들이 일하다가 죽거나 반기를 들면 병이 된다.

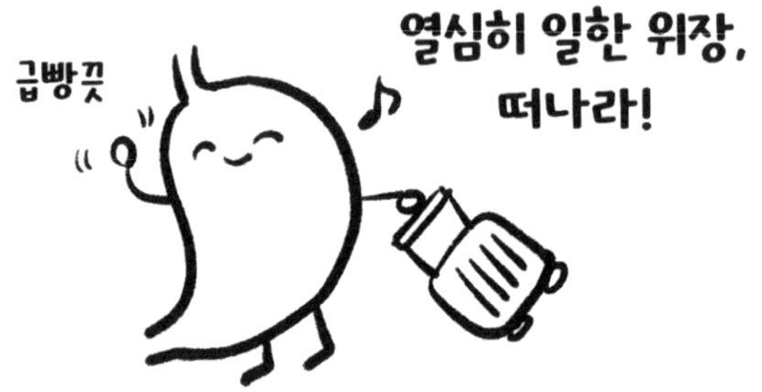

후천적으로 소식좌가 되는 방법

요즘 소식좌가 유행이다. 과하게 먹는 방송, 먹방이 지나치게 유행했던 시기를 지나 적게 먹자는 움직임이 생긴 것이다. 과식하는 것보다 소식하는 편이 당연히 체중 감량에 도움이 된다. 후천적으로 소식좌가 되는 방법은 2가지가 있다. 하나는 계속 적게 먹는 것이다. 하지만 우리는 조금씩 자주 먹는 것보다 꽤 많은 양을 먹고 일정 시간 동안 먹지 않는 방식으로 인류 역사 대부분을 날씬하게 살았다. 거기다 간에 기별도 안 가게 먹었다가는 먹었다는 느낌도 잘 안 든다. 거기다 몸의 대사면에서도 좋지 않다. 왜냐하면 살 빠지는 원리에서 설명했듯, 정상범위의 인슐린 수치도 인슐린 저항성을 유도할 수 있기 때문이다.

따라서 매번 소식하는 것보다 적당량을 제한된 시간 범위 내로 먹는 것, 즉 간헐적으로 단식을 하는 것이 다이어트 효율면에서도 실천 가능성 면에서도 더 유리하다. 간헐적 단식이 몸에 익숙해지면 먹는 양이 전체적으로 줄어든다. 인슐린 저항성이 개선되어 제 기능을 하게 되기 때문이다. 애를 써서 계속 적게 먹지 말고 주기적인 단식을 하면서 자연스럽게 소식좌가 되자. 먹을 땐 잘 먹고, 안 먹을 때는 확실히 먹지 말자.

단식 스케줄 예시

그런데 처음부터 무턱대고 바로 단식 시간을 무리하게 길게 잡았다가는 몸과 마음의 항상성 때문에 식욕이 미쳐 날뛸 것이다. 시간을 충분히 가지고 단식 시간을 천천히 늘릴 것을 추천한다. 다음은 쉬운 난이도부터 어려운 난이도 순으로 단식 계획을 세우는 예시다.

스텝 1: 16-8시간 간헐적 단식
스텝 2: 일주일에 한 번 1일 1식
스텝 3: 일주일에 두 번 1일 1식
스텝 4: 일주일에 연속 이틀 단식
스텝 5: 분기별로 한 번 3일 단식

당신이 다이어트를 한다면 최소한 스텝 1은 지키자. 매일 근무를 하더라도 근무시간과 퇴근시간이 확실하다면 그나마 일할 만하다. 스텝 2는 일주일에 한 번 1일 1식을 하여 24시간 단식하는 것이다. 점심 식사를 하고 나서 24시간 단식을 하는 게 저녁 식사를 하고 단식을 하는 것보다 살을 빼기에 더 좋다. 약속 잡힐 일이 가장 적은 월요일이나 일주일의 중간쯤인 수요일을 추천한다. 스텝 3은 1일 1식을 일주일에 두 번 하는 패턴인데, 수요일과 일요일이 가장 무난하다. 스텝 4와 5는 이전 스텝들을 쉽게 해내고, 식욕 조절이 잘 되는 경우에만 도전하라. 난이도는 있지만 잘 활용한다면 빠르게 살을 빼고 건강해질 수 있다.

단식을 더 쉽게 잘하는 방법

물을 최소 2L 이상 마셔라. 하루 이상 단식을 한다면 단식을 시작하기 전과 마친 후에는 단백질과 지방이 비율이 높은 음식을 먹는 게 당질 위주의 식단보다 단식 시간을 지키는 데 유리하다. 인슐린이 많이 자극되는 음식을 먹으면 식욕을 조절하기 더 어렵기 때문이다. 단식을 마치고 식사를 시작할 때는 급하게 많이 먹지 않도록 조심하고, 단식 시간이 이틀 정도로 길었다면 밥 반 공기 정도에 국밥을 먹거나 고깃국에 채소를 끓여 먹는 게 몸에 부담을 적게 주면서 영양을 섭취하기 좋다. 단식 스케줄의 예시를 한 달 내내 꼭 하나의 패턴으로만 할 필요 없이, 자신의 상황이나 살 빠지는 속도, 컨디션에 맞게 조절하면 된다.

저장하기 모드를 끄고 꺼내 쓰기 모드를 켤 때의 주의사항

1-2-3 식단을 비롯한 다이어트 식단이나 단식을 시도하면 안 되는 경우가 있다. 바로 성장기, 임신 및 수유기에 있는 사람들이다. 성장기나 임신, 수유기에는 저장하기 모드가 필요한 시기이기 때문이다. 성장기에는 몸에 에너지원을 비축하여 성장하는 데 사용해야 한다. 임신 수유기에는 생명을 만들고 영양을 공급할 에너지원과 재료가 필요하기 때문에 저장하기

모드가 작동되어야 한다. 병이 있는 환자도 식단과 단식에 대해 의료인과 상의해야 하며, 특히 식이조절 장애를 진단받은 경우는 그것부터 치료해야 한다.

또 여성의 경우 탄수화물 양을 제한하는 것이 남성보다 더 어려울 수 있다. 기본적으로 여성이 남성보다 저장하기 모드가 더 강하게 작동하기 때문이다. 이는 성호르몬 차이인데, 여성호르몬 에스트로겐은 저장하기 모드 호르몬에 속하여, 꺼내 쓰기 모드 호르몬인 남성호르몬 테스토스테론과 차이가 있다. 여성의 몸은 기본적으로 오랜 시간 동안 임신과 출산을 담당했기 때문에 저장하기 모드를 극단적으로 셧다운하는 게 남성보다 더 어렵다.

살 빼는 여성 중에 식단을 지키기가 너무 힘들다면 탄수화물을 조금 더 먹어라. 빨리 가려다 멈추는 것보다 천천히 가더라도 꾸준한 게 낫다. 여기에 더해 약사로서 다이어트를 하는 여성분들에게 표준체중 범위를 벗어나는 저체중을 목표로 하지 말라고 말하고 싶다. 여성의 몸은 원래 제대로 작동하기 위해서는 남성보다 체지방이 더 필요하기 때문이다. 또 생리 기간 전후로는 식단 계획을 미리 느슨하게 잡을 것을 추천한다.

날씨가 추운 것도 아닌데 춥게 느껴진다면 먹을 때 더 챙겨 먹어야 한다. 갑상선 기능이 떨어졌을 가능성이 있다. 갑상선 호르몬 기능은 필수적인 영양이 부족할 때 떨어진다. 식단 혹은 단식을 하며 어지럽다면 천연 소금을 조금 먹어보자. 혈당보다는 나트륨이 상대적으로 부족해졌거나 혈압이 떨어진 것이 원인일 가능성이 높다. 식단에 채소 비중이 높으면 채소 안에 풍부한 칼륨 때문에 나트륨이 많이 배출될 수 있고, 인슐린 수치가 저하되면 몸에 붓기나 수분이 빠지면서 혈압이 떨어질 수 있다. 또한 식단을 엄격하게 하면 운동은 줄이거나 하지 말고, 식단을 풀어줄 때는 더 움직여라.

아무거나 마시지 마라: 무엇을 마실 것인가

먹는 것보다 더 중요할 수 있는 게 마실 것이다. 몸에서 더 빠르게 흡수되기 때문이다. 외부 물질이 우리 몸 안까지 들어오려면 소화 과정을 거쳐 작게 쪼개지고 흡수되어 피 속으로 들어와야 하는데, 고체가 아닌 액체일 때 이 과정이 더 빨라진다. 또, 생각보다 우리는 마실 것을 달고 살면서도 잘 알아차리지 못한다. 따라서 살을 빼려면 먹는 것만큼 마실 것도 신경써야 한다.

물이 가장 좋다

가장 좋은 음료수는 물이다. 물 마셔라. 너무 싱거운가? 그런데 마실 것으로는 물만 한 것이 없긴 하다. 살 빼는 사람들이 물을 마셔야 하는 가장 중요한 이유는 물을 마시면 몸이 살 빼기 좋은 몸으로 바뀐다. 몸 안에서 어떤 물질이 이동할 때 에너지를 쓰는 경우가 많다. 물을 마시면 여러 물질을 이동시킨다. 그래서 물만 마셔도 대사량이 올라간다. 거기다가 몸 안의 쓰레기까지 버린다. 몸에 수분이 충분하면 물을 붙잡아두는 항이뇨호르몬이 적게 분비되어 노폐물이 물과 함께 소변으로 버려진다.

물을 마시면 식욕을 관리하는 데도 좋다. 몸 안에 수분이 부족해지면 목마름을 배고픔으로 착각하기 쉽다. 진짜 배고픈 건지, 갈증 때문에 배가 고프다고 착각하는 것인지를 물을 마셔보고 구분할 수 있다. 특히 점점 나이가 들수록 실제로 물이 부족한데도 갈증을 잘 못 느끼기 때문에 무언가 먹고 싶다면 먼저 물부터 충분히 마셔보는 게 좋다. 또 사람 몸의 약 60%가 물이어서, 몸 안의 공간들을 채우고 세포와 조직, 장기들을 이어준다. 여러 대사 과정에 물이 직접 쓰이는 경우도 굉장히 많다. 몸이 제대로 작동하려면 물이 꼭 필요하다.

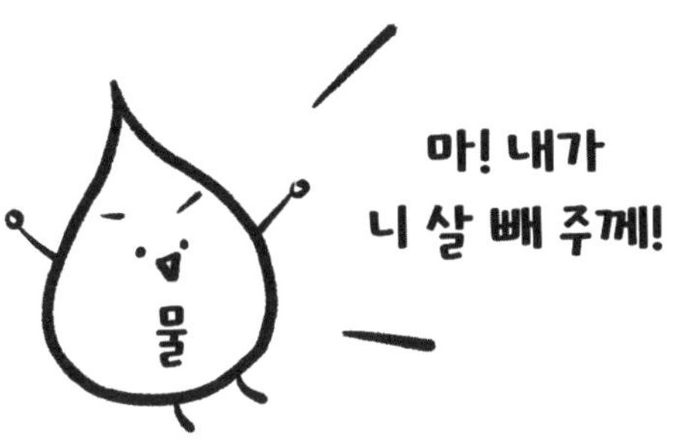

그럼 물은 얼마나 마셔야 할까? 한국인 기준으로 하루 권장 수분량은 먹는 칼로리와 같은 숫자만큼의 밀리리터 양만큼이다. 예를 들어, 하루에 2,000칼로리를 먹는 사람은 물 2,000밀리리터, 즉 2리터 정도 마시면 된다. 우리는 칼로리 계산을 하지 않기로 했으므로 남녀 성인 기준으로 약 2~2.5리터 정도의 수분을 섭취하면 된다. 그런데 정상적인 식사를 하면 이 중 절반 정도를 음식으로 섭취할 수 있다. 종합하면, 평상시에 물은 1-1.5리터 정도 마시면 된다. 그런데 앞서 설명한 이유로 더 마실 수 있으면 더 마시는 것을 추천한다.

미지근한 물을 수시로 충분히 나눠 마셔라. 몸에서 가장 효율적으로 수분을 흡수할 수 있다. 식사 중에 물을 너무 많이 마시지는 말자. 소화액이 묽어져 소화가 잘 안 될 수 있기 때문이다. 그런데 나도 안다. 그냥 물은 의외로 굉장히 마시기 힘들다는 것을. 그러면 어떤 것을 마시면 좋을까? 가장 먼저 마시지 말아야 할 것부터 짚어보자.

탄산음료, 과일주스, 그리고 제로음료

살을 빼고 건강해지려면 단맛을 조심해야 한다. 가장 안 좋은 것은 설탕과 액상과당이 들어간 탄산음료다. 빠르게 흡수되어 혈당을 높이고 인슐린을 분비시킨다. 비슷하게 안 좋은 것은 과일주스다. 대부분의 과일주스는 액상과당을 첨가해서 과일주스라기보다는 과일맛 음료에 가깝다. 과당은 설탕보다 더 안 좋을 수 있다. 설탕은 포도당과 과당으로 쪼개지는데, 차라리 포도당은 에너지원으로 쓰기라도 편하지만, 과당은 간에서 포도당으로 바꾸는 과정이 필요해서 특히 간의 일을 늘린다. 그래서 과당을 많이 먹으면 중성지방 수치가 올라간다. 생과일을 갈아먹으면 어떨까? 그것도 그리 좋은 생각이 아니다. 과일로 먹으면 무언가 제대로 먹었다는 느낌을 주는데 음료로 마시면 먹었다는 느낌도 잘 안 들고, 너무 빠르게 흡수된다. 과일은 주스 말고 과일째로 먹고, 먹는 양도 조절해야 한다.

마지막은 제로음료다. 제로는 칼로리가 없는 것 아니냐고? 맞다. 제로음료는 혈당을 거의 높이지 않는다. 문제는 단맛 자체가 인슐린 분비를 자극할 수 있고, 뇌를 헷갈리게 해서 식욕을 당기게 만든다. 따라서 단맛이 없는 그냥 탄산수가 낫다. 물론 일반 탄산음료보다는 제로음료가 차라리 낫다. 인공감미료의 나쁜 작용은 주로 단맛 때문에 분비된 인슐린이 호르몬 균형을 깨뜨려 생기는데, 일반 탄산음료는 그냥 대놓고 혈당도 높이고 인슐린도 분비시키기 때문이다. 또, 혈당이 높아지면 몸 안에서 당독소가 만들어진다. 그렇다고 해서 제로음료를 입에 달고 사는 것도 좋지 않다. 단맛에 계속 익숙해지게 만들고 식욕을 당겨 많이 먹게 만들기 때문이다. 거기다가 저장하기 모드 대장 호르몬 인슐린을 자극하고, 콜라의 경우 캐러멜 색소로 인해 당독소까지 많다. 따라서 탄산음료가 어울릴 법한 상황에 한해서만 제로음료를 마시는 게 낫다.

요약하면 단맛이 나는 마실 것과 음식은 무조건 양을 조절해야 한다. 혈당과 인슐린 모두를 높이거나, 혈당을 높이지 않아도 인슐린을 높일 수 있기 때문이다. 그냥 설탕이나 액상과당이 들어간 탄산음료보다는 차라리 제로음료가 낫지만, 더 나은 것은 단맛이 없는 그냥 탄산수다. 과일은 주스로 말고 과일째 먹자.

장점과 단점이 공존하는 커피

그렇다면 커피는 어떨까? 커피에 대해서는 할 말이 많다. 결론부터 말하면, 커피는 가끔 마시면 다이어트에 도움이 될 수 있지만, 오랫동안 너무 자주 마시면 살 빼는 데 방해가 될 수 있다. 먼저 커피는 다이어트에 좋은 면이 있다. 커피는 교감신경을 자극해 꺼내 쓰기 호르몬인 아드레날린 분비를 높이고 식욕을 떨어뜨린다.

그런데 커피를 계속 마시면 이 효과에 몸이 적응한다. 그래서 커피를 마셨을 때 입맛이 떨어지고 힘이 나는 게 아니라, 커피를 안 마셨을 때 먹을 게 당기고 피곤해진다. 커피에 의존하게 되는 것이다. 또 이뇨작용이 있어서 몸 안의 수분량을 줄이고, 카페인이 잠을 방해할 수 있다. 커피콩의 색이 초록에서 갈색으로 변하는 로스팅 과정에서 당독소도 생긴다. 결국, 커피는 장기적으로는 몸이 제대로 작동하는 것을 방해할 수 있다.

버터와 코코넛 오일을 넣어 먹는 방탄커피도 어느 정도 도움이 될 수 있지만 오래 마시기에는 문제가 있다. 먼저 앞서 설명했듯, 커피 자체가 다이어트에 방해가 될 수 있다. 또한 방탄커피는 주로 아침 식사 대신 마시는데, 아침은 굳이 방탄커피 같은 것을 먹지 않고 그냥 건너뛰어도 되고, 커피를 빈속에 먹으면 장 점막에 부담을 줄 수 있다. 마지막으로 살 뺄 때 포화지방을 굳이 더 많이 먹을 필요는 없다. 1-2-3 식단을 지켜 식사하면 자연스럽게 음식으로 지방을 먹을 수 있다. 지방은 마시는 것보다 음식으로 먹는 편이 포만감을 채우는 데에도, 천천히 흡수되는 데에도 유리하다.

요약하면, 커피는 자주 마실 게 아니라 가끔 마셔야 한다. 방탄커피는 맛있어서 먹는 게 아니라면 굳이 마실 필요가 없다. 커피는 하루에 1~2잔 이내로 당질 양을 생각해서 마시고, 커피를 마셨다면 의식적으로 물을 더 마셔야 한다.

카페인이 없는 허브티

허브차에는 비타민과 미네랄이 들어있어서 몸이 제대로 작동하는 데 도움을 줄 수 있다. 하지만 자주 마시려면 카페인이 없고 이뇨작용이 없는 것으로 골라야 한다. 캐모마일, 루이보스, 자스민, 레몬밤, 히비스커스 등이 무난하다. 녹차나 홍차처럼 카테킨이나 카페인이 들어있는 차나 옥수수수염차, 팥차 등 이뇨작용이 활발한 차, 결명자나 헛개차처럼 약재로 쓰는 차 종류는 하루에 한두 잔 정도만 마셔야 한다. 하지만 대부분의 차 종류가 카페인이 없더라도 비슷한 작용을 하는 카테킨이 들어있는 경우가 많아서 물처럼 마시기는 어렵다. 따라서 차를 많이 마셨다면 물도 더 마셔주는 게 좋다.

신맛이 나는 음료를 마셔라

신맛은 생각보다 다이어트에 좋다. 여러 다이어트 서적에서 식초나 레몬즙을 물에 타 먹는 것을 추천하고, 디톡스를 할 때 레몬이 자주 사용된다. 여러 연구 결과들에서도 식초나 레몬즙이 다이어트에 도움을 줄 수 있다고 한다. 확실히 밝혀지진 않았지만, 당독소를 덜 생기게 만들어 살 빠지는 데 도움이 된다는 주장이 있다. 당독소를 만드는 마이야르 갈색화 반응은 산성 조건에서 덜 일어나기 때문이다. 또한 위산이 충분하지 않아서 소화가 잘 안 된다면 소화에도 도움이 된다. 하지만 너무 진하게 마시거나 위장이 약하면 장 점막이 손상될 수 있으므로 옅게 타 먹어야 한다. 당질이 첨가되지 않은 식초나 레몬즙을 물에 타서 마시자.

짠맛 나는 국물은 어떨까

짠맛은 과하면 문제가 되지만 어느 정도 필요하다. 우선 짠맛이 너무 없으면 맛이 없다. 그래서 맛없게 먹다 오히려 식욕을 터지게 할 수 있다. 또, 나트륨을 너무 적게 먹어도 인슐린 저항성이 생기고 부신이라는 장기가 자기 기능을 하지 못하게 된다. 따라서 김치를 씻어 먹는다든지, 국물은 입에도 대지 않는다든지 등 지나치게 짠맛을 너무 멀리할 필요는 없다.

오히려 1-2-3 식단을 철저하게 지키거나 단식을 할 때는 인슐린이 줄어 붓기가 빠지고 혈압이 떨어지는 경향이 있다. 또한 잎채소를 많이 먹으면 칼륨 때문에 나트륨이 빠져나간다. 이럴 경우는 나트륨이 부족해서 어지러울 수 있다. 하루에 나트륨 1,500mg은 먹어야 몸이 제대로 작동한다. 소금으로는 약 4g 정도 되는 양이다. 웬만한 경우 소금으로 더 먹을 필요는 없지만, 어지럽다면 소금을 조금 먹어보자. 음식의 간은 밥 없이도 먹을 수 있는 간 정도로 먹으면 된다.

무엇을 마실 것인지 맛을 기준으로 정리하면 다음과 같다. 살을 빼려면 그게 무엇이든 단맛은 조심해야 한다. 쓴맛도 살펴봐야 한다. 갈색화 과정에서 생긴 당독소가 포함되어 있을 수 있다. 짠맛은 단식과 1-2-3 식단을 지킨다면 생각보다 너무 엄격하게 조절하지 않아도 된다. 신맛은 당독소를 줄이는 효과 등으로 다이어트에 도움을 줄 수 있다.

아무렇게나 먹지 마라:
어떻게 먹을 것인가

1-2-3 식단으로 하루 동안 무엇을, 얼마나 먹을지 정했다면 어떻게 먹을지도 중요하다. 우선 서카디언 리듬에 따라 식사 시간부터 정하자. 저녁 8시부터 새벽 4시까지는 식사를 피한다. 저장하기 모드 호르몬인 인슐린의 작용은 세지고, 몸이 휴식을 취하며 필요한 물질을 만드는 시간이기 때문이다. 아침을 쉽게 거를 수 있는 사람은 낮 12시부터 저녁 8시, 거르기 어렵다면 아침 8시부터 저녁 6시 사이에 먹고, 식사 시간을 처음 제한한다면 아침 8시부터 저녁 8시 사이에만 먹는 것부터 시작하자.

매트리스 이론: HP를 다루는 기본 전략

몇 시에 먹든, 첫 식사는 HP를 올릴 만한 음식과 단백질과 지방 비율이 높은 음식을 먹어라. 이렇게 먹으나 저렇게 먹으나 그게 그거 아닌가 하고 생각할 수 있지만 그렇지 않다. 바닥에 매트리스를 깔고 달걀을 던지는 것과 달걀을 던지고 나서 매트리스를 까는 것은 들어가는 에너지는 똑같지만, 결과는 완전히 다르다. 전자는 달걀과 매트리스 모두 무사하지만, 후자는 달걀과 매트리스 둘 다 엉망이 된다.

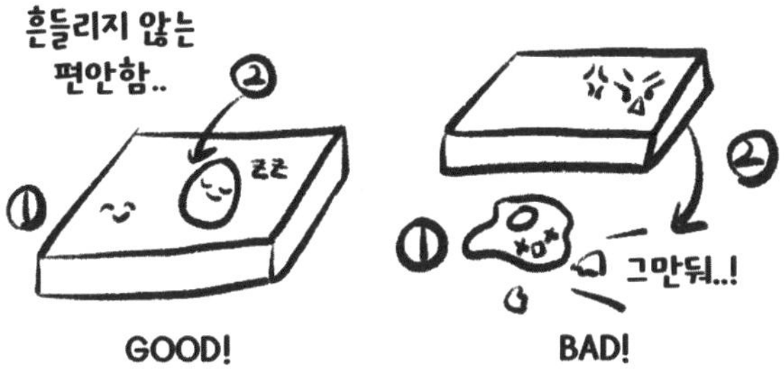

하루 종일 생활하다 보면 HP가 깎일 일이 많다. 아무리 조심한다고 하더라도 미세먼지를 하나도 안 마실 수 없고, 밖에서 음식을 먹다 보면 HP를 떨어뜨리는 음식을 먹을 수밖에 없다. 그렇기 때문에 첫 식사에서 미리 HP를 올려둬서 몸을 보호해주어야 한다. 또, 첫 식사부터 당질이 많은 음식을 먹으면 하루의 초반부터 저장하기 모드 호르몬 인슐린이 분비되어서 살 빠질 시간이 줄어든다. 당질을 먹는 시간을 뒤로 미뤄서 살 빠질 시간을 최대한 길게 만들자.

HP를 높이는 음식은 가공이 덜 되어 수분을 많이 포함한 자연 음식이면서 영양분을 잘 보충해주며 자신에게 알레르기가 없는 음식이라고 이해하면 된다. 사람마다 몸이 조금씩 달라서 같은 음식이라도 몸에 부담이 되는 정도가 다를 수 있다. 식단을 사진으로 찍어두고 그 음식으로 인한 나의 몸과 마음의 컨디션을 기록해두자. 첫 식사로 가장 좋은 건 달걀 요리와 채소다. 영양제나 오메가-3가 풍부한 들기름도 이때 챙겨 먹으면 좋다.

해바라기 통금 법칙: 일탈은 날 밝을 때 해라

몸에 부담을 주는 음식이나 당질을 먹는 패턴은 태양을 따라가면 쉽다. 태양이 낮게 떠 있는 아침과 저녁에는 되도록 적게 먹고, 점심이 조금 지나 태양이 가장 밝을 때는 어느 정도 먹어도 된다. 어렵거나 많은 일은 가장 일을 잘하는 시간에 해야 한다. 마찬가지로 활발하게 대사할 수 있는 낮에 당질이나 몸에 부담되는 음식을 먹는 게 다른 시간에 먹는 것보다 살도 덜 찌고 몸에 부담도 적다.

파인다이닝 식사법: 식사에 순서를 지켜라

매트리스 이론에 따라 하루 동안 먹는 음식의 순서를 다르게 하듯이, 한 끼 식사 안에서도 먹는 순서를 지키자. 고급 레스토랑의 코스 요리를 떠올리면 쉽다. 파인다이닝처럼 순서대로 음식이 나오지 않아도, 우리가 순서를 지켜 먹으면 된다. 만약 평소 먹는 식사에 채소나 달걀이 없다면 삶은 달걀과 채소를 도시락으로 챙겨 다니면 좋다. 중요한 건 우리는 일반식에 더해 달걀과 채소까지 먹는다는 점이다.

먹는 순서는 다음과 같다. 다이닝에서 가장 먼저 샐러드를 먹듯 채소부터 먹는다. 채소 다음으로는 달걀을 먹는다. 그 다음에는 메인요리를 먹는데, 코스 요리에서 주로 메인요리가 되는 육고기나 물고기 종류라고 보면 된다. 메인요리를 먹으면서 채소와 당질을 포함하는 밥, 빵, 면 등을 보통 1인분의 절반 정도만 곁들여 먹으면 된다. 단맛이 많이 느껴지는 과일이나 디저트는 마지막에 조금만 먹는다. 다이닝 식사를 하듯 천천히 음미하면서 먹고 최소 20분에서 30분 정도는 식사에 시간을 써라.

파인다이닝 식사법이라는 이름에 걸맞게 예쁘게 차려놓고 먹자. 식사는 단순히 에너지원이나 영양을 보충하기 위한 것이 아니다. 심리적으로 스스로를 잘 대접했다는 느낌을 줄 수 있는 시간이기도 하다. 할 수 있는 한 예쁘게 세팅하고 식사를 하자. 좋아하는 접시에, 수저, 음악, 꽃이나 촛불을 환경에 맞게 준비해보자. 이런 시간은 급하게 먹는 것을 막고, 뇌에 식사를 한다고 알리기에도, 심리적으로도 나를 소중히 한다는 느낌을 주어서도 좋다. 하루 한 끼는 이런 방식으로 식사를 하면 좋다. 여기에 그릇의 크기까지 줄이면 먹는 양을 자연스럽게 줄일 수 있다.

자기주도적 식사법

자기주도적 학습만 중요한 게 아니라 자기주도적 식사도 중요하다. 살 빠지는 마음에서 설명했듯 다이어트는 결국 내가 하는 것이기 때문에 나를 적극적으로 참여시켜야 한다.

① 식사 준비운동

허겁지겁 먹기 전에 잠시 멈추고 10초 정도 호흡에 집중하며 몸과 마음 상태가 어떤지 살피자. 정말 배가 고픈 건지, 배가 고프다면 얼마나 고픈지, 마음 상태는 어떤지, 스트레스 받은 일은 없는지 생각해보자. 진짜 배가 고픈 상태라면 나를 기분 좋게 하면서도 건강하게 만든 음식을 골라 맛있게 먹으면 된다. 다른 심리적인 요인 때문에 허기가 느껴진다면 그 마음을 달랠 좋을 방법에 대해서 생각해보자. 예를 들어 햇볕을 쬐며 산책을 해도 좋고, 좋아하는 사람과 수다를 떨어도 좋다. 즐겁게 할 수 있는 취미활동을 해도 좋고, 가장 좋아하는 품질 좋은 디저트를 음미하며 맛보아도 좋다. 중요한 건 자신이 어떤 상태인지 제대로 모르면서 마구잡이로 엉뚱한 행동을 하지 않는 것이다.

진짜 배고픔과 가짜 배고픔을 구별하자. 가짜 배고픔이 느껴질 때의 가장 큰 특징은 특정 음식이 당기는 것이다. 따라서 밤에 떡볶이가 당기는 건 대부분 가짜 배고픔이다. 진짜 배고프면 뭐라도 먹고 싶어야 정상이다. 가짜 배고픔은 착각이다. 배가 고프지 않은데도 심리적인 이유 때문에 생기는 허기다. 맛있어 보여서, 스트레스받아서, 심심해서, 슬퍼서, 남들이 먹으니까 먹는다면 정말 배가 고파서 먹는 게 아니라 가짜 배고픔 때문이므로 꼭 식사할 필요가 없다. 일단 그럴 때는 미지근한 물 한 컵을 마셔보자.

② 테이스팅 노트: 식사 집중력과 주관 키우기

음식을 먹기로 정했다면 음식을 살펴본다. 어떤 영양분을 가지고 있을 지 추측해보고 색과 모양, 맛과 향기, 식감, 먹는 소리까지 오감으로 느껴지는 특징들에 세심하게 주의를 기울여 음미해보자. 이때 활용하면 좋은 게 테이스팅 노트다. 테이스팅 노트는 주로 와인을 마시고 난 다음에 쓰는 일종의 감상문이다. 꼭 와인에만 테이스팅 노트를 쓸 이유는 없다. 식사에 집중하지 못하고 충분히 즐기지 못한다면, 의식적으로 테이스팅 노트를 써서 식사에 대한 집중력을 키울 수 있다. 미식가처럼 음식을 탐구하고 평가해보자.

③ 의식적으로 먹는 속도를 조절하기

뇌에 포만감 신호가 전달되기 위해서는 최소 15~20분의 시간이 필요하다. 따라서 식사에만 집중하는 시간을 가지고 먹는 속도가 너무 빨라지지 않도록 한다. 음식을 천천히 먹게 하고 대사가 잘 되게 하려고 씹는 횟수를 세도록 하는 경우도 있는데, 그러면 숫자를 세느라 맛에 집중하기 어렵다. 그보다는 입안에 음식을 조금씩 넣어 먹는 것이 낫다. 맛을 느낄 수 있는 면적은 혀에 닿는 부분뿐이기 때문에 입안 가득 음식을 넣으면 제대로 맛볼 기회는 오히려 줄어든다. 혀 위에 음식을 많이 쌓지 말고 한 입 다 먹고 다시 먹자. 예를 들면, 피자가 8조각이 있다면 16조각으로 잘라서 먹자. 먹는 시간도 쉽게 늘릴 수 있고, 심리적으로도 더 많이 먹은 느낌이 난다. 한 입 한 입이 모여 식사가 된다. 그러니 한 입을 '한 입 만' 할 때처럼 아껴 먹자.

먹으면서 얼마나 배가 부른지 몸을 살펴본다. 자기주도적 식사를 연습하는 동안에는 음식이 남아있어도 배가 부르면 식사를 멈추자. 남은 음식은 잘 포장해두자. 필요한 양 이상의 음식은 몸 전체의 대사를 뒤엉키게 만든다. 여러 연구에서도 배가 70% 정도 부를 때 그만 먹는 사람들이 그 이상 먹는 사람보다 적당한 체중으로 건강하게 오래 사는 것으로 알려졌다. 좋아하거나 건강에 좋은 게 아닌 음식은 굳이 먹지 마라. 그냥 식사 때가 되어서 먹는 식사, 남기면 혼날까 봐 먹는 음식은 몸에 좋지 않은 영향을 준다.

④ 식사 경영 전략 세우기

식사를 마치면 테이스팅 노트를 바탕으로 내가 음식의 어떤 면을 좋아하는지 샅샅이 분석해 몸을 덜 일하게 하면서도 나의 식욕을 충족시킬 최적의 방법을 찾아보자. 예를 들어, 감자칩을 좋아한다고 하면 바삭한 식감을 좋아하는 것인지, 짭짤한 맛을 좋아하는 것인지를 구분해보자. 만약 굳이 감자가 아니라 바삭하고 짭짤한 것으로도 먹는 욕구가 충족된다면 약간의 소금 간이 된 김을 먹어도 될 일이다. 피자를 좋아하는 이유가 쭉 늘어나는 치즈 때문이라면 도우를 생략하고 토마토소스에 피자 치즈를 넣어 요리해 먹을 수 있다. 만약 절대 타협이 안 된다면 가끔 제대로 음미하며 먹어준다. 몸이 제대로 기능하려면 무한정 많이 먹을 수는 없다. 가심비 좋은 식사 전략으로 식욕을 효율적으로 경영하자.

아무렇게나 살지 마라: 어떻게 생활할 것인가

살을 잘 빼려면 잘 먹고, 잘 싸고, 잘 자야 한다. 잘 먹는 이야기는 이미 충분히 했으니 나머지에 대해 이야기해 보자.

잘 버려야 몸이 잘 작동한다

잘 먹는 것만큼 잘 싸는 것도 중요하다. 실제로 다이어트를 하다 보면 만성 변비에 시달리는 경우가 많다. 결국, 살을 잘 빼려면 몸과 마음이 제대로 작동해야 하므로 변을 잘 보는 것도 중요하다. 변비는 일주일에 3번 미만으로 변을 보며, 무리하게 힘이 많이 들어가거나 배변 후에 이상한 느낌이 드는 것을 말한다. 살을 빼면서 변을 잘 보려면 3가지가 중요하다. 식이섬유, 유산균 그리고 지방질이다.

식이섬유를 충분히 먹자. 식이섬유는 하루 권장량을 채우기도 쉽지 않을뿐더러 따로 상한 섭취량도 없기 때문이다. 식이섬유는 인슐린 분비가 완만해지게 하고, 담즙산을 배출시키게 하여 콜레스테롤 수치를 좋아지게 하며 기름과 친한 독성 물질을 몸 밖으로 버리게 만든다. 라면 먹기 전에 채소부터 먹으면 인슐린이 천천히 분비되어 살이 덜 찐다는 것은 실험으로도 밝혀졌다.

또 고기의 색을 붉게 보이게 하는 미오글로빈이 가열되어 구조가 바뀌면 대장암을 생기게 할 수 있는데 식이섬유가 이를 막는 데 도움을 줄 수 있다. 따라서 특히 붉은 고기는 채소와 함께 먹는 것을 추천한다. 흰 고기이지만 잡식을 하는 닭고기를 먹는 게 나은지, 붉은 고기이지만 초식을 하는 소나 양고기가 나은지 직접 비교하기는 어렵다. 따라서 당질이 많은 음식이든, 고기든, 어떤 음식을 먹든 채소와 함께 먹으면 HP를 보호하는 데 좋다.

식이섬유는 소화관에서 흡수되는 것을 물리적으로 방해한다. 쉽게 말해 길을 막는 것이다. 다만, 안 좋은 것들이 덜 흡수되도록 하는 것처럼 영양소, 특히 비타민과 미네랄의 흡수를 방해할 수 있으므로 식이섬유를 많이 먹으면 종합 영양제를 챙겨 먹는 것이 좋다. 또한 소화와 관련된 질병이 있는 경우에는 식이섬유가 오히려 염증을 일으킬 수 있으므로 주의해야 한다. 식이섬유를 음식으로 먹기 어려우면 가루로 된 건강기능식품이나 식품도 있는데 이때 물을 충분히 마시지 않으면 오히려 변비가 심해질 수 있으므로 물을 더 마셔주자.

유산균을 먹는 것도 장을 건강하게 만들고 변비를 완화하는 데 도움이 된다. 장에는 몸에 좋은 균, 나쁜 균, 중립 균이 생태계를 이루며 살고 있는데, 우리 몸에 호의적인 균의 비율이 높아지면 장이 잘 작동하는 데에 도움이 될 수 있기 때문이다. 또한 락토코쿠스락티스(Lactococcus lactis)균은 당독소, 즉 최종당화산물을 줄이는 데 도움을 줄 수 있다고 연구로 밝혀졌다. 유산균은 위산에 약해 아침 공복에 먹어야 한다고 알려져 있지만, 연구 결과에 따르면 식사 후에 먹어도 효과에 큰 차이가 없었다. 오히려 음식의 영양분이 유산균의 먹이가 되고, 위산이 음식에 의해서 어차피 묽어지기 때문에 식후가 나을 수 있다. 따라서 챙겨 먹기 편한 시간에 먹자.

변비는 물을 덜 마셔서 생기는 거라고만 생각할 수 있는데 지방질을 너무 적게 먹어도 변비가 생길 수 있다. 실제로 지방질의 흡수를 막는 의약품 올리스타트(Orlistat)나 버터 혹은 코코넛 오일을 넣어 만든 방탄커피의 부작용 중 하나가 변이 새어 나오는 변실금 증상이다. 따라서 물을 많이 마셨는데도 변이 잘 안 나온다면 지방질을 더 먹어보는 것도 방법이다. 앞서 소개한 들기름과 참기름을 섞은 것이나 올리브유를 추천한다.

몸의 재생력을 빼앗지 마라

사람의 몸과 마음은 스스로를 지키기 위한 항상성이 있고, 자연적으로 회복할 수 있는 힘도 있다. 우리 몸과 마음의 HP는 게임에서처럼, 방해만 하지 않는다면 서서히 다시 차오른다. 중요한 건 시간이 필요하다는 점인데, 자고 있을 때 회복이 가장 많이 된다. 연구에 따르면 7시간 이상 잠을 충분히 잔 연구 참가자들이 그렇지 않은 참가자보다 덜 먹고 더 많이 움직일 가능성이 높았다. 또 수면호르몬 멜라토닌은 잠만 재우는 게 아니라 몸을 회복시킨다. 뇌의 노폐물은 깊이 잠들어 몸과 뇌가 모두 휴식하는 비렘수면 상태일 때 잘 버려졌다. 따라서 몸을 제대로 작동시키고 살을 잘 빼려면 잘 자야 한다.

일찍 자라. 밤 10시, 늦어도 12시 이전에는 잠들어야 한다. 몸을 회복시키는 성장호르몬과 멜라토닌이 충분히 분비되려면 일찍 자는 게 유리하다. 국내 연구에 따르면 저밀도 콜레스테롤과 중성지방 수치는 일찍 자는 사람들이 늦게 자는 사람보다 좋았다. 생체 리듬을 몸에 기억시켜라. 잠드는 시간과 잠 깨는 시간을 비슷하게 유지한다. 아침에 일어나 햇볕을 쬐어 몸을 깨우고, 점심시간 이후에는 카페인 섭취를 피한다. 낮잠은 최대한 줄이고, 자더라도 30분 이내로만 잔다. 저녁 식사는 자기 전 최소 2시간 전까지 마친다. 그래야 인슐린 농도가 충분히 낮아져서 성장호르몬이 잘 분비될 수 있다.

잠을 잘 자려면 싸우거나 도망가는 반응을 일으키는 교감신경을 끄고 평화로울 때 작용하는 부교감신경을 활성화시켜야 한다. 따라서 몸 상태를 교감신경이 작용할 때와 반대로 만들어야 한다. 교감신경은 날이 밝을 때 활발해진다. 따라서 잠자는 곳을 최대한 어둡게 만들고, 휴대폰 불빛도 멀리하는 게 좋다. 필요하면 안대를 쓰는 것도 좋다. 운동은 자기 3시간 전까지 마무리한다. 적당한 운동은 잠을 잘 자게 만드는데, 특히 근력운동은 잠자는 시간을 늘리고 푹 잘 수 있게 돕는다. 살 빠지는 운동 튜토리얼 실천 편에서 설명할 복식호흡 방법으로 코로 천천히 숨을 쉬고 근육의 긴장을 풀어주자. 잘 때는 헐렁한 옷을 입고 체온과 비슷한 약간 따뜻한 물로 샤워를 하는 것도 좋다. 침실은 약간 서늘하게 유지하고 침대에서는 잠만 자자. 고민이 있으면 일단 메모해놓고 내일로 미루자.

5:2 법칙: HP를 다루는 심화 전략

몸에 안 좋은 행동을 하는 건 일주일에 이틀을 넘어가지 않도록 하고, 만약 이렇게 몸에 안 좋은 행동을 이틀 정도 했다면 몸에 최대한 좋은 것들을 하는 것도 이틀을 해주어라. 저녁 8시 이후에 야식하기, 과식하기, 술 마시기 등은 일주일에 최대 2번까지만 하자. 특히 되도록이면 연속 이틀이 되지 않도록 하자. 일을 쉬는 건 연속으로 쉬는 게 피로를 풀기 좋고, 힘든 일은 띄엄띄엄해야 덜 힘들다.

자율 식사제도: 살찌는 추월차선에 올라타지 않으려면

HP를 관리하는 방법을 알고 나면 사람들과 만나서 기름지고 탄수화물이 많은 음식을 먹는 것도 조금 더 편해지고 자유로워진다. 마치 자율 근무제도처럼 자율 식사제도를 도입해보자. 그 주에 약속이 있어서 많이 먹을 일이 생겼다면 약속이 없는 날에는 조금 더 엄격하게 식단을 하거나 단식으로 조절해두자. 그러면 사람들과 먹을 때는 어느 정도 자유롭게 먹을 수 있다.

술자리, 회식, 약속 다 가도 된다. 평생 안 갈 것도 아니지 않는가. 다만, 식사 메뉴를 당질이 적은 음식으로 결정할 수 있으면 좋고, 가기 전에는 식사를 간단히만 하거나 먹지 않으면 된다. 어차피 평상시에 영양이 결핍된 상태가 아니라면 이틀 이내로 식사를 하지 않는다고 대사량이 감소하지 않는다.

술도 마셔도 된다. 물론 술은 몸에 좋지 않다. 술은 몸에서 지방으로 쌓일 수 있는 물질로 바뀌어 살을 찌도록 만들고 간의 일을 늘리며 대사를 망가뜨린다. 그렇다고 현실적으로 술을 아예 안 마시기도 쉽지 않다. 그렇다면 다음의 가이드를 따라보자. 술은 일주일에 1번 정도만 먹자. 중요한 것은 폭음을 하는 게 아니라 사람들과 즐거운 분위기에서 음미하며 마시는 것이다. 그리고 연속으로 HP를 깎는 행동을 하는 것을 피하고 몸이 녹다운되지 않게 신경 쓰자.

술 마시고 난 다음 날에는 무조건 몸을 쉬어주자. HP를 올리는 음식 위주로 간단히 먹고, 심한 운동은 하지 마라. 근육이 손상될 수 있다. 술 마실 때는 최소한으로 마시고, 술을 마신 만큼 물을 마시자. 연구에 따르면 한꺼번에 많이 마셔서 HP를 완전히 0 가까이 만드는 게 한 잔씩 매일 마셔서 HP를 조금만 떨어뜨리는 것보다 훨씬 안 좋다.

평상시에 마지막 식사는 늦어도 저녁 8시까지 마쳐라. 절대 넘어서는 안 된다는 것은 물론 아니다. 그러나 야식은 일주일에 최대 2번 이상을 넘기지 말자. 살 빠지는 원리에서 설명했듯이 어두워지면 활동을 멈추고 몸에서 필요한 것들이 합성되는 시간이어서 그 시간에 먹으면 필요한 것들은 잘 만들어지지 않고 지방이 과도하게 축적된다. 효율적으로 살이 찌는 시간이라는 뜻이다. 혹시나 이 내용을 읽고 벌크-업 한다고 저녁에 먹을 수 있는데 사실 그렇게 좋지 않다. 건강하게 살찌는 게 아니라 건강이 망가지며 살이 찌기 때문이다.

과식에는 어떻게 대처해야 할까? 가끔 많이 먹을 수도 있다. 충분히 먹는 것은 좋지만 연속으로 많이 먹어서 배를 너무 늘리지는 말자. 위장에는 장이 늘어나는 것을 알아채는 수용체가 있는데, 이 수용체도 배고픔과 배부름을 느끼게 하기 때문이다. 많이 먹고 난 다음 날 왠지 더 빨리 배고파지는 것도 이 때문이다. 또한 많이 먹더라도 당질과 단백질, 지방을 한꺼번에 많이 먹지 마라. 바로 폭풍 살찜, 살크업되는 지름길이다. 실제로 마우스에게 비만을 유도하여 다이어트 연구에 사용할 때 설탕과 옥수수 전분을 돼지 지방과 식용유에 섞어 먹여 살을 찌운다. 많이 먹는다면 탄수화물 음식은 탄수화물 음식 위주로만, 단백질과 지방이 풍부한 음식은 그 음식 위주로만 먹자. 만약 둘을 섞어 먹어야만 한다면 채소를 최대한 충분히 먹자.

같은 맥락으로 약속 자리에서는 술을 마시거나 과식하거나 둘 중 하나만 하자. 술을 마시면 식사는 적당히 먹고, 평소보다 많이 먹는다면 술을 마시지 마라. 둘 다 하면 살찌는 추월차선에 올라탄다. 간에 부담을 주는 것은 한 가지면 충분하다. 부담이 될 수 있는 행동들을 동시에 해서 간을 탈진상태로 만들지 말자. 내 간은 소중하다.

탄수화물 사이클링: 득근하기 좋은 타이밍

어쩌다 보니 탄수화물을 많이 먹게 되었는가? 괜찮다. 이때야말로 득근하기 좋은 타이밍이다. 당질이 나쁘기만 한 것은 아니다. 당질은 근력과 지구력을 늘려주기 때문이다. 그래서 너무 힘이 없으면 당질을 먹는 양을 조금 늘려주는 것도 방법이다. 탄수화물을 많이 먹고 나서는 잘못해서 벌을 받는 게 아니라 득근하기 좋기 때문에 더 많이 움직이고 힘을 더 많이 써야 한다. 그렇다면 매일 득근하는 날로 정하면 어떨까? 안타깝게도 그러면 살을 빼기가 어려워진다. 저장하기 모드가 계속 켜져 있기 때문이다. 만약 당신이 체지방을 빼고 체중을 줄이는 게 우선이라면 득근 타이밍은 일주일에 2번 이내로만 가지는 것이 좋다.

탄수화물을 많이 먹고 난 다음에는 근력운동을 더욱 열심히 하고, 적게 먹는 날에는 무리하게 힘쓰는 운동을 하지 말고 가벼운 유산소 운동 정도만 하자. 일주일에 한 번은 격렬한 운동을 하고 회복하는 것도 건강한 다이어트에 도움이 된다. 체중을 어느 정도 뺐다면 취향에 따라 달리기, 줄넘기 등 다른 유산소 운동을 해도 좋다. 운동으로 근육에 손상을 주었다면 재생할 시간도 주어야 한다. 재생력을 흐트러뜨리면 근육이 다시 자랄 수 없다.

살 빠지는 운동 튜토리얼 〈실천 편〉

어떻게 해야 적은 시간을 들이고도 효율적이고 건강하게 살을 빼며 운동할 수 있을까? 호흡과 스트레칭에 신경 쓰고 하체 근육을 많이 쓰는 운동을 하면 된다.

호흡법: 어떻게 숨 쉬는가

결론부터 말하면 코로 숨을 쉬어야 한다. 교감신경이 활성화되면 숨이 가빠지고 입으로 숨을 쉬게 된다. 반대로 입으로만 숨을 쉬면 교감신경이 계속 켜져 있게 된다. 교감신경은 싸우거나 도망가는 상황에서 작동하는 신경계다. 따라서 계속 이렇게 숨을 쉬면 괜히 화가 나거나 불안해지기 쉽다. 또 입으로 숨을 쉬면 가슴만 살짝 움직여 호흡이 얕아진다. 이렇게 되면 산소를 적게 흡수하는 폐의 위쪽만 쓰기 때문에 몸에 산소를 충분히 공급하지 못한다.

호흡을 세밀하게 통제하는 건 사람만 할 수 있다. 호흡을 조절하는 건 단순히 호흡에서만 끝나는 게 아니라 자율신경계를 조절하여 마음과 생각을 다룰 수 있게 한다. 코로 호흡하면 앞서 살 빠지는 마음에서 소개한 편도체 납치 상태에서도 탈출할 수 있다. 기억력과 집중력이 높아지고 현재 상황을 더 빠르고 정확하게 알아차리게 된다. 그런데 이런 효과는 오직 코로 숨 쉴 때만 나타난다. 따라서 의식적으로 복식호흡을 해서 교감신경을 끄고 산소를 몸에 공급해야 한다.

복식호흡은 어떻게 해야 할까? 한 손을 가슴에 올리고 입을 다물자. 코로 최대한 깊게 숨을 들이마신다. 이때 가슴이 올라가지 않게 살짝 눌러주고 배만 움직이도록 하자. 배의 근육까지 써서 배를 최대한 부풀리고 또 줄여보자. 가장 좋은 속도는 10초에 한 번 숨을 들이쉬고 내쉬는 것이다. 이 속도는 몸에 산소를 가장 잘 공급시키고 미주신경을 통해 부교감신경을 켜서 몸을 진정시킨다.

스트레칭: 힘쓰는 방향과 반대로 늘려주어라

스트레칭하는 방법은 딱 한 문장으로 요약할 수 있다. 평소에 힘쓰는 방향과 반대로, 할 수 있는 만큼 늘려주면 된다. 예를 들어, 오랜 시간 앉아서 일을 하면 손을 주로 앞에 두고 일하며 어깨의 긴장은 올라간다. 따라서 스트레칭을 할 때는 어깨를 최대한 내리고 손을 뒤쪽으로 모아 평상시와 반대 방향으로 늘려주면 된다. 스트레칭을 하면 원래 움직이던 것보다 더 움직여도 괜찮다고 몸에게 알려주는 것과 같다. 그래서 근육의 긴장이 완화되고 염증이 줄어든다. 한 시간에 한두 번은 자리에서 일어나 팔과 다리를 움직여라. 할 수 있는 만큼 움직이고, 늘리고 돌려보자.

갓성비 운동 3가지: 어떤 운동을 해야 할까

하체 운동이 상체 운동보다 다이어트에 유리한 이유는 양다리를 사용하며 오른쪽과 왼쪽 뇌를 골고루 자극할 수 있고, 하체 근육이 다른 근육보다 커서 에너지도 많이 꺼내 쓸 수 있기 때문이다. 이 책에서는 헬스장에 가지 않고 할 수 있는 운동 3가지를 소개하겠다.

첫 번째, 만약 딱 하나의 운동기구를 사야 한다면 실내자전거를 추천한다. 그 이유는 다음과 같다. 먼저 실내에서 운동할 수 있어서 환경 영향을 가장 덜 받는다. 우리는 날이 좋아서, 좋지 않아서 그 모든 순간에 운동이 귀찮다. 따라서 실내자전거는 아침 공복운동을 하기에 좋다. 관절을 다칠 위험도 적다. 체중이 직접 실리지는 않기 때문이다. 체중이 직접 실리는 운동들은 관절에 부담을 줄 수 있다. 86kg에 육박했던 사람으로서 경험담이다. 체중이 직접 실리는 운동은 살이 어느 정도 빠지고 나서부터 하자.

또한 실내자전거도 역시 하체 위주의 운동이라 큰 근육을 쓰기 때문에 시간 대비 운동 효과가 큰 편이며, 손이 자유로워서 가벼운 상체운동까지 같이 할 수 있다. 마지막으로 유산소 운동과 무산소 운동 모두 할 수 있다. 페달을 뻑뻑하게 설정하면 무산소로, 잘 돌아가게 설정하면 유산소 운동을 할 수 있다. 운동의 속도나 페달 세기를 조정해 운동 난이도를 조절하자.

두 번째, 어디에나 있는 천국의 계단 오르기다. 출퇴근길에 계단이 있으면 가끔 한숨부터 나온다. 하지만 이제부터는 공짜 운동기구라고 생각하자. 최근 유행하는 운동기구 중에 스텝밀, 소위 말해 천국의 계단이라는 것이 있다. 하지만 비싼 돈을 주고 천국의 계단을 살 필요가 없다. 출퇴근길에 펼쳐진 계단을 운동기구 삼아라. 근력운동과 유산소 운동을 동시에 하는 효과를 내며 같은 시간 운동했을 때 걷기보다 최대 3배까지 에너지를 소비한다. 또한 코어근육을 발달시켜 균형감각을 좋게 만든다. 다만, 관절에 이상이 있으면 주의해야 한다.

그럼 어떻게 계단 오르기를 해야 할까? 올라가는 계단으로는 운동하고, 내려가는 계단은 에스컬레이터를 이용하라. 계단을 내려가는 건 올라갈 때보다 운동 효과는 적고 관절에 무리를 줄 수 있기 때문이다. 허벅지와 상체를 가까이 붙인다는 느낌으로 올라가면 엉덩이 근육까지 자극할 수 있다. 앞꿈치에 힘을 실으면 주로 종아리와 발목 근육을 키울 수 있고,

뒤꿈치에 힘을 실으면 엉덩이 근육까지 쓸 수 있으므로 발 전체를 사용하여 계단을 밀어야 한다. 계단 올라가는 속도를 조절하면 인터벌 트레이닝을 하는 효과가 난다.

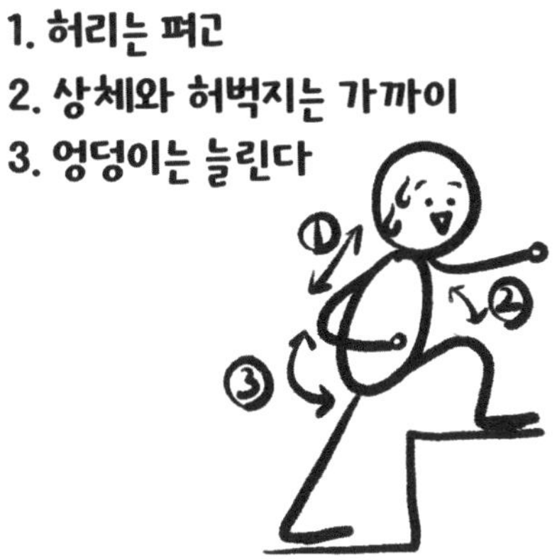

세 번째, 명불허전 걷기와 뛰기다. 걷거나 뛰는 것은 에너지를 소모하는 면에서는 그렇게 효율적이지는 않다. 하지만 가장 쉽고 간단하게 시작할 수 있고, 피를 잘 돌게 하는 등 몸의 기능을 좋게 만드는 장점이 많다. 조금 빠르게 걷는 것을 기본으로 하면 되는데, 120bpm 음악을 틀어놓고 걸었을 때의 걸음걸이가 기준이 된다. 이 속도는 기분을 좋게 하고 온몸에 피를 잘 돌게 만든다. 다만, 걷기와 뛰기는 에너지 소모가 적고 체중이 직접 실리기 때문에 의식적으로 난이도를 조절해야 한다. 기본적으로 인터벌 트레이닝을 응용해서 운동하는 게 좋다. 이 버스, 이 지하철을 놓치면 지각인 것처럼 목표 지점까지 뛰었다가 걸었다가를 반복하며 운동하자.

실전! 하루 동안의 운동 계획

아침 공복에는 유산소 운동을, 당질과 단백질을 먹은 오후에는 근력운동을 하고, 틈틈이 20~30분마다 자주 움직여준다. 공복운동은 무리할 필요 없이 실내자전거나 빨리 걷기 등으로 30분 정도 하면 된다. 앞서 1-2-3 식단에서 지방을 굳이 더 먹을 필요가 없다는 것을 땔감 넣기에 비유했다. 땔감이 잘 탈 수 있도록 산소를 더 공급하는 게 바로 유산소 운동이다. 공복에 하면 더 좋다. 따로 공복 유산소를 하기 어렵다면 출근시간을 10분 정도 당겨 한 정거장 전에 내려서 빠른 걸음으로 출근하라. 공복 운동이 몸에 무리가 가는 느낌이 들면 무리할 필요 없이 우선 식단에 집중하자.

오후 운동은 퇴근하며 계단 오르기를 하는 게 가장 무난하고, 15분 정도가 좋다. 운동 강도를 높이고 싶으면 연달아 올라가면 되고, 강도를 줄이고 싶으면 휴식 시간을 길게 가지면 된다. 틈틈이 할 수 있는 운동은 앉아서 까치 발 들기, 화장실 다녀오기, 스트레칭하기 등이 있다. 일주일에 한두 번은 자신이 좋아하고 평생 하고 싶은 운동을 강한 강도로 해도 된다.

각 잡고 운동을 한다면 밥 먹고 최소 한 시간 뒤에 운동하자. 밥 먹고 나서는 저장하기 모드 호르몬과 부교감신경이 주로 작동해서, 운동으로 꺼내 쓰기 모드 호르몬과 교감신경이 작동하는 데 방해가 되고 효율이 떨어지기 때문이다. 하지만 각 잡고 운동하는 게 아니라면 식사하고 가볍게 산책하는 것이 좋다. 몸을 움직여 피 속의 포도당을 사용하면 살로 덜 간다. 잠자리에 들기 3시간 전까지 운동을 마치자.

어떻게
마음의 주인이 되는가

국어책 전략: 언어로 마음의 고삐를 잡는다

'말하기, 듣기, 쓰기'와 '읽기'는 초등학교의 국어책 이름들이다. 이 국어책 이름들로 마음을 잘 다룰 수 있다. 우리의 생각과 마음은 언어를 벗어날 수 없으므로 생각과 마음을 잘 다루기 위해서는 언어로 표현하는 게 유리하다. 앞서 살 빠지는 마음에서 감정을 언어로 정의했던 이유도 바로 이 때문이다. 언어로 명확히 정의하지 않으면 모호하기 때문에 제대로 다룰 수도 없다. 마음을 잘 다루려면 내 마음이 어떤 상태인지 먼저 읽고 들어야 한다. 그리고 내가 원하는 방식으로 사용하기 위해서 마음에 대해서 말하고 쓰는 게 중요하다.

① 읽기와 듣기로 마음 읽어내기(Reading)

만화 영화 카드캡터 체리에서는 사건, 사고를 일으키는 마법 카드를 잡기 위해 이름을 알아내어 부른다. 감정도 마찬가지다. 이름을 알면 다루기 쉬워진다. 감정은 결국 특정 상황, 특히 항상성이 깨지는 상황에서 뇌가 보내는 마음의 신호이고, 대뇌 변연계의 일부인 편도체가 강하게 반응하는 일이다. 이런 감정에 이름을 붙이면 과도하게 작동했던 편도체와 그 외 변연계의 반응이 조절되고, 전두엽 피질의 일부가 활성화되어 감정으로 인해 생긴 고통이 완화된다.

나의 감정에 이름을 붙이자. 만약 살 빠지는 원리가 충분히 납득되었고, 행동으로 옮기고 싶은데도 심리적인 이유 때문에 방해가 된다면 살 빠지는 마음 스테이지를 정독하며 내 감정이 무엇인지 찾아라. 내 몸과 마음이 어떻게 반응하는지 읽어보고, 어떻게 이야기하는지 들어보자. 살을 빼는 일은 생각보다 감정과 관련이 있다. 마음에 휘둘리지 않고 내가 마음의 주인이 되려면 잘 관찰해야 한다. 특히 버거운 감정일수록 급하게 반응하지 말고 지켜보자. 부정적인 감정에 빠져있을 때는 나쁜 면이 훨씬 크게 보이기 때문이다.

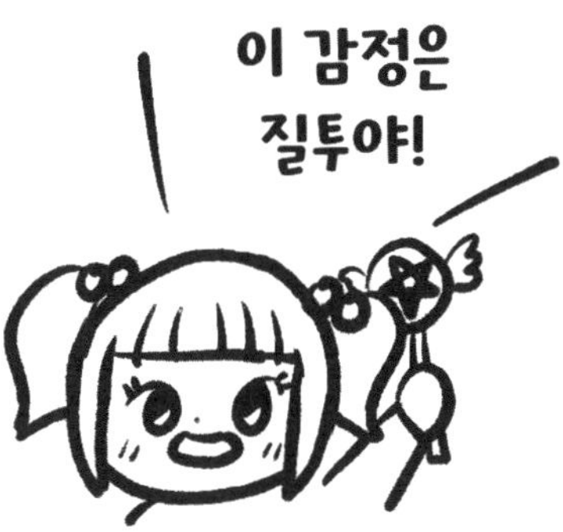

② 말하기와 쓰기로 마음 이끌기(Leading)

마음을 읽고 들어 이름을 붙였다면 이제 어떻게 할지를 주인으로서 정하면 된다. 이름을 붙이는 건 일종의 라벨링이다. 익숙하게 만들어서 조금 더 만만하거나 다루기 쉽다는 인식을 주는 것이다. 이름표를 붙인 생각이나 감정을 어떻게 하면 좋을까? 먼저 버릴 수 있겠다. 똑같은 물건이 집에 많이 쌓여 있으면 버리듯이, 생각과 감정이 너무 많다면 버린다. 나는 이 마음이 너무 많아서 불편하니 버린다고 말로 이야기하거나 실제로 종이에 적어서 버려보는 것도 도움이 된다.

다르게 생각해볼 수도 있다. 이 마음에 반박을 해본다. '내가 감정에 사로잡혀 하는 생각이 틀릴 수도 있지 않을까?' 하는 단순한 생각 하나가 해결의 실마리가 될 수 있다. 내가 훌륭하다고 생각하는 멘토나 위인들은 어떻게 생각할지 떠올려본다. 마음을 그대로 받아들여도 본다. 나의 내면에서 일어나는 생각이나 감정은 나만의 것이다. 다른 사람이나 나 자신에게 파괴적이거나 피해를 주는 행동으로 이어지지 않는다면 무슨 생각과 마음이 들든 괜찮다. 다만, 삶에 도움이 되는 방식으로 행동을 선택하기만 하면 된다. 왜 계속 그런 생각과 마음이 드는지 그 뿌리를 찾아본다.

예를 들어, 나는 먹는 것 하나 조절 못하는 무능한 사람이라는 생각, 수치심의 마음을 다뤄보자. 우선 이 생각을 그대로 받아들여 본다. '내가 먹는 행동을 조절하지 못해서 무능하다고 느끼고 있구나.' 그리고 이 생각이 내가 필요한 것보다 더 많이 자주 생각이 나고 있다는 것을 인지한다. 어떻게 수정하면 이 생각을 삶에 더 나은 방향으로 바꿔 볼 수 있을까? 먹는 것을 잘 조절하지 못하는 것은 사실일 수 있다. 하지만 그렇다고 해서 그게 내가 무능하고 못났다고 판단할 만한 적절한 근거가 될까? 애초에 먹는 행위는 살아남는 것과 관계가 있기 때문에 마냥 조절하기 쉽지 않다. 심리적, 신체적, 습관적인 요인들이 복잡하게 얽혀있는 주제이기 때문이다. 내가 먹는 것을 다른 사람들보다 눈에 띄게 잘 조절하지 못한다고 생각했지만, 사실은 보통 사람들이랑 거의 비슷한 수준일 수도 있다. 그리고 식사를 다루는 것에는 아직 서투를 수 있어도 전공이나 본업, 다른 인간관계나 경제활동은 아주 훌륭하게 해내는 사람일 수 있다. 멋지고 모범이 된다고 생각하는 다른 사람이 어떻게 이야기할지에 대해서도 떠올려보자. 그 사람도 정말 날카롭게 나를 몰아세우기만 할까? 그리고 왜 먹는 것을 잘 조절하지 못하게 되었는지 이유를 차근차근 생각해본다. 혼자 찾기 어렵다면 전문가의 도움을 받는 것도 좋다. 왜 그렇게 되었는지 알고 방법을 찾으면 된다.

부정적인 감정이나 좋지 않은 생각들은 마음과 머리에 잠시 들렀다 가는 손님이다. 그 생각이나 마음이 '나'는 아니다. 부정적인 감정이나 생각도 무언가 알려주기 위해 지금까지 남아있을 뿐이다. 그 용도에 맞게 잘 사용하면 그뿐이다. 거기에 휘둘리기보다 잘 써먹어 보자.

마음 기록하기

생각을 적는 과정은 내 생각을 구체화할 수 있는 좋은 도구이면서 동시에 객관화할 수 있는 방법이다. 대처 방법을 찾기도 쉬워진다. 살을 빼면서 주로 어떤 상황이 마음에 영향을 주었는지, 그리고 어떤 방식으로 대응했는지 기록해두자. 문장으로 정리해서 써보면 객관화가 될 수 있고 막연한 게 아니라 조금이라도 더 구체적으로 알 수 있다. 핸드폰 메모장을 이용해도 좋고 손글씨로 써도 좋다.

부정적인 감정을 느꼈을 때 그 순간을 알아차리고, 그 상황과 마음 상태, 몸의 반응 등을 세밀하게 기록해두자. 충동적으로 먹게 된 상황과 감정, 먹고 나서 컨디션이 떨어졌던 음식, 먹고 싶어서 먹었는데 생각보다 좋지 않았던 감정과 그 이유들까지 쓰자. 앞서 잘 알게 되면 대응하기 더 쉬워진다고 설명했다. 먹고 싶은 충동의 방아쇠를 당기는 상황이 있는 걸 기록을 통해 잘 안다면 그 상황에 노출을 덜 시킬 수 있다. 또, 그 상황이 오더라도 즉각적으로 편도체의 반응에 따라 행동하는 게 아니라 더 나은 선택을 하는 데 도움이 된다.

호흡으로 지금에 집중해보자

나쁜 감정은 특히 내가 현재에 집중하지 못하고 과거와 미래로 생각이 떠돌아다닐 때 생긴다. 마음을 다루기 어려울 때는 호흡에 집중해보자. 호흡에 집중하면 교감신경계가 안정화되고, 겉으로 티를 내지 않고도 마음을 조절할 수 있다. 핵심은 생각이 과거나 미래로 떠다니지 않게 현재의 감각에 집중하고 주의를 기울이는 것이다.

꼭 호흡이 아니어도 괜찮다. 일상적으로 해왔던 모든 행동을 하면서 지금에 집중하는 연습을 할 수 있다. 식사를 비롯해서 걷기, 호흡, 양치질, 옷 입기 등에도 적용할 수 있다. 감각과 몸의 움직임에 집중한다. 시작과 끝을 정하면 더 편리하다. 이런 훈련은 전두엽과 편도체가 서로 민주적이고 평등해지도록 만들어 생각과 마음을 잘 다룰 수 있게 만든다.

마음을 돌볼 시간을 가지자

감정을 다루는 뇌 영역의 힘이 충분하지 않으면 편도체가 폭주하여 충동적이게 된다. 따라서 스스로의 마음을 살피고 돌보는 일은 편안한 마음을 가지기 위해서뿐만 아니라 일을 더 잘하고 좋은 결정을 내리는 데도 꼭 필요하다. 다이어트를 하면서도 나의 몸과 마음에 온전히 집중하는 시간을 따로 확보하고 그 시간만큼은 나에게 집중하자. 산책, 물 마시기, 눈 감고 짧은 휴식, 낮잠 등으로 몸과 마음을 돌보자.

마음이 너무 힘들다면 몸이 지친 건 아닌지 확인해보자.

육체적 피로는 육체적으로 소진되는 것에서 그치는 게 아니라, 뇌에도 피로를 더한다. 거기다가 살을 뺄 때는 먹는 것이 훨씬 중요하다. 따라서 스트레스가 될 정도로 운동을 할 필요가 없고, 오히려 운동을 너무 과하게 하지 않는지 스스로 점검해야 한다.

어떻게
습관을 만들 것인가

앞에서는 어떤 것을 습관으로 만들어야 하는지를 이야기했다면 이번 글은 습관 자체를 어떻게 만드는지 살펴보자. 국제임상심리학회지의 연구에 따르면 새해 결심이 성공할 확률은 10%도 안 된다. 몸과 마음의 항상성 때문에 습관을 바꾸기 쉽지 않기 때문이다. 따라서 습관을 만들거나 바꿀 때도 전략이 필요하다.

안 하던 짓은 원래 힘들고 시간이 필요하다

바라는 모습은 하루아침에 만들어지지 않는다. 바로 몸과 마음의 항상성 때문이다. 습관을 만들려면 뇌과학적으로 시간이 필요하다. 생각보다는 짧다. 결론부터 말하면 새로운 습관을 새로 만드는 데는 총 3달 정도 걸린다. 먼저 고정된 생각이 의심에서 납득으로 넘어가고, 겁이 나거나 화가 나는 편도체의 저항감이 가라앉는 데 약 3주 정도 걸린다. 21일 동안 불편함을 견뎌내고 반복하면 뇌신경 시냅스가 만들어지기 시작한다. 습관을 완전히 몸에 굳히려면 66일 정도를 더 반복해야 한다. 유럽사회심리학 저널에 따르면, 어떤 행동을 하지 않는 게 더 이상하고 힘들어지는 정도가 되기까지는 보통 12주 정도, 즉 3달 정도 걸렸다.

식습관과 운동습관이 만들어지는 기간에는 서로 차이가 있다. 밥 세 숟가락 정도 줄인다고 할 때 음식의 양에 적응하는 데는 2주 정도, 새로운 맛에 적응하려면 3주 정도가 걸린다. 미국 체력학회의 연구에 따르면 운동 습관을 만드는 데는 3달 정도 걸린다. 근력운동은 20분부터 시작해서 매달 10분씩 늘리면 되고, 유산소는 20분 정도 하면 된다. 3개월 동안 운동으로 몸을 만들어 두면 15~30분 정도의 근력운동으로도 몸매를 유지할 수 있다.

나의 변화를 뇌에게 알리지 말라

몸과 마음, 뇌는 급작스러운 변화를 싫어한다. 자신의 죽음을 적에게 알리지 말라던 이순신 장군처럼, 나의 변화를 절대로 뇌에게 알리지 말고 슬금슬금 바꾸자. 저항감도 덜하고 지키기도 훨씬 쉽다. 우리의 몸과 마음, 머리에는 시간이 필요하다. 단숨에 되지는 않는다. 하지만 꾸준히 가다 보면 반드시 도달할 수 있다. 페이스 조절을 하자. 목표가 너무 크고 높으면 실패할 수밖에 없다. 너무 노오력하지 말고 힘을 빼라. 어차피 평생 해야 된다.

짧고 쉽게 시작하자. 딱 1분만, 아주 쉽게 할 수 있는 것부터 일단 시작하자. 움직이기 싫을 때 5초를 거꾸로 세며 딱 1분만 움직여보자. 난이도도 처음부터 어렵게 하지 말고 쉽게 시작하자. 예를 들어, 퇴근길 모든 계단을 올라가겠다는 목표보다, 딱 계단 한 번만 오르기를 목표로 시작하자. 점점 익숙해지면 난이도는 그때 올리면 된다. 막연하면 행동하기 어렵다. 바로 행동할 수 있도록 시작과 끝을 최대한 구체적으로 설정하자.

살 빠지는 마음의 무기력 감정에서 설명했듯, 아주 작은 성공 기준부터 아주 잘한 성공 기준, 2가지를 설정하고 최소한 작은 성공 기준 이상을 매일 하자. 매일 열 걸음 뛰어갈 수는 없다. 한 걸음에 해당하는 기준과 아주 탁월한 기준 두 가지를 두고, 속도를 조절해가며 나아가자. 잘하지 못했다면 왜 못했는가를 분석해보고 꾸준히 하는 것을 목표로 기준을 조절해보자. 지키기가 점점 쉬워지면 그만큼 숙달된 것이므로 기준을 올리자.

적자생존, 기록한 것만이 기억에 남는다

인간은 잘 까먹는다. 그렇기 때문에 기록해두지 않으면 다 잊어버린다. 기록하고 적어두자. 먹은 음식, 체중을 비롯한 인바디 수치, 눈바디 사진, 수면 시간, 다양한 상황에서의 마음 상태 등을 남겨두면 좋다. 여기서 기록의 형태는 꼭 글자일 필요는 없다. 사진으로 찍어두거나 어플로 연동되는 체중계를 이용하는 등의 방법으로 최대한 간단한 방법으로 기록해두자. 중요한 건 어떤 식으로든 근거를 남겨두는 일이다. 기록으로 남겨두면 잘한 것은 유지하고 잘못된 것은 보완하여 살을 더 효율적이고 빠르게 뺄 수 있다.

몸무게를 재지 말라고 조언하기도 하는데, 강박이나 불안 증세가 심하지 않다면 수치를 모니터하기 위해 몸무게를 일정한 시간에 재는 것을 추천한다. 보통은 아침에 일어나 화장실에 다녀온 후가 좋다. 대책을 세우기 위해서는 현재 상태를 수치적으로 알아야 하기 때문이다. 인바디 수치와 몸무게가 자동으로 어플에 기록되는 체중계가 가장 좋다.

게임 캐릭터를 키우듯 나를 키워라

게임은 재미있다. 누가 시키지 않아도, 노가다도 마다하지 않고 한다. 게임 캐릭터를 키우는 것도 재미있는데 실제 나를 바꾸는 건 더 재미있지 않을까? 다만, 게임처럼 재미있으려면 게임 같은 환경으로 설정해야 한다. 게임의 중요한 특징 중 하나는 상태가 숫자로 되어 있어서 얼마나 나아졌는지 눈으로 확인하기 쉽다는 점이다. 마찬가지로 바로 앞에서 설명했듯 나의 상태를 모두 숫자로 바꾸어 기록하자. 그리고 얼마나 레벨업을 했는지 눈으로 볼 수 있게 표시하자. 필요하다면 게임 형태의 다이어트 프로그램을 이용해도 좋다.

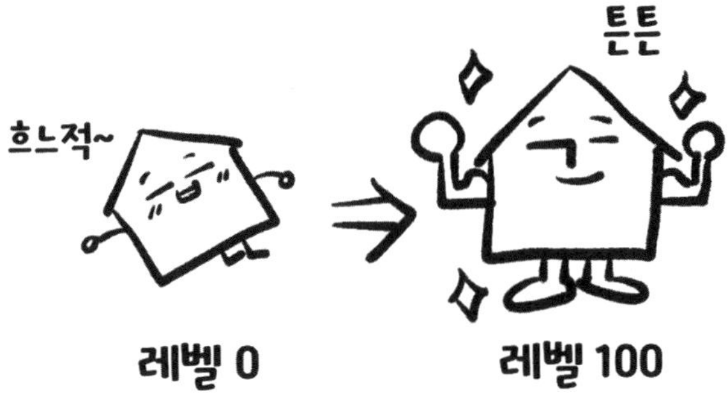

과정을 즐겨야 하는 이유는 목표에 도달해도 기쁨이 유지되는 시간이 짧기 때문이다. 연구에 따르면 로또 당첨이나 사고로 인해 반신불구가 되어 느끼는 극단적인 감정조차도 결국 무뎌지고 이전과 동일한 수준으로 돌아간다고 한다. 인간은 외부 환경에 빠르게 적응하여 기본으로 설정된 감정값으로 되돌아간다. 따라서 살 빼는 과정 동안에도 즐겁고 행복한 것이 좋다. 자신을 업그레이드하는 과정은 시간이 조금 걸리는 일이지만 생각보다 즐겁고 재미있는 과정이다. 과정을 즐기자.

굉장히 현실적으로 우리가 다이어트 목표를 달성하더라도 아주 탁월한 미남미녀가 되지 못할 수도 있다. 하지만 중요한 건 어제보다 더 활력 넘치고 더 나은 몸과 마음, 생각으로 살아가는 것이다. 당신의 힘으로 당신을 변화시켰을 때의 성취감을 꼭 느껴보기를 바란다. 스스로 스스로를 회복시키자. 당신이 아주 소소하더라도 몸이 좋아지고, 마음이 밝아지고, 더 좋은 선택을 하게 되는 살 빼는 과정 하나하나에 기뻐하자.

함께 살 빼자

나와 비슷한 사람들과 함께 살을 빼자. 비슷한 사람이 잘되면 나도 잘할 수 있다는 용기를 얻을 수 있고 서로 공감하며 즐겁게 살 뺄 수 있다. 전문가도 곁에 두자. 다이어트에 대한 정보가 너무 많아서 무엇이 중요하고 덜 중요한지, 심지어 맞는지 틀린지 판단하기 어렵기 때문이다. 원래 하던 방식대로 원하는 결과를 얻을 수 있었으면 진작 결과가 나왔어야 한다. 타당한 근거가 있다면 전문가가 말하는 새로운 방식을 따라보자. 지금과 다른 결과를 내기 위해 필요할 수 있다. 전문가를 고를 때는 실제로 당신이 원하는 결과를 내왔고, 근거가 타당한지를 중점적으로 확인하면 좋다.

집에서 미리 해놓자

케임브리지대학교 행동건강연구소 연구에 따르면 우리가 조절할 수 있는 환경은 가정뿐이다. 따라서 1-2-3 식단이나 단식을 집에서 미리 해둬라. 아침을 거르거나 1-2-3 식단에서 추천하는 채소와 달걀 위주의 식사를 하고 일상을 시작하자. 운동은 집에서 공복운동을 간단히 하고 출근하고 퇴근할 때 계단을 이용하거나 가끔 좋아하는 운동을 하자. 일상이 시작되기 전, 미리 집에서 살 빠지는 습관들을 해놓으면 하루를 나의 주도로 시작하는 느낌이 들어 기분이 좋아진다. 또 다른 좋은 이유는 내 다이어트를 남에게 굳이 널리 알리지 않아도 된다는 점이다. 집에서 어떻게 사는지 바깥 사람들은 잘 모른다.

습관을 쉽게 만들 수 있도록 빌드업하라

이미 있는 습관에 새로운 습관을 갖다 붙여라. 퇴근하는 동안 계단 오르기, 자기 전에 복식호흡 1분 하고 잠들기 등 무조건 할 수밖에 없는 행동에 새로 만들 습관을 연결하라. 또 살 빠는 습관을 만드는 데 방해가 되는 것들은 최대한 미루거나 없애자. 예를 들면, 평균적인 일주일 패턴을 파악해서 일이 많이 몰리거나 회식이 있는 날은 단식 계획을 피하자. 오늘의 할 일을 내일로 미루듯 오늘의 야식은 내일 점심으로 미뤄보자.

당근 모드와 채찍 모드, 장단기 목표로 나를 조련하자

가장 먼저 내가 살을 빼려는 이유와 최종 목표를 분명하게 세우자. 뇌는 이유와 목표를 정하면 그것을 이룰 방법을 찾아낸다. 살을 뺐을 때의 장점과 빼지 않았을 때의 단점을 최소 5가지 이상 적어보자. 나 자신을 설득할 수 있어야 살도 잘 뺄 수 있다. 살을 뺐을 때의 좋은 점은 당근, 나쁜 점은 채찍이 되어 당신의 다이어트를 도울 것이다. 다만, 부정적인 채찍 동기는 강하고 효과적이지만 스트레스가 클 수 있어서 기간을 짧게, 한 달 이내로 잡아야 한다. 장기적으로는 스스로를 격려하는 당근 모드로 대하자.

그리고 3달 동안의 최종 목표를 매달, 매주, 3일 단위의 작은 목표로 쪼개자. 기간이 너무 길면 느슨해진다. 뇌는 3~4일 정도의 짧은 시간 동안의 목표를 만들면 일시적으로 각성된다. 3개월 동안 최종 목표를 달성하면 스스로를 축하하는 이벤트를 만들고 선물을 하자. 여기에 익숙해지면 분기별로 건강과 관련된 새로운 목표를 세우고 나만의 프로젝트에 도전해보자.

보상

퀘스트의 답, 습관이, 다음 스테이지 이동

1. 1-2-3 식단은 어떻게 요약할 수 있는가?

1인분의 탄수화물, 2인분까지의 단백질, 그리고 오메가-3 지방산을 하루 동안 챙겨 먹는 식단이다. 탄수화물은 종류보다는 양이, 단백질과 지방은 양도 중요하지만 품질이 더 중요하다.

2. 어떻게 살아야 살이 잘 빠지나?

주기적으로 먹기를 쉬어주고, 단맛을 마시는 것을 조심하고, 먹는 순서를 지켜 먹는다. 잘 자고, 잘 싸고, 몸이 충분히 회복할 수 있게 생활의 주기를 관리한다.

3. 가성비 좋게 살을 빼는 운동은 무엇이 있나?

실내 자전거, 계단 오르기, 걷기와 뛰기 3가지가 있다. 운동의 세기와 쉬는 시간으로 강도를 조절할 수 있다. 일상 틈틈이 간식처럼 하는 운동도 건강과 다이어트에 좋다.

4. 마음은 어떻게 다스려야 효율적인가?

마음은 언어로 표현하며 다스리는 게 효율적이다. 마음을 듣고 읽어서 감정에 이름을 붙이고, 이름 붙인 감정을 어떻게 할지 말하고 써서 결정한다. 이런 과정들을 기록하여 관리한다. 또 다른 방법으로 호흡을 다스려 자율신경계를 안정화하는 방법과 몸을 충분히 쉬어주는 방법도 있다.

5. 습관을 만드는 전략은 어떻게 정리할 수 있는가?

소요 시간: 익숙해지기 시작하는 데 3주, 총 약 3개월 정도

전략: 미약하게 시작하기, 아주 쉬운 목표와 탁월한 목표 두 가지 설정하기, 자신의 상태를 기록하고 게임처럼 도전하기, 과정을 즐기며 함께 하기, 검증된 전문가의 도움 받기, 집에서 하기, 있는 습관에 새로운 습관 갖다 붙이기, 당근과 채찍을 사용해 자신을 장·단기로 조련하기.

우리는 살을 빼기 위해 왜 습관을 들여야 하는지, 무엇을 습관으로 만들어야 하는지, 어떻게 습관을 만드는지에 대해 알게 되었다. 습관이는 머리와 마음이 노력하지 않을 때도 우리를 원하는 만큼 저절로 날씬해지게 만들어 줄 것이다. 이제 다음 스테이지로 넘어갈 준비를 마쳤다. 다음은 보너스 스테이지다.

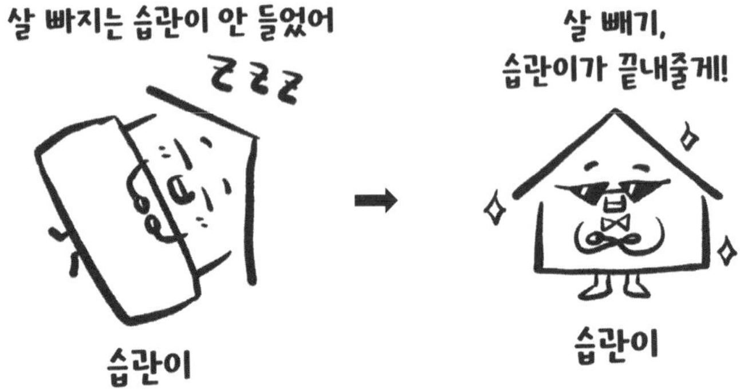

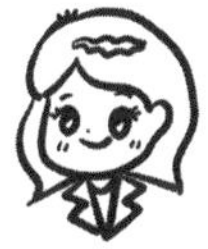

30kg 뺀 약사가 알려주는 살 빠지는 약&건강기능식품 이야기

살 빠지는 약, 그리고 건강기능식품들의 작용 원리는 크게 3가지다. 이 원리들은 이 책의 가장 앞부분에서 설명했던 공식에서 출발한 것이 대부분이라고 보면 된다.

소비한 칼로리 - 섭취한 칼로리
= 빠지는 칼로리

이 책 전체에서 이야기했듯, 살 빼는 데 중요한 건 저장하기 모드와 꺼내 쓰기 모드를 정상화하고, 나아가 몸과 마음이 제대로 작동하게 하는 것이다. 자세히 살펴보면 첫 단추부터 잘못 채워진, 살 빠지는 약과 건강기능식품의 원리를 알아보자.

위 공식에서 살을 뺄 수 있는 방법은 크게 2가지다. 에너지 섭취를 줄이거나 에너지 소비를 늘리면 된다. 에너지 섭취를 줄이는 방법에는 또 2가지가 있다. 먹었지만 잘 흡수되지 않도록 하거나 아예 식욕을 떨어뜨려서 덜 먹게 만들거나. 따라서 살 빠지는 약의 원리를 정리하면 ①먹었지만 잘 흡수되지 않게 함 ②식욕을 떨어뜨려 덜 먹게 만듦 ③에너지 소비를 늘려줌 이 3가지이다. 국내에서 판매되고 있으면서 미국 FDA의 승인을 받은 비만 의약품을 소개하면 다음과 같다.

먹었지만 잘 흡수되지 않게 한다

오르리스타트(orlistat)는 소화관과 이자(췌장)의 지방분해효소 리파아제(lipase)를 억제해서 지방이 몸 안으로 흡수되지 않고 변으로 빠져나가게 하는 의약품이다. 쉽게 말해, 지방을 먹었지만 먹지 않은 것처럼 만들어준다. 일반적으로 사용하는 만큼 먹으면 지방이 30% 적게 흡수된다. 그런데 이건 그냥 저지방 식이를 한 것이나 마찬가지다. 실제로 여러 기관에서 가짜 약과 오르리스타트를 먹은 그룹끼리 체중 감소 정도를 비교한 연구 자료를 보면, 1~2년 동안 가짜 약을 먹었던 그룹에

비해 평균 체중이 2.7~3.19kg 더 감소했다. 오르리스타트는 몸에 거의 흡수되지 않고 99% 가까이 변으로 배설되어 상대적으로 안전한 의약품이지만, 기름기 있는 방귀, 지방변, 변실금 등의 위장관 부작용이 있다. 똥방귀 뿡뿡 뀌어가며 1년 동안 먹어도 안 먹은 사람보다 겨우 3kg 정도 살이 빠졌다는 뜻이다. 세상에!

싸우거나 도망갈 땐 입맛이 떨어지고 에너지를 꺼내 쓴다

입맛을 조절하는 방법에는 크게 2가지가 있다. 어떤 방식으로든 교감신경을 켜서 입맛을 떨어뜨리는 것과 호르몬 작용으로 입맛을 떨어뜨리는 방법이다. 첫 번째는 보통 '식욕억제제' 라고 불리는 약이라고 생각하면 된다. 보통 교감신경이 자극되면 소비되는 에너지의 양도 올라가는 경향이 있다. 펜터민(phentermine)+토피라메이트(topiramate) 복합체, 날트렉손(naltrexone)+부프로피온(bupropion) 복합체, 다이어트 한약 성분 중 마황 등이 여기 속한다. 그런데 지금까지 이 책을 읽은 독자라면 잘 알겠지만, 교감신경이 켜진다는 것은 아주 간단하게 말하면 일종의 싸우거나 도망가는 상황이라는 뜻이다. 싸우거나 도망가는 판에 군침이 싹 돌지는 않을 것 아닌가. 그래서 이런 원리를 이용한 여러 약은 불면, 불안 등의 신경학적 부작용이 있다. 거기다 정도의 차이는 있을 수 있지만,

자율신경계에 영향을 주는 성분은 어느 정도 의존성이 있으며, 향정신성 의약품, 즉 마약류로 관리한다.

먹지 않아도 호르몬으로 배부르게 만든다

호르몬 작용으로 입맛을 떨어뜨리는 방법은 주사로 된 다이어트 약을 떠올리면 된다. GLP-1의 작용을 늘려주는(agonist) 의약품으로 리라글루티드(liraglutide)와 세마글루티드(semaglutide)가 여기 속한다. GLP-1은 살 빠지는 원리 인슐린 공략법에서 인슐린 분비를 촉진하는 요인 중 인크레틴에서 다뤘다. GLP-1은 입으로 먹은 음식에 반응해 분비되며, 인슐린을 분비시키고 포만감을 들게 하는 호르몬이다.

자, 그런데 읽다 보면 이상하지 않은가? GLP-1은 결국 인슐린 분비를 촉진한다! 그런데 어떻게 살이 빠지는 걸까? 이는 아마도 원래 먹던 대로 먹었을 때 분비되는 인슐린 양보다 GLP-1의 작용으로 분비되는 인슐린이 더 적었기 때문으로 추측된다. 그래서 살이 빠진 것이다. 하지만 결국 이런 약들도 인슐린을 분비시키기는 한다. 그래서 여러 연구 결과를 통계적으로 종합한 메타 연구 결과 1년 동안 리라글루티드를 쓴 그룹은 가짜 약을 쓴 그룹보다 평균 5.3~5.9kg 뺐다. 그 비싼 약을 쓰고도 1년 동안 6kg도 더 못 뺐다는 소리다.

그렇다면 리라글루티드의 업그레이드 버전인 세마글루티

드는 어떨까? 리라글루티드는 매일 주사해야 하지만, 세마글루티드는 일주일에 1번만 주사하면 되고, 살을 더 잘 빼주는 것으로 알려졌다. 평상시의 1/3만 먹어도 배가 부르고, 하루 단식 정도는 아주 쉽게 할 수 있게 만든다. 68주, 즉 1년 하고 4개월 동안 가짜 약 그룹보다 10.6~15.8kg를 더 뺐다. 리라글루티드보다 2~3배 살을 더 잘 빼주는 것이다. 그런데 세마글루티드의 경우 너무 빠른 속도로 살을 빼기 때문에 얼굴이 꺼지고 처지는 부작용이 있으며 원래대로 되돌리기 어렵다고 한다. 살 빼서 예뻐지려다가 얼굴이 해골이 될 수도 있다는 뜻이다. 거기다 리라글루티드와 세마글루티드 모두 술을 많이 마셨을 때 느껴지는 구토감과 화장실에 가고 싶은 설사감 등의 부작용이 있다.

우리가 꿈에 그리는 살 빠지는 약은 오래 써도 안전하고 지속적으로 살이 빠지거나 빠진 살이 유지되어야 한다. 하지만 안타깝게도 이런 약은 없다. 최근 허가된 세마글루티드를 제외하고, 가장 효과가 좋았던 의약품은 리라글루티드와 펜터민(phentermine)+토피라메이트(topiramate)였는데, 부작용으로 인한 위험도 가장 높았다. 여러 부작용에도 불구하고 살만 빼주면 장땡이라고 생각할 수 있겠다. 하지만 살 빼는 약은 약으로 볼 수 있는 최대 효과를 보고 나면 더 이상 살이 빠지지 않는다. 그뿐인가? 다른 생활 습관을 바꾸지 않은 상태에서 약을 끊으면 체중이 다시 올라간다. 한마디로 근본적인 해결 방법이 아니라는 뜻이다.

심지어 연구 결과들을 보면 생각보다 시간 대비 살도 잘 안 빠졌다. 가장 효과적인 세마글루티드가 1년 하고도 4개월 동안 15kg 빼게 했으니 말 다했다. 그냥 약 안 쓰고도 생활 습관만 바꾸면 16개월 동안 15kg는 충분히 뺄 수 있는데 말이다. 애초에 살 빠지는 약은 3개월 동안 써보고 원래 체중의 5% 이상 빠졌고 약을 잘 견디는 경우에만 치료를 계속한다. 이 말이 무엇이냐면, 60kg인 사람이 3달 동안 3kg 이상 빠졌을 때 약을 계속 복용한다는 뜻이다. 이런 말이 있다는 것은 약을 먹고도 이만큼의 효과가 없다는 뜻이다.

그렇기 때문에 '한 달 만에 10kg 감량!' 이런 광고가 얼마나 과장된 것인지 알아야 한다. 결국, 정답은 생활 습관을 바꾸는 것이다. 그렇다면 비만 치료제는 굳이 왜 있을까? 당장 살을 빼지 않으면 비만으로 인한 건강 문제들 때문에 큰일이 나기 때문에 일단 빼고 보자는 거다. 의약품도 이렇게 절망적인데, 건강기능식품은 말 안 해도 알 것 같다. 그래도 기왕 시작한 거 건강기능식품까지 알아보자.

의약품 vs 건강기능식품 vs 건강식품

의약품은 병을 치료하거나 예방하는 것을 비롯해 몸에 약리학적 영향을 줄 목적으로 사용한다. 건강'기능'식품은 몸에 도움을 줄 수 있는 '기능'을 가진 성분(원료)으로, 건강을 유지하거나 나아지게 하는 식품이다. 그래서 기능성이 표시되어 있지만, 의약품처럼 병을 예방하거나 치료하지는 못한다. 한편 건강식품에는 기능성이 표시되어 있지 않다. 기능을 보이는 성분이 너무 적거나 몸에 기능성이 충분히 나타났다는 평가를 마치지 않았기 때문이다. 예를 들어, '관절 건강에 도움을 줄 수 있음'이라는 기능 표시가 없는 크릴오일은 그냥 건강'식품'이다.

따라서 내가 먹는 것이 의약품인지, 건강기능식품인지, 건강식품인지를 먼저 제대로 구분해야 한다. 약과 건강기능식품은 살 수 있는 장소의 차이로 가장 쉽게 구별할 수 있다. 건강기능식품은 인터넷, 마트에서도 살 수 있지만 의약품은 약국에서만 구매할 수 있다. 예외적으로 제한된 품목 몇 가지는 편의점에서 살 수 있지만, 약국 약보다 함량이나 총량이 적으므로, 급한 경우가 아니라면 약국에서 사는 것이 좋다. 건강기능식품과 식품은 기능성 표시로 구별할 수 있다. 모두 식품이기 때문에 인터넷에서 살 수 있다. 다만, 건강기능식품은 허가받은 사람만 판매할 수 있고, 기능성이 표시되어 있다.

건강기능식품 중 체지방 감량에 도움을 줄 수 있다고 쓰여 있는 것부터 다루겠다. 19년도 식품의약품안전처 공고 이후 생리활성기능 등급제가 사라지면서 체지방 감량 기능성에서 '도움을 줌'으로 표시되는 물질은 없다. 이전에는 가르시니아만 유일하게 1등급이었으나, 지금은 '도움을 줄 수 있음'으로 조정되었다. 가르시니아, 같은 말로 하이드록시시트르산

(HCA)은 탄수화물이 지방으로 전환되는 대사를 방해해 체지방 감소에 도움을 줄 수 있다. 당질이 지방 대신 글리코겐으로 저장되게 바뀌는데 이로 인해 운동 능력이 향상되거나 세로토닌이 늘어 식욕을 떨어뜨리는 작용을 할 수 있다. 바로 앞에서 설명했던 살 빠지게 하는 의약품의 원리 중 거의 모두에 해당한다. 첫 번째로 흡수를 방해하는 면에서 탄수화물이 지방으로 잘 저장되지 않게 도울 수 있고, 두 번째로 세로토닌으로 인해 식욕을 줄인다. 마지막으로 글리코겐 양이 늘어 근육으로 에너지를 효율적으로 쓸 수 있게 되고, 탄수화물이 지방으로 합성되는 반응이 방해되면서 지방 분해 작용이 더 촉진된다. 세상에, 그야말로 명약 아닌가?

안타깝게도 아니다. 이론상으로는 완벽했는데 실제로 효과는 기대에 못 미친다. 정말 효과까지 상당했다면 건강기능식품이 아니라 의약품이 됐어야 한다. 거기다가 기능성으로 인정받지는 못했지만, 우리 몸의 대사 중 콜레스테롤 합성 과정에도 관여하는데, 이런 작용 때문에 간독성이 있을 수 있다. 물론 이런 간독성이 일어날 확률은 아세트아미노펜 같은 의약품을 복용했을 때보다 드물고, 기능성 허가를 취소할 정도로 강한 연관성은 찾지 못했다. 하지만 간에 부담을 줄 수 있으므로 주의하는 것이 좋다.

녹차추출물, 즉 카테킨은 항산화, 혈중 콜레스테롤 개선, 체지방 감소에 도움을 줄 수 있다. 카테킨은 교감신경을 자극하여 입맛을 떨어뜨리고 꺼내 쓰기 모드를 켜서 대사를 올린다. 폴리페놀 중 하나라 항산화 작용도 하며, 흡수를 방해하기 때문에 콜레스테롤 수치 개선에도 도움을 줄 수 있다. 하지만 가르시니아와 마찬가지로 간독성 부작용이 있고, 카테킨은 카페인과 모양이 닮아서 잠을 방해할 수 있다.

키토산은 지방 흡수를 억제해 체지방 감소에 도움을 줄 수 있고, 혈중 콜레스테롤 수치 개선에도 도움을 줄 수 있다. 카르니틴은 지방산을 에너지 대사 공장인 미토콘드리아로 잘 이동하게 만들어서, 애플페논은 사과 안에 있는 폴리페놀이 지방이 흡수되는 것을 억제해서, 콜레우스 포스콜리 추출물은 지방을 분해하는 효소를 활성화해서 체지방 감소에 도움을 줄 수 있다. 모두가 체지방 감소에 도움을 줄 수도 있고, 아닐 수도 있다. 그럴듯해 보여도 의약품보다는 그 기능이 제한적이다.

체지방 감량에 도움을 줄 수 있다고 적혀 있지는 않지만 살 뺄 때 먹으면 좋은 건강기능식품을 소개한다. 다이어트를 하다 보면 변을 잘 못 볼 때가 많은데, 차전자피 식이섬유는 음식물이 너무 급하게 흡수되는 것을 막아주고, 변을 잘 보게 도와주며 콜레스테롤 수치 개선에 도움을 줄 수 있다. 비타민 D는 뼈의 형성과 유지에 필요하며 골다공증 발생 위험 감소에 도움을 주는 기능성이 있다. 기능성 표시와 별개로 여러 연구에서 비타민 D는 인슐린 저항성을 개선하고, 에너지 대사와 포만감을 증가시키는 데 관여한다고 알려졌다.

일반적인 오메가-3는 EPA와 DHA가 더해진 것이 대부분인데, EPA는 혈중 중성지질 수치와 피의 순환을 개선하고,

DHA는 뇌와 눈 건강에 도움을 줄 수 있다. 필수지방산의 일종이기 때문에 몸이 제대로 기능하는 데 꼭 필요해서 1-2-3 식단에도 넣었다. 유산균 락토바실루스(lactobacillus) 균종 일부는 체지방 감소에 도움을 줄 수 있고, 장 생태계가 조화로운 것은 몸이 잘 작동하는 데 좋으므로 자신에게 맞는 유산균을 챙겨 먹는 것도 생각할 수 있다.

살 빠지는 의약품과 건강기능식품 모두 그 원리가 에너지의 섭취와 사용 개념에서 출발했다. 그런데 이 책 전체에서 이야기했듯, 에너지의 더하기 빼기보다 중요한 건 저장하기 모드와 꺼내 쓰기 모드를 정상화하는 것이다. 물론 어느 정도는 도움을 받을 수도 있다. 하지만 공부 잘하는 학생이 꼭 필요한 학원만 골라 다니듯이 다이어트 의약품이나 건강기능식품도 전문가와 상의하여 필요에 따라 주도적으로 사용해야지, 의존하면 안 된다.

특히 교감신경을 자극하는 식욕억제제들은 오래 복용하면 마음에 병이 생길 가능성이 있다. 쫓기고 싸워야 하는 상황에 계속 나를 놓아두는 건데 마음이 멀쩡할 수 있을까? 비만을 다루는 게 더 시급한 경우가 아니라면 식욕을 조절하는 건식품 선에서 조절하는 게 좋다. 개인적으로는 직접 체지방 감량에 도움을 줄 수 있다는 건강기능식품보다, 다른 종류의 건강기능식품으로 몸의 기능을 올리는 방법을 썼다. 가끔 탄수화물 위주의 음식을 먹을 때, 술을 마시지 않았다면 가르시니아와 차전자피 식이섬유를 먹었고, 속이 좀 안 좋으면 유산균을 먹은 게 다이어트를 위해 먹은 보조제의 전부다. 평상시에는 건강을 위해 오메가-3와 멀티비타민을 먹었다. 결국, 살을 뺄 때 중요한 것은 의약품이나 건강보조식품보다 생활 습관이다.

EPILOGUE

세이렌의 노래: 30kg 뺀 약사가 살 빼게 된 이야기

나는 프로 짝사랑러였다. 아주 어릴 적, 기억이 날 때부터 누군가를 좋아하고 있었던 것 같다. 지금 이 순간, 머릿속을 스쳐 지나가는 이름들이 몇 있다. 사랑 때문에 당신이 어디까지 해보았는지 모르겠지만 나는 꽤 다양한 것들을 해봤다. 편지는 기본에 그림도 그리고, 인형도, 케이크도 만들었고, 피아노곡도 쓰고 가사도 지었다. 누군가는 '상대방에게 그게 무슨 의미가 있냐'고 물어볼 사람이 있을 것 같다. 맞다. 어쩌면 나는 사랑에 빠져있는 내 모습을 더 좋아했을지도 모르겠다.

원래도 통통했지만, 고3 때 85kg가 넘는 숫자를 보고 난 이후, 체중계에 더 이상 올라가지 않았다. 그래서 아마 내 체중은 더 거대한 숫자였을지도 모른다. 수능을 마치고 난 겨울 어느 날, 5살 차이 나는 남동생이랑 같이 분리수거를 하러 갔다가 경비 아저씨께 이런 말도 들었다. "아들이 참 착하네요." 다리도 꼬고 앉을 수 없었다. 허벅지 살이 너무 두꺼워서 다리를 올릴 수 없기 때문이다. 살들이 쓸려 자주 따끔거렸던 것 같다. 지하철에서 자리가 나도 괜히 앉기가 눈치 보여 서 있었고, 보기보다(?) 많이 먹지 않았지만 어쨌거나 살은 쪄 있었다.

대학교 입학 전까지 그래도 살을 조금 빼고 입학했는데, 입학식 때 한 친구가 눈에 들어왔다. 학기를 마치고 여름 두 달 동안 거의 15kg를 뺐다. 어떻게 했냐고? 조금 먹고 운동은 엄청 했다. 지금이라면 훨씬 쉽게 더 잘할 수 있었을 텐데! 그 친구와는 결국 잘 안 되었다. 내가 고백해놓고 오히려 같이 있을 만한 일이 생기면 도망만 다녔던 것도 한몫했다. 상대방 입장에서는 황당하고 어이없었을 수 있겠지만 나도 어쩔 수 없었다. 마음은 컸지만 여러 상황이 나를 도망치게 만들었다. 그러니 혹시 생기려던 마음까지도 없어졌겠지.

열병처럼 짝사랑을 앓고 난 후 문득 이런 생각을 하게 되었다. 이렇게 바라만 보는 마음은 이제 그만둬야겠다고. 다시는 이런 사랑을 하지 않겠다고. 물거품이 되어 사라지는 인어공주가 아니라, 차라리 치명적인 세이렌이 되겠다고 생각했다. 세이렌이 뭐냐고 묻는다면 별다방이라는 별명으로 유명한 카페 로고에 있는 신화 속 존재라고 이야기할 수 있다. 인어공주처럼 노래하는 바다의 존재인데, 얘는 오히려 사람들을 홀려서 죽게 만들었다. 죽게 만들었다니 조금 섬뜩하지만 물거품이 되어 사라지는 인어공주보다야 형편이 낫다고 생각했다. 둘 다 노래 잘하는 바다 괴물(?)인데 한쪽은 물거품이 되어 사라졌고 한쪽은 세계적인 기업의 로고에 새겨져 전 세계에서 사랑받고 있으니 말이다. 홀리고 나서 안 죽이면 되는 것 아닌가. 나는 꿈을 꾸었다. 누군가를 바라만 보는 게 아니라 함께 마주 보고 마음을 나누는 꿈을. 지금까지 내가 했던 방식, 그러니까 물거품이 되어 사라지게 만드는 방식을 모두 버려보기로 했다.

처음에는 꽤 성공적이었다. 다시는 짝사랑하지 않겠다고 마음먹은 이후로 내가 마음에 둔 사람은 꼭 곁에 두게 되었다. 문제는 이것이었다. 시간 제한이 있었다는 거다. 기간은 길기도 했고 짧기도 했지만 어쨌든 끝이 났다. 나는 무엇이 문제였는지 고민하며 별별 것들을 공부해나가기 시작했다. 돈이 문제였나 싶어서 오만가지 돈 공부를 했다. 꽤나 똑똑해졌지만 문제는 해결되지 않았다. 인간관계에 서툴러서 그런가 싶어서 심리 공부도 했다. 심지어 상담사 자격증도 땄다. 도움은 되었지만, 완전히 풀리지는 않았다. 도대체 뭐가 문제였을까?

그러던 와중에 굉장히 직설적이고 솔직한 친구를 만났다. 그 친구는 이렇게 말했다. 다 좋은데 살만 어떻게 좀 안 되겠느냐고. 예쁜 꽃으로도 살 수 있는데 왜 남들 좋은 일만 시켜주는 알로에로 사느냐고. 굉장히 무례하다고도 느낄 수 있겠다. 맞다. 예의 없다. 그렇지만 모든 진실이 예의 위에만 있는 건 아니지 않는가. 이 친구와는 다른 문제로 내가 먼저 멀어짐을 말하긴 했지만, 꽤 납득할 만한 이야기를 했다고 생각했다.

그것도 그럴 것이 나는 각종 운동을 다 배우고 여러 다이어트 식단들 사이에서 방황하는 동안 살이 쪘다 빠졌다를 반복했다. 퍼스널 트레이닝을 받아가며 헬스도 했었고, 킥복싱, 요가, 필라테스, 골프, 수영, 발레, 스쿼시… 세상엔 할 게 너무 많은데 운동을 그렇게 오랜 시간 계속할 수가 없었다. 거기다가 다이어트 식단은 비싼데 맛까지 별로였다. 그렇게 냉동고에는 벽돌처럼 얼어있는 닭가슴살과 각종 곤약 밥들이 쌓여 있었다.

어쩌면 내 비수기(?) 모습이 지난 인연들을 멀어지게 만들었을 수도 있겠다는 생각을 하게 되었다. 비수기 모습까지 사랑해야 찐 사랑이 아니냐고 되물을 수도 있겠지만, 그것도 하루 이틀이 아니라 계속 반복된다면 마음을 흐려지게 만들 수도 있을 것 같았다. 상대방이 좋아했던 내 모습을 지키지 못한 나의 책임도 어느 정도 있다고 생각했다. 그래서 나는 내가 원하는 만큼 날씬하고 건강하게 살 수 있는 제대로 된 방법을 알아내, 그렇게 살기를 선택할 수 있는 힘이 생기기를 바라게 되었다. 이 반복되는 문제를 풀고 나면, 어쩌면 내가 꿈꾸는 영원히 마주 보는 사랑을 할 수 있게 되지 않을까 생각했다.

그렇게 정리한 것이 이 책이다. 약사이면서, 심리상담사 자격을 가지고 있으면서, 연구원으로도 일했던 내가 정말 마지막이라는 심정으로 조사하고 총망라한 게 이 책이다. 나는 이 책을 쓰며 인생 최저 몸무게를 갱신했고, 유별난 식단이나 운동 없이도 큰 요요도 겪지 않고 몸무게를 잘 유지하고 있다. 살 뺀 이유가 싱겁다고 생각했을 수도 있겠다. 가스라이팅 당한 것 아니냐고 물어볼 수 있겠다. 그럴 수도 있다. 하지만 나는 바뀌기 전 내 모습도 좋았지만 바뀐 모습도 좋다. 또 다른 내 모습을 보게 된 것이니까 말이다.

나는 내가 어디까지 될 수 있는지 궁금했지만 나 혼자만을 위한다면 해낼 수 있는 힘이 부족했다. 어떻게 보면 누군가를 좋아하는 마음이 커다랗기를 타고난 나의 속성을 내가 이용한 것일지도 모른다. 내가 나의 모습과 내면을 바꾸어 나가는 과정 하나하나에는 나의 고백이 담겨있다. 나는 당신을 좋아한다고, 그래서 나를 돌아보길 바란다고. 그렇게 나의 많은 것들을 바꾸었고, 지금은 누군가와 마주 보고 이야기하며 마음을 주고 또 받으며 살고 있다.

나를 떠난 사람도 있었고 내가 떠난 사람도 있었다. 그 시간을 지나오며 울었던 날들도 있지만, 그래도 내겐 기쁨이었던 날들이 더 많았다. 어린 날 그런 사람들을 만난 것은 굉장한 축복이었다. 어느 시간이 지나 인연은 비껴갔지만 함께한 시간은 참으로 내게는 천금 같았다. 그림을 그리게 하고, 노래를 짓고 또 부르게 하고, 편지를 쓰게 하고, 나의 모습과 내면을 바꾸게 한, 내가 사랑했던 모든 인연에게 감사의 마음을 전한다. 나 혼자만을 위해서였다면 하지 못했을 모든 일을, 그를 향한 마음이 나를 움직여 하게 만들었다. 그게 나의 세상을 넓

혔고 나를 더 자라게 만들었다.

그리고 나는 남은 인생의 시간을 물거품이 되어 스러지는 인어공주가 아니라 눈과 귀에 오래 남는 세이렌으로 살아가려 한다. 나를 위해, 그리고 나의 영원한 연인을 위해 건강하고 아름다운 몸과 마음으로 이 생을 살아갈 것이다. 나는 나를 더 돌보고 빛낼 것이다. 단 하나의 사랑을 위해, 단 한 사람에게 여자로 남기 위해.

그러니까 이 책은, 나의 사랑의 마음으로 쓴 책이라고 할 수 있다. 이 사랑 노래에 여러분도 즐거웠기를 바란다.

엔딩

여기까지 온 당신에게 비밀을 알려주겠다. 책의 오프닝에서 뇌코딩 다이어트가 뇌의 세 가지 영역을 종합적으로 다루는 다이어트법이라고 소개했다. 그런데 이 방법은 비단 몸무게를 줄이는 일에만 적용할 수 있는 것이 아니라, '원하는 나'를 만드는 모든 일에 쓸 수 있다. 결국 뇌코딩 다이어트는 원하는 나를 만드는 방법론을 살 빼는 데 적용한 것이다. 되고 싶은 모습과 관련된 원리들을 머리로 이해하고, 마음을 내 편으로 만들어서 되고 싶은 내가 되기를 방해하는 감정들을 다루며, 원하는 나에 가까워지는 행동들을 습관으로 굳히면 원하는 내가 될 수 있다. '뇌코딩'은 원하는 나를 만드는 '내코딩'

이었던 것이다!

이 책의 뇌코딩 다이어트로 당신은 동양의 유교 경전 중 하나인 『대학』에서 말하는 수신, 그러니까 몸과 마음을 닦아 바로 세우는 단계에 이를 것이다. 하지만 나는 당신이 여기에 계속 머물러 있기보다, 새로운 목표를 향해 나아가기를 바란다. 『대학』에서는 수기한 후에 사람을 다스리는 치인, 즉 제가, 치국, 평천하의 순으로 나아갈 수 있다고 말한다. 먼저 가까운 주변을 변화시키고 조금 더 큰 집단을 이끌다 보면, 더 나아가 세상까지도 움직일 수 있다. 당신의 평천하는 무엇인가? 가볍고 건강해진 몸과 마음은 당신이 가고자 하는 곳까지 더 빠르고 쉽게 데려다줄 것이다. 당신이 무엇을 하려 하든 건강하고 생기 있는 몸과 마음은 당신을 지지해 줄 디폴트 능력이 되기 때문이다.

이 책은 몸도 마음도 안정적이지 못했던 어린 날의 나를 위한 것이기도 하며, 나와 닮은 당신을 위한 것이기도 하다. 우리들의 몸과 마음의 건강을 찾는 데 도움이 되길 바라는 마음으로 이 책을 썼다. 다이어트 공략이라고 썼지만 몸과 마음의 건강 공략으로도 읽을 수 있다. 더 건강해진 당신이라는 캐릭터로 당신이 이루고자 하는 삶을 그려가고, 또 살아가기를 바란다. 몸과 마음이 건강하면 단지 시간문제일 뿐, 무엇이든 가능하다고 생각한다. 이 책에서 결국 내가 하고 싶었던 말은 이것이다.

나 자신을 원하는 나로 만들어 원하는 대로 살자.

나와 닮은 당신의, 평천하할 내일을 응원한다.